EUSTACE MULLINS

HOMICÍDIO POR INJEÇÃO
A HISTÓRIA DA CONSPIRAÇÃO MÉDICA CONTRA A AMÉRICA

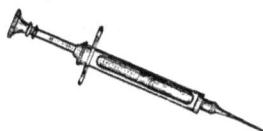

ⒺMNIAVERITAS.

EUSTACE CLARENCE MULLINS
(1923-2010)

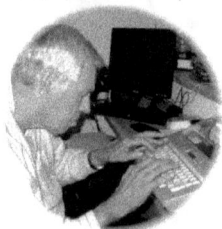

Eustace Mullins foi um autor e ativista político americano conhecido pelos seus escritos controversos. Nasceu em Roanoke, Virgínia, e frequentou várias universidades, incluindo a Universidade de Nova Iorque. A obra mais famosa de Mullins, "The Secrets of the Federal Reserve" (1952), criticava o Sistema da Reserva Federal e promovia várias teorias da conspiração sobre o sector bancário e financeiro. Escreveu também "The Biological Jew" (1967), que reflectia ainda mais as suas opiniões controversas.

HOMICÍDIO POR INJEÇÃO
A HISTÓRIA DA CONSPIRAÇÃO MÉDICA CONTRA A AMÉRICA

MURDER BY INJECTION
The story of the medical conspiracy against America
1988

Traduzido e publicado por
OMNIA VERITAS LTD

OMNIA VERITAS®
www.omnia-veritas.com

© Copyright – Omnia Veritas Ltd - 2024

Para
BLAIR
*em agradecimento pela vossa inigualável
dedicação aos ideais americanos*

PREFÁCIO

O presente trabalho, resultado de cerca de quarenta anos de pesquisa investigativa, é uma progressão lógica dos meus livros anteriores: a exposição do controlo internacional da emissão monetária e das práticas bancárias nos Estados Unidos; um trabalho posterior que revela a rede secreta de organizações através das quais estas forças alienígenas exercem o poder político - os comités secretos, fundações e partidos políticos através dos quais os seus planos ocultos são implementados; e agora; a questão mais vital de todas, a forma como estas depredações afectam a vida diária e a saúde dos cidadãos americanos. Apesar do grande poder dos governantes ocultos, descobri que apenas um grupo tem o poder de emitir sentenças de vida ou morte a qualquer americano - os médicos da nossa nação.

Descobri que estes médicos, apesar do seu grande poder, estavam eles próprios sujeitos a controlos muito rigorosos sobre todos os aspectos das suas vidas profissionais. Estes controlos, surpreendentemente, não eram exercidos por nenhuma agência estatal ou federal, embora quase todos os outros aspectos da vida americana estejam agora sob o controlo absoluto da burocracia. Os médicos têm a sua própria autocracia, uma associação comercial privada, a Associação Médica Americana. Este grupo, com sede em Chicago, Illinois, foi aumentando gradualmente o seu poder até assumir o controlo total sobre as escolas de medicina e a acreditação dos médicos.

O rasto destes manipuladores levou-me diretamente aos mesmos covis dos conspiradores internacionais que eu tinha exposto em livros anteriores. Eu sabia que eles já tinham saqueado a América, reduzido o seu poder militar a um nível perigosamente baixo e imposto controlos burocráticos a todos os americanos. Descobri agora que as suas conspirações também afectavam diretamente a saúde de cada americano.

Esta conspiração teve como resultado um declínio documentado da saúde dos nossos cidadãos. Estamos agora muito abaixo na lista das nações civilizadas em termos de mortalidade infantil e outras estatísticas médicas significativas. Consegui documentar o registo chocante destes magnatas de sangue frio que não só planeiam e executam fomes, depressões económicas, revoluções e guerras, mas que também encontram os seus maiores lucros na manipulação dos nossos cuidados médicos. O cinismo e a malícia destes conspiradores são algo que ultrapassa a imaginação da maioria dos americanos. Eles deliberadamente roubam ao nosso povo milhões de dólares todos os anos através de organizações de "caridade" e depois usam essas mesmas organizações como grupos-chave para reforçar o seu Monopólio Médico. O medo e a intimidação são as técnicas básicas através das quais os conspiradores mantêm o seu controlo sobre todos os aspectos dos nossos cuidados de saúde, uma vez que esmagam impiedosamente qualquer concorrente que desafie os seus lucros. Como em outros aspectos do seu "controlo comportamental" sobre o povo americano, a arma mais constantemente usada contra nós é o emprego de agentes federais e agências federais para levar a cabo as suas intrigas. A prova desta operação pode ser a revelação mais perturbadora do meu trabalho.

Eustace Mullins
22 de fevereiro de 1988

Agradecimentos:

Estou grato ao pessoal da Biblioteca do Congresso em Washington, D.C. pela sua cortesia e cooperação na preparação deste trabalho.

CAPÍTULO 1

O MONOPÓLIO MÉDICO

A prática da medicina pode não ser a profissão mais antiga do mundo, mas é frequente ver-se que funciona de acordo com os mesmos princípios. Não só o cliente se interroga se está a receber o que está a pagar, como, em muitos casos, fica desanimado ao descobrir que, na realidade, recebeu algo que não tinha pedido. Um exame dos registos mostra que os métodos reais da prática médica não mudaram assim tanto ao longo dos tempos. O papiro de Ebers, recentemente descoberto, mostra que, já em 1600 a.c., havia mais de novecentas receitas disponíveis para o médico, incluindo o ópio como medicamento para a dor. Já em 1700, os medicamentos mais utilizados incluíam catárticos como o senna, o aloé, os figos e o óleo de rícino. Os vermes intestinais eram tratados com raízes de aspidium (o feto macho), casca de romã ou óleo de semente de minhoca. No Oriente, este óleo era obtido a partir das flores de santonin; no hemisfério ocidental, era extraído dos frutos e das folhas de chenopodium.

Os analgésicos ou analgésicos eram o álcool, as folhas de hioscamo e o ópio. O hyoscyamus contém escopolamina, utilizada para induzir o "sono crepuscular" na medicina moderna. No século XVI, os árabes utilizavam o colchicum, um derivado do açafrão, para as dores reumáticas e a gota. A casca de cinchona, fonte de quinino, era utilizada para tratar malária; o óleo de chaulmoogra era utilizado para a lepra e o ipecacuanha para a disenteria amebiana. A esponja queimada foi utilizada, em tempos, como tratamento para o bócio; o seu teor de iodo proporcionava a cura. As parteiras utilizavam a cravagem para contrair o útero. Há cerca de duzentos anos, a era da medicina moderna foi inaugurada pela descoberta, por Sir Humphry Davy, das propriedades anestésicas do óxido nitroso. Michael Faraday descobriu o éter e Wilhelm Surtner isolou a morfina do ópio.

Até ao final do século XIX, os médicos exerciam a sua atividade como profissionais liberais, o que significava que assumiam todos os riscos das suas decisões. Os pobres raramente encontravam um médico, pois os cuidados médicos estavam geralmente confinados aos ricos e poderosos.

Curar um monarca podia trazer grandes recompensas, mas não o curar podia ser um erro fatal. Talvez tenha sido a consciência dos riscos pessoais desta profissão que deu origem ao projeto de monopólio, para nivelar os riscos e as recompensas entre alguns escolhidos. As tentativas de construir este monopólio médico criaram agora uma praga moderna, enquanto a determinação de manter este monopólio custou muito caro ao público em dinheiro e sofrimento.

Há cerca de cinco séculos, uma das primeiras tentativas de instaurar este monopólio teve lugar em Inglaterra. A lei de 1511, promulgada pelo rei Henrique VIII, em Inglaterra, tornava ilegal a prática da medicina ou da cirurgia sem a aprovação de um painel de "especialistas". Esta lei foi formalizada em 1518 com a fundação do Royal College of Physicians. Em 1540, os barbeiros e cirurgiões obtiveram poderes semelhantes, quando o rei aprovou a sua atividade. Lançaram de imediato uma campanha para eliminar os médicos não autorizados que serviam os pobres. Aparentemente, não há nada de novo debaixo do sol, pois há muito que a mesma campanha está em curso nos Estados Unidos. Esta perseguição aos médicos que serviam os pobres causou um sofrimento tão generalizado em Inglaterra que o rei Henrique VIII foi obrigado a promulgar a Carta dos Charlatães em 1542. Esta Carta isentava os "praticantes não autorizados" e permitia-lhes continuar a exercer a sua atividade. Nunca foi concedida uma carta semelhante nos Estados Unidos, onde um "charlatão" não só é um médico não autorizado, ou seja, que não foi "aprovado" pela Associação Médica Americana ou por uma das agências governamentais sob o seu controlo, como também está sujeito a prisão imediata. É interessante que a autorização de charlatães não seja uma das caraterísticas da vida inglesa que foi transmitida à sua colónia americana.

Em 1617, foi criada em Inglaterra a Society of Apothecaries. Em 1832, a British Medical Association foi fundada, o que se tornou o impulso para a formação de uma associação semelhante, a American Medical Association, nos Estados Unidos. Desde o seu início, a Associação Médica Americana tem tido um objetivo principal: alcançar e defender o monopólio total da prática da medicina nos Estados Unidos. Desde o seu início, a AMA fez da alopatia a base da sua prática. A alopatia era um tipo de medicina cujos praticantes tinham recebido formação numa escola académica de medicina reconhecida e que se baseava fortemente em procedimentos cirúrgicos e na utilização de medicamentos. Os líderes deste tipo de medicina tinham sido formados na Alemanha. Dedicavam-se ao uso frequente de hemorragias e de doses pesadas de medicamentos. Eram inimigos de qualquer forma de medicina que não tivesse saído das academias e que não seguisse procedimentos padronizados ou ortodoxos.

A alopatia estabeleceu uma intensa rivalidade com a escola de medicina predominante no século XIX, a prática da homeopatia. Esta escola foi criada por um médico chamado Christian Hahnemann (1755-1843). Baseava-se na sua fórmula "similibus cyrentur", o semelhante cura o semelhante. A homeopatia tem um significado ainda maior para os nossos dias, porque actua através do sistema imunitário, utilizando doses não tóxicas de substâncias semelhantes às que causam a doença. Ainda hoje, a Rainha Isabel continua a ser tratada pelo seu médico homeopata pessoal no Palácio de Buckingham. No entanto, nos Estados Unidos, a medicina organizada continua o seu esforço frenético para desacreditar e eliminar a prática da medicina homeopática. Ironicamente, o Dr. George H. Simmons, que dominou a Associação Médica Americana de 1899 a 1924, transformando essa organização numa potência nacional, durante anos publicou anúncios em Lincoln, Nebraska, onde praticava, que proclamavam que ele era um "médico homeopata".

Os ensaios clínicos demonstraram que a homeopatia é tão eficaz como certos medicamentos para a artrite amplamente prescritos, tendo ainda a vantagem primordial de não produzir efeitos secundários nocivos.

No entanto, as realizações da homeopatia têm sido historicamente silenciadas ou, quando mencionadas, são muito mal interpretadas ou distorcidas. Um caso clássico desta técnica ocorreu em Inglaterra durante o surto devastador de cólera em 1854; os registos mostraram que durante esta epidemia, as mortes nos hospitais homeopáticos foram de apenas 16,4%, em comparação com a taxa de mortalidade de 50% nos hospitais médicos ortodoxos. Este registo foi deliberadamente suprimido pelo Conselho de Saúde da cidade de Londres.

Durante o século XIX, a prática da homeopatia espalhou-se rapidamente pelos Estados Unidos e pela Europa. O Dr. Hahnemann tinha escrito um livro didático, "Homeopathica Materia Medica", que permitiu a muitos médicos adotar os seus métodos.

Em 1847, quando a Associação Médica Americana foi fundada nos Estados Unidos, os homeopatas superavam os alopatas, o tipo de médicos da AMA, em mais de dois para um. Devido à natureza individualista da profissão homeopática e ao facto de praticarem habitualmente sozinhos, não estavam preparados para o ataque concertado dos alopatas. Desde o início, a AMA provou que era apenas um lobby comercial, organizado com o objetivo de sufocar a concorrência e levar os homeopatas à falência. No início dos anos 1900, quando a AMA começou a atingir este objetivo, a medicina americana começou a entrar na sua Idade das Trevas. Só agora começa a emergir dessas décadas de escuridão, pois um novo movimento holístico apela ao tratamento de todo o sistema físico, em vez de se concentrar numa parte afetada.

Uma caraterística distintiva da escola de medicina alopática da AMA era a sua constante auto-propaganda e a promoção de um mito, o mito de que o seu tipo de medicina era o único eficaz. Este desenvolvimento pernicioso criou um novo monstro, o médico louco como uma pessoa de infalibilidade absoluta, cujo julgamento nunca deve ser questionado. E, sobretudo, os seus erros nunca devem ser mencionados. Como Ivan Ilyich salientou no seu livro chocante, "Medical Nemesis, the Expropriation of Health" (1976), não só a eficácia da escola alopática de medicina provou ser matéria de mitologia, como os médicos criaram agora novas pragas, doenças que Ilyich define como "iatrogénicas", causando uma praga que ele chama de "iatrogénese". Ilyich afirma que esta praga está agora a varrer a nação. Ele define iatrogénese como uma "doença que é causada pela intervenção médica de um médico". Ilyich prossegue definindo três tipos de iatrogénese comuns: a iatrogénese clínica, que é uma doença provocada pelo médico; a iatrogénese social, que é deliberadamente criada pelas maquinações do complexo médico-industrial; e a iatrogénese cultural, que mina a vontade de sobrevivência das pessoas. Dos três tipos de iatrogénese, o terceiro pode ser o mais prevalente. Os anúncios de vários medicamentos chamam-lhe "stress", a dificuldade de ultrapassar os problemas da vida quotidiana que são causados pelo governo totalitário e pelas figuras sinistras por detrás dele, que operam para seu proveito pessoal. Perante esta presença monstruosa, que se intromete em todos os aspectos da vida quotidiana do cidadão americano, muitas pessoas são dominadas por um sentimento de desespero e convencidas de que não há nada a fazer. Na verdade, este monstro é extremamente vulnerável, porque está muito sobrecarregado e, quando atacado, pode ser visto como um tigre de papel.

Anúncio charlatão do chefe da Associação Médica Americana

Este anúncio apareceu nos jornais de Lincoln, Nebraska, anos antes de Simmons obter o seu diploma por correspondência da Faculdade de Medicina de Rush. Nesta licença, "Doc" Simmons apresenta-se como um homeopata. Tornou-se mais ambicioso nos seus anúncios posteriores e afirmou ser um "licenciado em Ginecologia e Obstetrícia pelos Hospitais Rotunda, Dublin. Irlanda". Repare-se na cura "Composto de Oxigénio".

Apesar das afirmações frenéticas da AMA sobre a melhoria dos cuidados médicos, os registos mostram que o estado de saúde dos americanos está em declínio. Durante o século XIX, tinha mostrado uma melhoria constante, provavelmente devido às ministrações dos homeopatas. Uma doença típica da época era a tuberculose. Em 1812, a taxa de mortalidade por tuberculose em Nova Iorque era de 700 por 100.000. Quando Koch isolou o bacilo em 1882, essa taxa de mortalidade já havia diminuído para 370. Em 1910, quando foi inaugurado o primeiro sanatório de tuberculose, esta taxa tinha diminuído ainda mais para 180 por 100.000. Em 1950, esta taxa de mortalidade tinha descido para 50 por 100.000. Os registos médicos provam que a mortalidade infantil por escarlatina, difteria, tosse convulsa e sarampo diminuiu 90% antes da introdução dos antibióticos e da imunização, entre 1860 e 1896. Isto foi também muito antes da aprovação do Food and Drug Act em 1905, que estabeleceu o controlo governamental do comércio interestadual de medicamentos. Em 1900, havia apenas um médico para cada 750 americanos. Normalmente, os médicos tinham feito uma aprendizagem de dois anos, após a qual podiam esperar ganhar aproximadamente o mesmo salário que um bom mecânico. Em 1900, o *Jornal da AMA*, que já estava sob a direção do Dr. George H. Simmons, lançou um apelo às armas. "O crescimento da profissão deve ser contido se os membros individuais quiserem que a prática da medicina seja uma profissão lucrativa." Seria difícil ler na literatura de qualquer profissão uma exigência mais determinada de monopólio. Mas como é que este objetivo pode ser alcançado? O Merlin que iria acenar com a sua varinha mágica e provocar este desenvolvimento dramático na profissão médica acabou por ser nada mais nada menos do que o homem mais rico do mundo, o monopolista insaciável, John D. Rockefeller. Recém-saído do triunfo da organização do seu gigantesco monopólio do petróleo, uma vitória tão bem conseguida como qualquer triunfo romano antigo, Rockefeller, criatura da Casa de Rothschild e do seu emissário de Wall Street, Jacob Schiff, apercebeu-se de que um monopólio médico poderia trazer-lhe lucros ainda maiores do que o seu fundo petrolífero. Em 1892, Rockefeller nomeou Frederick T. Gates como seu agente, conferindo-lhe o título de "chefe de todos os seus esforços filantrópicos". Como se veio a verificar, cada uma das bem publicitadas "filantropias" de Rockefeller foi especificamente concebida para aumentar não só a sua riqueza e poder, mas também a riqueza e poder das figuras ocultas que ele tão habilmente representava.

O primeiro presente de Frederick T. Gates a Rockefeller foi um plano para dominar todo o sistema de educação médica nos Estados Unidos. O passo inicial foi dado com a organização do Instituto Rockefeller de Investigação Médica. Em 1907, a AMA "solicitou" à Fundação Carnegie que efectuasse um levantamento de todas as escolas médicas do país. Mesmo nesta data, os interesses dos Rockefeller já tinham conseguido um controlo substancial das Fundações Carnegie, que se tem mantido desde então. É bem conhecido no mundo das fundações o facto de as Fundações Carnegie (existem várias) serem meros adjuntos fracos da Fundação Rockefeller. A Fundação Carnegie nomeou um tal Abraham Flexner para dirigir o seu estudo sobre as escolas de medicina. Por coincidência, o seu irmão Simon era o diretor do Instituto Rockefeller de Investigação Médica. O Relatório Flexner foi concluído em 1910, após muitos meses de viagens e estudos. Foi fortemente influenciado pela representação alopática de formação alemã na profissão médica americana. Mais tarde foi revelado que a principal influência sobre Flexner tinha sido a sua viagem a Baltimore. Ele tinha-se formado na Universidade Johns Hopkins. Esta escola tinha sido fundada por Daniel Coit Gilman (1831-1908). Gilman tinha sido um dos três fundadores originais do Russell Trust na Universidade de Yale (atualmente conhecido como a Irmandade da Morte). A sua sede em Yale tinha uma carta em alemão autorizando Gilman a criar este ramo dos Illuminati nos Estados Unidos. Gilman incorporou o Fundo Peabody e o Fundo John Slater, que mais tarde se tornou a Fundação Rockefeller. Gilman tornou-se também um dos fundadores originais do Conselho Geral de Educação de Rockefeller, que viria a assumir o controlo do sistema de educação médica dos Estados Unidos; da Fundação Carnegie e da Fundação Russell Sage. Na Universidade Johns Hopkins. Gilman também ensinou Richard Ely, que se tornou o génio do mal da educação de Woodrow Wilson. O último feito de Gilman, no último ano da sua vida, foi aconselhar Herbert Hoover sobre a conveniência de criar um grupo de reflexão. Mais tarde, Hoover seguiu o plano de Gilman ao criar a Hoover Institution após a Primeira Guerra Mundial. Esta instituição forneceu os impulsionadores da "Revolução Reagan" em Washington. Não é de surpreender que o povo americano se tenha visto sobrecarregado com ainda mais dívidas e uma burocracia federal ainda mais opressiva, tudo resultado do prospeto Illuminati de Daniel Coit Gilman.

Flexner passou grande parte do seu tempo na Universidade Johns Hopkins a finalizar o seu relatório. A escola de medicina, que só tinha sido criada em 1893, era considerada muito actualizada. Era também a sede da escola de medicina alopática alemã nos Estados Unidos. Flexner, nascido em Louisville, Kyoto, tinha estudado na Universidade de Berlim. O presidente da Organização Sionista da América, Louis Brandies, também de Louisville, era um velho amigo da família Flexner. Depois de Woodrow Wilson ter nomeado Brandeis para o Supremo Tribunal, Brandeis nomeou-se delegado em Paris para participar na Conferência de Paz de Versalhes, em 1918. O seu objetivo era fazer avançar os objetivos do movimento sionista nesta conferência.

Bernard Flexner, que na altura era advogado em Nova Iorque, foi convidado a acompanhar Brandeis como consultor jurídico oficial da delegação sionista em Paris. Mais tarde, Bernard Flexner tornou-se membro fundador do Council on Foreign Relations e administrador da Fundação Rockefeller, juntamente com o seu irmão Simon.

Simon Flexner tinha sido nomeado o primeiro diretor do Instituto Rockefeller de Investigação Médica aquando da sua organização em

1903. Abraham Flexner entrou para a Carnegie Foundation for the Advancement of Teaching em 1908, onde permaneceu até à sua reforma em 1928. Foi também, durante anos, membro do Conselho Geral de Educação da Rockefeller. Foi galardoado com um Rhodes Memorial lectureship na Universidade de Oxford. A sua obra definitiva foi publicada em 1913, "Prostituição na Europa".

Abraham Flexner apresentou um relatório final a Rockefeller que, aparentemente, era satisfatório em todos os aspectos. O seu primeiro ponto era um acordo enfático com o lamento da AMA de que havia demasiados médicos. A solução de Flexner era simples: tornar a educação médica tão elitista e dispendiosa, e tão prolongada, que a maioria dos estudantes seria proibida de sequer considerar uma carreira médica. O programa Flexner estabeleceu requisitos para quatro anos de licenciatura e mais quatro anos de faculdade de medicina. O seu relatório também estabelecia requisitos complexos para as escolas de medicina; estas deviam ter laboratórios e outros equipamentos dispendiosos. À medida que as exigências do Relatório Flexner se tornaram efectivas, o número de escolas de medicina foi rapidamente reduzido. No final da Primeira Guerra Mundial, o número de escolas de medicina tinha sido reduzido de 650 para apenas 50. O número de licenciados anuais tinha sido reduzido de 7500 para 2500. A promulgação das restrições de Flexner praticamente garantiu que o monopólio da medicina nos Estados Unidos resultaria num pequeno grupo de estudantes elitistas de famílias abastadas, e que este pequeno grupo seria sujeito a controlos intensos.

Quanto é que o Relatório Flexner custou ao cidadão americano médio? Algumas estatísticas recentes esclarecem a situação. O New York Times informou que, em 1985, o custo dos cuidados de saúde por pessoa nos Estados Unidos era de 1800 dólares por ano; em Inglaterra, 800 dólares por ano; no Japão, 600 dólares por ano. No entanto, tanto a Inglaterra como o Japão têm uma classificação mais elevada na escala da qualidade dos cuidados médicos do que os Estados Unidos.

Em comparação com o Japão, por exemplo, que tem um nível de vida mais elevado do que o dos Estados Unidos, mas que forneceu aos seus cidadãos cuidados médicos de qualidade por 600 dólares por pessoa e por ano, os cuidados médicos comparativos nos Estados Unidos não podem ser avaliados em mais de 500 dólares por ano e por pessoa. Qual é a diferença de 1300 dólares por pessoa? São os 300 mil milhões de dólares por ano de pilhagem do público americano pelo Monopólio Médico, em sobretaxas, actividades sindicais criminosas e operações do Drug Trust.

CAPÍTULO 2

CHARLATANISMO SOBRE CHARLATANISMO

Quack - **um** pretendente ignorante a médico ou cirurgião.

Charlatanismo de charlatães. 1783, Crabbe, Village 1, "Um charlatão potente, há muito versado nos males humanos, que primeiro insulta a vítima que mata".

Dicionário de Inglês Oxford

A primeira figura significativa da medicina americana, segundo Geoffrey Marks, foi o teólogo Cotton Mather (1663-1728).

Filho de Increase Mather, o Presidente da Universidade de Harvard, Cotton Mather escreveu muitas obras teológicas, mas também escreveu uma obra médica completa, "The Angel of Bethesda" (O Anjo de Betesda), sobre a qual escreveu de 1720 a 1724. As suas cartas médicas baseavam-se fortemente na tradição indígena local; também ponderou o fator mental na doença, observando que "Um coração alegre faz bem como um remédio, mas um espírito quebrado seca os ossos".

Mather parece ter sido o primeiro e último teólogo a interessar-se pela prática da medicina americana. A próxima figura de importância na medicina americana foi o Dr. Nathan Smith Davis (1817-1904). Depois de ser aprendiz do Dr. Daniel Clark no norte do estado de Nova York, Davis mudou-se para Nova York em 1847. Já em 1845, ele havia exigido que a Sociedade Médica do Estado de Nova York corrigisse os abusos mais flagrantes na educação médica, insistindo que os quatro meses de instrução então em voga fossem aumentados para um período de seis meses. Em 11 de maio de 1846, reuniu um grupo de médicos em Nova Iorque para formar o núcleo da Associação Médica Americana. A organização assumiu um estatuto formal no ano seguinte, em Filadélfia, a 5 de maio de 1847, data oficial da criação da Associação Médica Americana. Os cem delegados da reunião de Nova Iorque tinham aumentado para mais de duzentos e cinquenta em Filadélfia. Logo formaram organizações estaduais em vários estados. Mais tarde, Smith mudou-se para Chicago, onde passou a integrar o corpo docente da Rush Medical School. Em 1883, quando a AMA fundou seu Journal, ele se tornou o primeiro editor, servindo até 1889. Apesar das boas intenções do seu fundador, o Dr. Davis, a AMA permaneceu moribunda durante cerca de cinquenta anos. Em 1899, a organização deu um grande passo em frente, com a chegada de um tal Dr. George H. Simmons, do Nebraska. Simmons, que durante toda a sua vida foi conhecido, talvez de forma irónica, como "Doc", é agora recordado como o primeiro e eminente charlatão americano. Nascido em Moreton, Inglaterra, Simmons imigrou para os Estados Unidos em 1870. Estabelecendo-se no Midwest, começou a sua carreira como jornalista. É interessante o facto de as duas outras figuras dominantes da medicina americana do século XX, Dr. Morris Fishbein e Albert Lasker, também terem começado as suas carreiras como jornalistas; Fishbein permaneceu jornalista durante toda a sua vida. Simmons tornou-se o editor do *Nebraska Farmer* em Lincoln, Nebraska. Alguns anos mais tarde, decidiu melhorar as suas finanças lançando-se numa carreira de charlatanismo médico sem paralelo. Curiosamente, em 1868, a AMA definiu formalmente o charlatanismo como "a venda ou administração de medicamentos ou tratamentos que não são aprovados pelas autoridades médicas legalmente constituídas". Simmons ignorou este requisito. Nunca ninguém conseguiu determinar se ele tinha estudado em algum lugar para se qualificar para um diploma de medicina. No entanto, começou a anunciar que era um "licenciado do Rotunda Hospital de Dublin", referindo-se, presumivelmente, a Dublin, na Irlanda. De facto, o Hospital de Dublin nunca tinha emitido quaisquer licenças, nem estava autorizado a fazê-lo. (Ver Ilustração No. 2, página inteira ao lado).

Nunca ninguém se deu ao trabalho de levantar a questão de saber por que razão Simmons, que supostamente tinha chegado aos Estados Unidos como médico devidamente licenciado, optou, em vez disso, por praticar jornalismo durante alguns anos. Também anunciava que tinha passado "um ano e meio nos maiores hospitais de Londres", embora se abstivesse de afirmar a que título, se como paciente, auxiliar ou outro funcionário. Anos mais tarde, obteve um diploma por correio de uma das prósperas fábricas de diplomas do país, a Rush Medical College, em Chicago, enquanto mantinha uma prática médica a tempo inteiro em Lincoln. Não há registo de que tenha alguma vez pisado o campus do Rush Medical College antes de obter este diploma. O seu protegido, Morris Fishbein, também frequentou a Rush Medical College. Havia dúvidas quanto ao facto de Fishbein se ter efetivamente licenciado; anos mais tarde, no seu tempo de influência, tornou-se "professor", especializando-se no ensino dos aspectos de relações públicas da medicina.

Na sua obra definitiva, "The Story of Medicine in America", uma compilação exaustiva e pormenorizada, os autores, Geoffrey Marks e William K. Beatty, não fazem qualquer menção a Simmons ou a Fishbein, o que parece ser uma omissão gritante, uma vez que são os dois praticantes mais notórios da nossa história médica. Aparentemente percebendo que esses dois homens eram os dois charlatães mais famosos da história da medicina, os autores prudentemente decidiram ignorá-los.

No *Who's Who*, Simmons refere que exerceu medicina em Lincoln de 1884 a 1899. O seu diploma é L. M. Dublin 1884. Este facto levanta outras questões. Simmons tinha imigrado para os Estados Unidos em 1870; permaneceu continuamente em Lincoln de 1870 a 1899, altura em que foi para Chicago. Por alguma razão, não incluiu o diploma obtido por correspondência do Rush Medical College na sua listagem do *Who's Who* na edição de 1936; na edição de 1922, tinha-o incluído como tendo sido recebido em 1892. Mais uma vez, ninguém levantou mais tarde a questão do seu registo académico, que mostrava que só tinha começado a sua formação médica em Dublin depois de ter vindo para os Estados Unidos. Os anúncios de "Doc" Simmons em Lincoln, que reproduzimos aqui, empregavam uma fraseologia padrão da época: "Um número limitado de pacientes do sexo feminino pode ser acomodado em minha residência". Esta era uma notificação codificada de que ele estava envolvido na prática do aborto. Também geria um salão de beleza e massagens nas instalações, como parte de um "Instituto Lincoln" do qual era aparentemente o único funcionário. Os seus anúncios também o identificavam como "médico homeopata", embora em breve embarcasse numa carreira com a AMA para destruir a profissão de homeopatia nos Estados Unidos. Os seus anúncios anunciavam que ele "trata de todas as doenças médicas e cirúrgicas das mulheres".

Anúncio charlatão do organizador e chefe da Associação Médica Americana em formato utilizado pelos abortistas As linhas "Um número limitado de pacientes do sexo feminino pode ser acomodado na minha residência" era o formato regularmente utilizado pelos abortistas na sua publicidade nessa altura. O hospital de Londres e de Viena que foi objeto da licença irlandesa é fictício. Este anúncio apareceu numa data posterior à do Instituto Lincoln, mas anos antes de "Doc" Simmons ter obtido o seu diploma de moleiro.

Tendo tomado conhecimento da Associação Médica Americana, Simmons, sempre em busca de mais estatuto, formou uma secção no Nebraska, a Associação Médica do Nebraska. Os seus talentos como organizador chamaram a atenção da sede em Chicago e ele foi chamado para assumir a redação do Journal of the AMA. Assim, "Doc" Simmons chegou à AMA, não como médico, mas como jornalista. Descobriu que a AMA estava à deriva, sem ninguém capaz de implementar uma política nacional. A situação estava feita à medida de um homem com as suas capacidades e vontade. Rapidamente se nomeou secretário e diretor-geral da Associação Médica Americana, lançando a organização nas suas políticas ditatoriais e de auto-engrandecimento que tem mantido até aos dias de hoje. Todo o dinheiro acumulado para a AMA passava pelas mãos de Simmons, e ele supervisionava pessoalmente todos os pormenores das operações. Rapidamente encontrou um tenente capaz e disposto a ajudar, um homem que tinha anteriormente servido como Secretário do Conselho de Saúde do Estado do Kentucky. Parece ter sido um homem segundo o coração de Simmons, pois tinha sido preso depois de os examinadores terem encontrado uma falta de cerca de 62.000 dólares nas suas contas. Como membro em boa situação da burocracia estatal, conseguiu obter um perdão oficial do Governador do Kentucky, com a gentil advertência de que talvez fosse melhor para ele estabelecer-se noutro lugar. Chicago ficava apenas a uma curta viagem de comboio, onde descobriu que Simmons estava impressionado com as suas credenciais. Este cavalheiro, Dr. E. E. Hyde, morreu em 1912 de leucemia. Isto provou ser uma circunstância fortuita para outro jornalista que estava à espera, o Dr. Morris Fishbein. Fishbein tinha aparentemente completado os seus estudos no Rush Medical College, mas ainda não lhe tinha sido atribuído o diploma. De qualquer forma, ele não queria ser médico. Tinha trabalhado como interno no Hospital Durand durante alguns meses, mas não estava disposto a cumprir os regulamentos da altura que exigiam um estágio de dois anos num hospital acreditado. Pensa seriamente em seguir uma carreira de acrobata de circo e trabalha em part-time como figurante numa companhia de ópera. Soubera também de uma possível vaga na AMA e estivera a escrever em part-time durante a doença terminal do Dr. Hyde. Simmons também tinha achado que Fishbein era um homem segundo o seu próprio coração. Quando o Dr. Hyde morreu. Simmons ofereceu imediatamente ao jovem um belo salário inicial de 100 dólares por mês, um valor elevado para 1913. Fishbein encontrou um lar na AMA; só saiu de lá em 1949, quando foi literalmente expulso.

Com o advento de Fishbein, a Associação Médica Americana estava agora firmemente nas mãos dos dois charlatães mais agressivos da nação, Simmons, que praticara medicina durante anos, sem se envergonhar do facto de não ter um diploma de medicina que pudesse ser defendido à luz do dia, e Morris Fishbein, que admitiu sob juramento, em 1938, que nunca praticara medicina um dia na sua vida. Como o "Doc" Simmons, como era gentilmente conhecido, nunca tinha mostrado qualquer motivação na sua carreira a não ser a ganância, cedo se apercebeu que o enorme poder de que a AMA era capaz o tinha lançado numa mina de ouro. Ele não demorou a pedir certas considerações em troca do favor ou da boa vontade da AMA. O primeiro e mais importante era o seu "Selo de Aprovação" para novos produtos. Uma vez que a AMA não dispunha, no início, de praticamente nenhum laboratório, equipamento de teste ou pessoal de investigação, o Selo de Aprovação era obtido através de "investigação verde", ou seja, a determinação laboriosa de quanto o suplicante podia pagar e de quanto poderia valer para ele. No início, alguns fabricantes de produtos farmacêuticos ressentiram-se deste acordo e recusaram-se a pagar. O líder desta oposição era um tal Dr. Wallace C. Abbott, que tinha fundado os Laboratórios Abbott em 1900. Simmons enfrentou-o de frente, recusando-se a aprovar um único produto dos Laboratórios Abbott, independentemente do número de produtos apresentados. Este impasse manteve-se durante algum tempo, até que, uma manhã, o "Doc" Simmons ficou visivelmente abalado ao ver o Dr. Abbott a erguer-se sobre ele no seu gabinete.

"Bem, senhor", gaguejou ele, "e o que posso fazer por si?" "Vim aqui para o ouvir pessoalmente", respondeu o Dr. Abbott, "porque nenhum dos meus produtos foi aprovado pela AMA."

"Não é bem o meu departamento, senhor", respondeu o "Doc" Simmons, "terei todo o gosto em verificar com o nosso departamento de investigação e descobrir qual é o problema".

"Há alguma forma de acelerar o vosso inquérito?", perguntou o Dr. Abbott.

Simmons estava muito contente. Finalmente, o químico teimoso estava a começar a ver as coisas à sua maneira. "Terei todo o gosto em fazer tudo o que puder", disse ele. "Há uma coisa que pode fazer", disse o Dr. Abbott, "se tiver a bondade de ver estes documentos, talvez o ajude a decidir-se".

Estendeu uma série de papéis na secretária do "Doc" Simmons. Simmons percebeu imediatamente que estava a olhar para um registo completo da sua carreira, cuidadosamente reunido por detectives privados que tinham sido contratados pelo Dr. Abbott. Havia todos os pormenores dos chamados "diplomas"; registos de acusações sexuais apresentadas contra Simmons por antigos pacientes em Lincoln, e outros itens excitantes, como acusações de negligência médica que resultaram na morte de pacientes. Ele sabia que estava encurralado.

"Muito bem", disse Simmons, "o que é que querem?"

"Tudo o que eu quero é que a AMA aprove os meus produtos", disse o Dr. Abbott. "Acha que isso é possível?"

"É isso mesmo", disse Simmons. A partir desse dia, os produtos da empresa de Abbott, que na altura ainda se chamava Abbott Biologicals, passaram a ser submetidos ao processo da AMA e marcados como "Aprovados". O Dr. Abbott nunca pagou um cêntimo por este tratamento especial.

Ao longo dos anos, várias versões do conflito Abbott-Simmons foram repetidas. Uma versão branqueada aparece em "Merchants of Life", de Tom Mahoney, que afirma que Simmons se opôs à "comercialização" da profissão médica pelo Dr. Abbott e quis dar-lhe uma lição. O Conselho de Farmácia e Química não só se recusou a aprovar qualquer dos medicamentos de Abbott, como também recusou os seus pedidos de publicidade no jornal da Associação Médica Americana e, mais tarde, recusou-se a publicar as suas cartas de protesto. Simmons lançou então ataques pessoais ao Dr. Abbott no Journal, nas edições de dezembro de 1907 e março de 1908. A alegação piedosa de Simmons de que não queria ver o Dr. Abbott a comercializar a profissão médica soa a falso; Abbott estava a fabricar produtos farmacêuticos para venda. O problema é que ele se recusou a pagar a habitual indemnização a Simmons.

Depois de resolvido o imbróglio, S. DeWitt Clough, diretor de publicidade da Abbott, tornou-se amigo de Morris Fishbein, que jogava bridge.

Um crítico vigoroso da AMA durante o período Simmons-Fishbein, o Dr. Emanuel Josephson, de Nova Iorque, escreveu: "Os métodos que Simmons e a sua equipa utilizaram na sua batalha pelo monopólio das publicações médicas e dos anúncios à profissão foram muitas vezes grosseiros e ilegítimos. A AMA ameaçou abertamente as empresas que anunciam em meios que não os seus próprios jornais com a retirada da 'aceitação' dos seus produtos." O Dr. Josephson descreveu as práticas da Simmons como "conspiração para restringir o comércio e extorsão". Acusou ainda, mais uma vez corretamente, que "quase todos os ramos do Governo Federal activos no campo da medicina eram completamente dominados pela Associação". Isto foi confirmado pelo presente escritor, que cita muitos exemplos posteriores de agências governamentais que implementaram ativamente os casos mais horrendos de extorsão por parte do Drug Trust. Os controlos estabelecidos por Simmons eram tão exaustivos que o Presidente da AMA, Dr. Nathan B. van Etten, apresentou mais tarde uma declaração sob juramento no Tribunal Distrital de Nova Iorque em que afirmava que ele, enquanto Presidente da Associação Médica Americana, não tinha autoridade para aceitar quaisquer fundos ou celebrar quaisquer contratos. Todos esses negócios eram da competência dos funcionários da sede em Chicago. Mais tarde, foi referido que a AMA "se concentra na proteção dos rendimentos dos médicos contra a intromissão do governo na prática da medicina". Este era um caso de ter o seu bolo e comê-lo também. Embora se opusessem firmemente a qualquer supervisão governamental do monopólio médico, os monopolistas forçavam frequentemente várias agências governamentais a atuar contra qualquer pessoa que representasse uma ameaça ao seu monopólio, mandando-a prender, processar e enviar para a prisão.

O domínio lucrativo da Associação Médica Americana por parte de "Doc" Simmons levou-o a vários caminhos secundários. Em 1921, fundou o Instituto de Medicina em Chicago. Aparentemente, este não passava de uma holding para os seus subornos. Ele também desfrutava das regalias da história de sucesso americana, uma amante elegante instalada num luxuoso apartamento na Gold Coast. Canalha como era, Simmons não se contentou em exibir esta ligação à sua mulher; tornou-se também cada vez mais cruel na sua determinação de se livrar dela. Embarcou então num estratagema clássico, o médico que tenta livrar-se de uma esposa indesejada enchendo-a de narcóticos, tentando convencê-la de que está a ficar louca e, com sorte, levando-a ao suicídio. Após alguns meses deste tratamento, a sua mulher ripostou, intentando uma ação judicial contra ele. Um julgamento altamente publicitado em 1924 terminou com o testemunho da mulher de que ele lhe tinha administrado doses pesadas de narcóticos, prescritos com base na sua "experiência médica", e depois iniciou um processo para a declarar louca. Este procedimento não era assim tão invulgar na época; tinha acontecido literalmente a centenas de esposas. No entanto, a sua mulher revelou-se mais dura do que a maioria das vítimas. Ela testemunhou em tribunal que ele tinha tentado incriminá-la sob a acusação de insanidade. Este julgamento inspirou mais de uma dúzia de livros, peças de teatro e filmes posteriores baseados na história de um médico que tenta enlouquecer a sua mulher através de uma campanha de administração de drogas e terrorismo psicológico. O mais famoso foi "Gaslight", em que Charles Boyer interpretou na perfeição o papel de "Doc" Simmons, sendo a infeliz esposa interpretada por Ingrid Bergman.

O julgamento trouxe a Simmons uma torrente de publicidade desagradável e forçou a sua reforma como diretor da AMA. No entanto, ele manteve o título de "editor geral emérito", ausentando-se em 1924 até sua morte em 1937. Morris Fishbein, ainda sob o efeito da sua estrela da sorte, passou a dominar totalmente a AMA. Entre os dois, controlaram a AMA durante mais de meio século, aperfeiçoando as suas técnicas de utilização desta organização para angariar dinheiro, exercer influência política e manter o domínio sobre médicos, hospitais, empresas farmacêuticas e agências governamentais interessadas. Simmons mudou-se para Hollywood, na Flórida, onde viveu até 1937. O seu obituário *no New York Times* foi intitulado "Notável pela guerra contra os charlatães". Seu crítico de longa data, Dr. Emanuel Josephson, observou que esse era um memorial estranho para um homem que há muito era conhecido como "o Príncipe dos Charlatães".

Morris Fishbein também herdou o assistente competente de Simmons na AMA, Dr. Olin West (1874-1952). West tinha sido diretor estadual no Tennessee da Comissão Sanitária Rockefeller de 1910 a 1918. Assim, ele tinha as credenciais necessárias como representante da conexão Rockefeller na sede da AMA. Mais tarde, o Dr. Josephson chamou Fishbein de "o Hitler da profissão médica" e West de "seu Goering". Fishbein permaneceu ciente da capacidade da AMA de "usar" funcionários do governo para fins da AMA. Dos primeiros quinze membros do Conselho de Farmácia e Química, três tinham sido membros do governo federal.

Com o desaparecimento de Simmons, Fishbein passou a ter mão livre. A partir desse dia, certificou-se de que, quando alguém mencionava a AMA, também prestava homenagem a Morris Fishbein. Aproveitou a sua posição na AMA para lançar uma série de empreendimentos privados, incluindo a publicação de livros, a realização de conferências e a redação de colunas de jornais. Com um salário muito modesto de 24.000 dólares por ano da AMA, Fishbein tornou-se o Playboy do mundo ocidental. Os seus filhos eram supervisionados por uma governanta francesa, enquanto ele se deslocava semanalmente a Nova Iorque para ser visto no Stork Club e para assistir às primeiras noites no teatro. Os honorários, as propinas, os prémios e outros dinheiros entravam nos seus cofres numa verdadeira inundação. Durante os seus vinte e cinco anos de poder na AMA, nunca perdeu uma oportunidade para fazer publicidade e enriquecer. Apesar do facto de nunca ter praticado medicina na vida, persuadiu o King Features Syndicate a contratá-lo como colunista diário, escrevendo um comentário "médico" que apareceu em mais de duzentos jornais. Um anúncio de página inteira apareceu no *Editor and Publisher* para celebrar o seu novo empreendimento em 23 de março de 1940, afirmando: "Uma autoridade da medicina, o nome do Dr. Fishbein é sinónimo do selo 'sterling' numa peça de prata." Não é claro se se tratava de uma referência indireta a Judas.

Fishbein obteve rendimentos adicionais ao ser nomeado consultor médico da *Look* Magazine, a segunda maior publicação dos Estados Unidos. Em 1935, aventurou-se no que foi provavelmente o seu maior golpe financeiro, a publicação anual de um enorme volume, "the Modern Home Medical Adviser". O livro foi escrito para ele por médicos à consignação, mas foi ele que escreveu o texto publicitário sinistro: "Aprovado por médicos de todo o mundo. O milionário mais rico não poderia comprar melhor orientação de saúde." Obviamente, nenhum médico em lado nenhum se atreveu a criticar o livro.

Os poderes cada vez maiores de Fishbein na AMA eram velados pelo facto de ele nunca ter tido qualquer título lá, exceto o de "editor". Ele mantinha o controlo absoluto sobre todas as publicações da AMA e, assim, ganhou o seu poder total sobre a organização. Ninguém que discordasse dele tinha oportunidade de manifestar qualquer descontentamento. Mantinha também um controlo absoluto sobre a seleção do pessoal dos vários comités da AMA, de modo que nunca ninguém estava em posição de o atacar. O Comité de Alimentação e o Conselho de Farmácia e Química eram as suas reservas particulares, devido ao grande poder que tinham sobre os fabricantes e anunciantes. O Conselho de Farmácia e Química tinha sido criado em 1905, na mesma altura em que o Congresso aprovou a Lei dos Alimentos e Medicamentos; os dois grupos trabalharam sempre em estreita colaboração. Como as receitas da publicidade aumentavam todos os anos, Fishbein negou firmemente que a AMA estivesse a obter lucros. Ele foi citado na *Review of Reviews*, 1926, "Longe de ser a 'corporação sem fins lucrativos' que os estatutos listam, a American Medical Association tem sido extremamente lucrativa para o público, tanto em dólares quanto em vidas". Assim, Fishbein desviou habilmente as crescentes críticas ao rendimento da AMA, afirmando que esta era lucrativa para o público em geral.

Sob a direção de Fishbein, a revista de saúde da AMA, *Hygiea*, ostentava a manchete: "ALIMENTOS PUROS, PUBLICIDADE HONESTA". "O Selo de Aceitação do Comité de Alimentos da AMA é a sua melhor garantia de que as alegações de qualidade de qualquer produto são corretas e que a publicidade ao mesmo é verdadeira. Procure este selo em todos os alimentos que comprar. O atum da marca White Star e o atum da marca Chicken of the Sea têm esta aceitação". Na mesma altura em que Fishbein publicava estes anúncios, a Food and Drug Administration apreendia repetidamente carregamentos destas mesmas marcas de atum, condenando-as porque "consistiam, no todo ou em parte, em substância animal decomposta". Lá se foi o Selo de Aceitação.

O Comité dos Alimentos da AMA esteve sempre à beira da exposição ou de processos por danos graves, porque não dispunha praticamente de qualquer aparelho de ensaio. A edição de 24 de junho de 1931 da *Business Week* levantou sérias questões sobre estas operações, em particular o poder da AMA para censurar os anúncios dos fabricantes. *A Business Week* perguntava "se um corpo nacional de profissionais, conduzido presumivelmente no mais alto plano ético, não está continuamente a exceder os limites naturais das suas acções quando tenta assumir poderes policiais e reguladores sobre a maior indústria da nação". Os editores da *Business Week* estavam bem cientes de que o pessoal da AMA fazia poucos testes e não estava qualificado para fazer julgamentos sobre a "aceitação" dos produtos. A história da revista pode ter tido a intenção de ser um aviso discreto à AMA para que cessasse e desistisse das suas actividades neste campo. Eles não contavam com a ousadia de Fishbein. O AMA Committee on Foods, sob a orientação de Fishbein, continuou as suas actividades durante mais uma década. Em 1939, Fishbein atribuiu o selo de aceitação a cerca de 2 706 produtos individuais, produzidos por cerca de 1 653 empresas. O seu principal rival neste domínio, o Selo de Aprovação da Good Housekeeping, estava também a ser cada vez mais criticado pelas suas tácticas agressivas na procura de mais clientes para o seu Selo. Em maio de 1941, a Comissão Federal do Comércio emitiu ordens de "cessar e desistir" contra o Selo Good Housekeeping; Fishbein viu a letra na parede e, pouco depois, interrompeu os prémios do Selo de Aceitação da AMA para alimentos de uso geral.

O Conselho de Farmácia e Química era uma questão completamente diferente. Esta era a chave para o grande dinheiro. Uma empresa farmacêutica podia ganhar cem milhões de dólares com um novo produto, se este fosse lançado sob os auspícios adequados; o mais vital, claro, era o selo de aceitação da AMA. As oportunidades de suborno, conspiração e corrupção em larga escala eram demasiado prevalecentes para serem ignoradas. Um médico que estava muito consciente disso era o Dr. Emanuel Josephson, de Nova York. Herdeiro de uma grande fortuna, o Dr. Josephson residia numa moradia multimilionária na zona mais cara da cidade, mesmo ao virar da esquina com Nelson Rockefeller, no elegante Upper East Side. Josephson não conseguia esconder o seu desprezo por Fishbein e pelas suas actividades de extorsão de dinheiro. A 2 de janeiro de 1932, demitiu-se oficialmente da Sociedade Médica de Nova Iorque da AMA; esta optou por ignorar a sua carta de demissão até 1938, altura em que Fishbein publicou uma carta afirmando que a AMA "tinha cortado relações com ele". Em 1939, o Dr. Josephson submeteu o importante registo da sua investigação inovadora à *revista Science*, "Vitamin E Therapy of Myasthenia Gravis", que se recusou a publicar. Mais tarde, o Dr. Josephson salientou que a AMA tinha deliberadamente ocultado os benefícios da terapia com Vitamina E durante mais de vinte e cinco anos. Este foi apenas um exemplo de centenas de casos em que a AMA escondeu do público informações que salvam vidas. Os benefícios da terapia com Vitamina E são agora geralmente reconhecidos pela profissão médica.

A técnica da AMA para controlar todos os novos produtos foi revelada por um despacho da United Press, de 20 de janeiro de 1940, segundo o qual a AMA tinha uma política bem definida nos jornais de "nunca chamar a nada uma cura, ou de facto dar publicidade a qualquer remédio de qualquer descrição, sem uma investigação minuciosa". A organização geralmente recomendava que qualquer relato de um remédio deveria ser encaminhado para a filial de Nova York da AMA para investigação. Como o Dr. Josephson testemunhou, ele tinha tentado durante anos fazer com que a secção de Nova Iorque da AMA investigasse as suas descobertas, mas eles recusavam sempre.

O Conselho de Farmácia e Química da AMA solidificou efetivamente o seu controlo, alterando o Código de Ética oficial da AMA para proibir os médicos de darem testemunhos a favor de qualquer medicamento; esta alteração protegia o valioso monopólio da sede da AMA em Chicago. Um distinto cientista e professor, Dr. Frank G. Lydston, publicou um livreto, "Why the AMA is Going Backward" (Por que a AMA está indo para trás), no qual ele afirmava: "A conquista do que a oligarquia da AMA mais se vangloriou foi sua guerra tardia contra proprietários, fabricantes médicos charlatães e produtos não comprovados. Quando me recordo do conjunto nauseabundo de falsificações proprietárias nos anúncios sobre os quais a oligarquia construiu a sua prosperidade financeira, a sua pose de "mais santo do que tu" é doentia. Era apropriado para a sua constituição psíquica que, depois de a AMA ter feito durante anos o seu melhor para promulgar os interesses e engordar os fabricantes de falsificações e os envenenadores profissionais dos inocentes, mordesse a mão que a alimentou. Poderes despóticos como os que a oligarquia exerce sobre os fabricantes de alimentos e de medicamentos são perigosos e, sendo a natureza humana o que é, é de esperar que, mais cedo ou mais tarde, se abuse desse poder."

O Dr. Josephson também observou que "A história do Selo de Aceitação da AMA está repleta de traições à confiança profissional e pública. Medicamentos do mais alto valor foram rejeitados ou a sua aceitação foi injustificadamente adiada. Alimentos e medicamentos inúteis, perigosos ou mortais foram aceites apressadamente".

Em 20 de abril de 1936, a revista *Time* informou que a Associação Médica Americana valia então 3.800.000 dólares, dos quais dois milhões em títulos do Estado, um milhão em dinheiro, com um edifício sede de 800.000 dólares em Chicago. *A Time* também mencionou outro aspeto pouco conhecido do monopólio médico da AMA: "Os sapatos destinados a corrigir problemas nos pés têm de ser aprovados pela AMA antes de um médico consciencioso os poder receitar." Não era claro como é que a AMA tinha criado este monopólio dos sapatos.

Em 7 de julho de 1961, *a Time* noticiou que o *Jornal* da AMA tinha agora uma tiragem de 180.000 exemplares, com uma receita de 16 milhões de dólares por ano, "a maior parte proveniente de anúncios nas suas publicações, principalmente de fabricantes de medicamentos e aparelhos". A Constituição da AMA afirma que ela foi organizada "para promover a arte e a ciência da medicina e a melhoria da saúde pública". No entanto, a história da AMA está repleta de acontecimentos que contradizem este objetivo. *A Literary Digest* noticiou, a 11 de junho de 1927, que a AMA tinha adotado uma resolução segundo a qual o álcool não tinha lugar científico na medicina. Com toda a justiça, deve ser referido que a resolução de 1917 tinha provavelmente sido aprovada a mando dos interesses de Rockefeller, que, para os seus próprios fins ocultos, apoiavam fortemente a aprovação da proibição nessa altura.

Em 9 de fevereiro de 1977, a Comissão Federal do Comércio emitiu uma ordem contra a AMA por esta ter proibido determinados anúncios a medicamentos. Ao longo dos 25 anos de reinado de Morris Fishbein na AMA, a organização fez repetidamente recomendações desconcertantes sobre determinados produtos, sendo a razão de tais reviravoltas conhecida apenas pelo próprio Fishbein. A situação também oferecia lucros impressionantes ao investir nas acções de uma determinada empresa farmacêutica, mesmo antes de esta receber o cobiçado selo de aceitação da AMA para um novo produto. Após esse anúncio, não era raro que as acções da empresa de medicamentos duplicassem de preço. Só o Dr. Fishbein sabia quando essa aprovação seria divulgada.

Uma das decisões mais repreensíveis tomadas pelo Dr. Fishbein durante o seu longo reinado na AMA foi a sua ação para abafar um perigoso surto de disenteria amebiana em Chicago, no auge da Feira Mundial de 1933. Apesar de a causa do surto ter sido atribuída a uma canalização defeituosa no Congress Hotel, Fishbein reuniu-se com um grupo de líderes empresariais de Chicago e prometeu a cooperação da AMA para que não fossem feitos quaisquer avisos até que a Feira terminasse a sua época. Centenas de turistas desprevenidos que visitaram a Feira Mundial regressaram às suas cidades de origem infectados com a terrível doença, que muitas vezes se prolonga durante anos e é muito difícil de tratar ou curar.

A lista de medicamentos perigosos aprovados por Fishbein durante o seu mandato como porta-voz público da AMA é longa e aterradora. Fishbein apressou-se a aprovar o famoso medicamento para emagrecer, o dinitrofenol, apesar de os registos laboratoriais indicarem que era perigoso para a saúde. Outro medicamento, a triparsamida, fabricada pela Merck sob licença do Rockefeller Institute for Medical Research, era uma perigosa droga arsenical. Utilizada para combater os efeitos da sífilis, foi abandonada pelo seu descobridor, Paul Ehrlich, quando este descobriu que causava cegueira ao atrofiar o nervo ótico. Os avisos de Ehrlich não impediram a AMA, a Merck ou o Instituto Rockefeller de continuar a distribuir este medicamento.

Na edição de 21 de junho de 1937, Morris Fishbein foi retratado na capa da revista *Time*. Era uma fotografia invulgarmente pouco lisonjeira, em que Fishbein parecia precisar de um médico. A *Time* tinha publicado uma história no início desse ano que Fishbein estava a sofrer de paralisia de Bell. O lado direito do seu rosto estava descaído, e ele estava obviamente em muito mau estado.

Um dos erros mais perigosos de Fishbein foi a aprovação do sulfatiazol em 1941. Em 25 de janeiro de 1941, Fishbein anunciou que o sulfatiazol da Winthrop Drug Company "foi aceito pelo Conselho de Farmácia e Química para inclusão em seu volume oficial de remédios novos e não oficiais". A Winthrop era uma subsidiária do cartel internacional de drogas, I. G. Farben.

O Sulfatiazol também foi aprovado pelo Dr. J. J. Durrett, o funcionário da FDA responsável por novos medicamentos. Durrett era um nomeado aprovado por Rockefeller para essa posição vital. Em dezembro de 1940, tinham sido vendidos 400.000 comprimidos, que continham até 5 grãos de Luminal cada. A dosagem segura era de 1 grão de Luminal. Muitas pessoas que tomaram a dose de Winthrop nunca acordaram.

Em 1937, a AMA aprovou uma preparação extremamente venenosa de sulfanilamida numa solução de dietilenoglicol; esta mistura causou uma série de mortes. Provocava a perda de glóbulos brancos, apesar de ter sido anunciado que "ajudaria" as doenças cardíacas. Muito depois da saída de Fishbein, a AMA continuou a apoiar produtos potencialmente perigosos. A edição de inverno do *Journal* of the American Medical Association apresentava anúncios ao Suprol em cápsulas de 200 mg (suprofeno), um analgésico que tinha sido aprovado pela FDA em dezembro de 1985. Era produzido pela McNeil, uma subsidiária da Johnson and Johnson. Em 13 de fevereiro de 1986, a empresa tinha recebido os primeiros relatórios de danos renais agudos, mas em 2 de dezembro o Conselho Consultivo de Artrite da FDA recomendou que o Suprol continuasse à venda como um "analgésico alternativo". Já tinha sido proibido na Dinamarca, Grécia, Irlanda, Itália e Grã-Bretanha; a McNeil suspendeu a sua produção aqui em 15 de maio.

Um dos episódios mais repreensíveis da longa carreira de Fishbein foi o facto de ter negado o selo de aceitação da AMA à sulfanilamida, apesar de esta ter salvado vidas na Europa durante vários anos. Como os seus produtores não conseguiram negociar um acordo satisfatório com Fishbein, numerosas pessoas nos Estados Unidos continuaram a morrer de septicemia, ou envenenamento do sangue. A barragem finalmente rompeu-se quando um membro da família Roosevelt, com extrema necessidade de tratamento imediato com sulfanilamida, pediu ao seu médico que obtivesse um fornecimento especial. Pouco tempo depois, o Conselho da AMA foi forçado a "aceitá-la". Em 1935 e 1936, o Conselho aceitou e publicitou no *Journal* um estimulante cardíaco, o Digitol, na mesma altura em que as agências governamentais apreendiam e condenavam os carregamentos interestaduais deste medicamento como uma substância perigosa para a vida. Outro produto, o Ergot Aseptic, foi aceite pelo Conselho, e os anúncios a este produto apareceram de forma proeminente no *Journal,* ao mesmo tempo que as agências governamentais apreendiam e condenavam os seus carregamentos devido a adulterações e marcas incorrectas.

Sob a liderança dos dois mais famosos charlatães do país, Simmons e Fishbein, foi aperfeiçoada uma gigantesca operação de medicamentos a nível nacional que hoje representa uma séria ameaça à saúde de todos os cidadãos americanos. Os preços fixos destes medicamentos têm contribuído para o aumento meteórico do custo dos cuidados de saúde. Em 1976, a fatura nacional ascendia a 95 mil milhões de dólares, ou seja, 8,4% do Produto Nacional Bruto, um valor que tinha subido de 4,5% em 1962. De 1955 a 1975, o índice de preços aumentou 74%, enquanto o custo dos cuidados médicos aumentou 300%. O Dr. Robert S. Mendelsohn, um profissional de saúde independente, calcula que 30% das radiografias efectuadas nos Estados Unidos, cerca de 300 milhões por ano, são pedidas quando não há uma necessidade médica válida. Segundo um perito federal, se reduzíssemos em um terço as radiografias desnecessárias, poderíamos salvar a vida de mil doentes de cancro por ano. No entanto, a organização responsável, a American Cancer Society, tem ignorado sistematicamente este problema. Prevê-se que o efeito genético dos raios X na população, num único ano, cause até trinta mil mortes por ano nos anos futuros. Em 1976, os médicos receitaram mil milhões de doses de comprimidos para dormir, cerca de vinte e sete milhões de receitas que resultaram em vinte e cinco mil idas às urgências por reacções adversas a medicamentos e cerca de mil e quinhentas mortes nas urgências devido a tranquilizantes. Noventa por cento destas vítimas são mulheres. Em 1978, eram receitados cinco mil milhões de comprimidos tranquilizantes; o mais famoso deles, o Valium, rende quinhentos milhões de dólares por ano à Hoffman LaRoche Co.; é o epítome do mítico "soma" descrito por Aldous Huxley no seu "Admirável Mundo Novo", "a droga perfeita, narcótica, agradavelmente alucinante".

Um estudo inglês demonstrou que a aspirina causava defeitos fetais, mortes, malformações congénitas e hemorragias nos recém-nascidos. Recentemente, foi lançada uma campanha a nível nacional que proclamava que novos estudos "demonstravam" que uma aspirina por dia prevenia o ataque cardíaco nos homens. Mas quantos milhares de homens começarão imediatamente a tomar uma aspirina diária, na esperança de adiar um temido ataque cardíaco, sem saber que podem estar a sofrer de outro resultado da ingestão de aspirina, a hemorragia interna? Foi esta propriedade de diluir o sangue que fez com que fosse recomendada como preventivo do enfarte do miocárdio.

A aspirina também é de valor duvidoso quando tomada para reduzir a febre; ao reduzir a febre em alguns casos, nomeadamente durante o início da pneumonia, disfarça os sintomas da pneumonia de modo a que o médico não possa fazer este diagnóstico. A aspirina demora normalmente vinte minutos a dissolver-se no estômago, e só se for tomada com um copo cheio de água. Poucas pessoas sabem que se a aspirina for tomada com sumo de laranja, a sua eficácia é muito reduzida, porque pode não se dissolver.

Em setembro de 1980, a Food and Drug Administration anunciou que iria retirar do mercado mais de três mil medicamentos cuja eficácia não tinha sido comprovada. No ano anterior, os americanos tinham gasto mais de mil milhões de dólares nesses mesmos medicamentos "não comprovados", muitos dos quais tinham sido "aceites" pela AMA. Em 1962, o Congresso aprovou emendas à Lei de Alimentos e Medicamentos que implementaram requisitos de eficácia dos medicamentos até 1964. Os fabricantes de medicamentos resistiram a todas as tentativas de os obrigar a cumprir estas alterações, obrigando a FDA a retirá-los do mercado cerca de dezasseis anos mais tarde. A vida média de um medicamento eficaz é de cerca de quinze anos, o que significa que as tácticas de adiamento dos fabricantes de medicamentos lhes permitiram ordenhar estes medicamentos não comprovados durante toda a sua vida efectiva no mercado!

Chegamos agora ao registo mais espantoso de sindicalismo criminoso da nossa história. Depois de o Congresso ter aprovado, em 1962, requisitos rigorosos para obrigar os fabricantes de medicamentos a provar que os seus medicamentos eram eficazes (um requisito que, em muitos casos, era impossível de cumprir, uma vez que não tinham qualquer valor), os fabricantes de medicamentos foram aconselhados pelos seus correligionários da AMA e da indústria publicitária de que seria sensato começar uma fogueira, uma tática de diversão que chamaria a atenção para o facto de não terem cumprido os novos requisitos do Congresso. Esta tática de diversão deveria chamar-se "A Guerra Contra o Charlatanismo". Alguns meses após a entrada em vigor dos novos regulamentos, o Conselho de Administração da AMA reuniu-se para criar uma nova comissão, a Comissão contra o charlatanismo, que foi formalmente constituída em 2 de novembro de 1963. O seu objetivo inicial era destruir toda a profissão de quiroprático nos Estados Unidos, o segundo maior grupo de cuidados de saúde do país. Logo se ramificou em busca de mais vítimas, como a "Conferência de Coordenação de Informações sobre Saúde". Esta filial foi criada por uma empresa de papel timbrado de Nova Iorque chamada Pharmaceutical Advertising Council, que, por sua vez, era apenas um espaço na secretária do presidente da Grey Medical Advertising Company, uma filial a 100% da prestigiada Grey Advertising Company de Nova Iorque.

Embora fosse ostensivamente um mero grupo consultivo, a Coordinating Conference on Health Information lançou rapidamente uma guerra total contra os profissionais de saúde independentes em todos os Estados Unidos. As suas vítimas eram geralmente selecionadas pela AMA, sem fins lucrativos, com a ajuda das fundações de caridade, a American Cancer Society e a Arthritis Foundation, ambas acusadas de estarem a matar doentes enquanto os conselheiros de saúde independentes os salvavam. Os sindicalistas criminosos conseguiram recorrer a todos os poderes policiais do governo federal, através de contactos na Comissão Federal do Comércio, no Departamento dos Correios, na Administração de Alimentos e Medicamentos e no Serviço de Saúde Pública dos Estados Unidos. Estes agentes federais foram solicitados pelas fundações de beneficência para iniciarem acções policiais contra centenas de profissionais de saúde desprevenidos em todos os Estados Unidos. Foi uma das operações mais maciças, bem planeadas e impiedosas em que os agentes federais alguma vez se envolveram. Em muitos casos, pessoas foram presas por venderem ou por vezes distribuírem folhetos que aconselhavam práticas de saúde tão inócuas como tomar vitaminas! Estes distribuidores encontravam-se agora sob ordens de restrição dos Correios, do Departamento de Justiça e da Food and Drug Administration. Outros, que distribuíam vários bálsamos, nostrums e outros preparados, a maior parte deles à base de fórmulas à base de plantas, receberam pesadas multas e penas de prisão. Em todos os casos, todos os stocks destes profissionais, muitos dos quais idosos e pobres, foram apreendidos e destruídos como "substâncias perigosas". Nunca foi alegado que uma única pessoa tivesse sido ferida, e muito menos morta, por qualquer uma destas preparações. Ao mesmo tempo, os fabricantes de medicamentos continuavam a vender medicamentos que produziam efeitos secundários graves, como lesões renais, hepáticas e morte. Nenhum deles foi alguma vez intimado a distribuir estes produtos nos termos utilizados contra os profissionais de saúde independentes. Na maioria dos casos, quando estes medicamentos perigosos foram proibidos nos Estados Unidos, os fabricantes enviaram-nos para o estrangeiro, para países da América Latina e da Ásia, onde continuam a ser vendidos até hoje. As acções da Syntex Corporation subiram de alguns dólares para um máximo de 400 dólares por ação, quando começou a fazer dumping de esteróides nos mercados estrangeiros.

Muitos dos ataques foram dirigidos contra os distribuidores de um preparado anti-cancro chamado laetrilo, um produto de fruta. Extremamente sensíveis a qualquer rival dos seus muito lucrativos medicamentos de quimioterapia, os especuladores do cancro ordenaram aos agentes federais que realizassem rusgas de terror contra os seus concorrentes. Muitas vezes à noite, em grupos de equipas SWAT fortemente armadas, os agentes federais arrombavam portas para capturar mulheres idosas e os seus stocks de chás de ervas. Muitas destas donas de casa e reformados transportavam pequenas quantidades de vitaminas e preparados de saúde que forneciam a custo zero a vizinhos ou amigos. Não tinham fundos para lutar contra as agências do governo federal, que eram meros bodes expiatórios do Drug Trust. Em muitos casos, as vítimas perderam as suas casas, as poupanças de uma vida e todos os outros bens penhoráveis, porque representavam uma ameaça para o Monopólio Médico. Foi o uso mais flagrante dos poderes policiais pelos Grandes Ricos para proteger as suas empresas lucrativas. Até hoje, a maior parte destas vítimas não faz ideia de que foram eliminadas pelo Monopólio Rockefeller.

Sidney W. Bishop, vice-master geral dos correios, gabou-se no Segundo Congresso Nacional sobre o charlatanismo médico em 1963, "Estou particularmente orgulhoso dos excelentes acordos existentes entre a Food and Drug Administration, a Federal Trade Commission e o departamento dos correios para manter a coordenação na troca de informações que levam à instauração de processos criminais", uma referência elogiosa ao sucesso da "guerra contra o charlatanismo". Mais tarde, foi revelado que a Conferência de Coordenação sobre Informação de Saúde tinha sido inteiramente financiada pelas principais empresas farmacêuticas do Monopólio Médico, Lederle, Hoffman LaRoche e outras. De 1964 a 1974, a sua campanha de busca e destruição foi levada a cabo como uma guerra total por agentes federais contra qualquer pessoa que alguma vez tivesse oferecido qualquer tipo de alimento saudável ou conselhos de saúde. O objetivo, claro, era a eliminação de toda a concorrência às grandes empresas farmacêuticas.

Em 1967, a AMA recebeu 43% do seu rendimento total, 13,6 milhões de dólares, dos seus anúncios de medicamentos. Em seguida, emitiu uma carta de acordo em conjunto com a Food and Drug Administration, publicitando uma campanha para "aumentar a consciencialização do público para os dispositivos e produtos fraudulentos para a saúde, identificando-os como ineficazes e potenciais perigos para a saúde". Estas eram as mesmas pessoas que não tinham conseguido persuadir as empresas farmacêuticas a cumprir as exigências federais de provar a eficácia dos seus medicamentos! Os perigos, como já dissemos, estão mais no Drug Trust do que nas senhoras idosas da Califórnia que aconselhavam as pessoas a comer mais alho e alface se quisessem manter-se saudáveis.

O número de mortes foi causado por medicamentos "aprovados" e não pelas preparações distribuídas pelos defensores da saúde holística.

A AMA patrocinou então uma Conferência Nacional sobre Fraudes na Saúde, cujo principal porta-voz foi o congressista Claude Pepper. Foi uma reviravolta irónica, porque alguns anos antes, o então senador Claude Pepper, uma das figuras políticas mais poderosas de Washington, tinha suscitado a ira da AMA porque tencionava apoiar a medicina socializada nos Estados Unidos. Um porta-voz de longa data dos interesses da esquerda, conhecido como "Red" Pepper devido às suas simpatias políticas, Pepper viu-se atacado pelas grandes armas e dinheiro da AMA. O amigo de Nixon, George Smathers, encontrou um candidato para se lhe opor e Pepper foi derrotado na Florida. Voltando como Congressista, Pepper lambeu as botas daqueles que o tinham destituído. Ele endossou seus métodos de estado policial contra qualquer um que ousasse desafiar o poder do Monopólio Médico.

Tendo provado a sua lealdade ao poder Rockefeller, Pepper foi autorizado a organizar outra conferência sobre saúde em 1984. Foi denunciada por observadores informados como um típico "julgamento de Moscovo". O novo espetáculo paralelo de Pepper chamava-se "Audiências do Congresso sobre o charlatanismo". Pepper afirmou que a "fraude na saúde" era um escândalo de dez biliões de dólares por ano, um número impressionante para o que era essencialmente uma pequena indústria caseira. Convocou um apologista de longa data do monopólio médico, o Dr. Victor Herbert, médico do Bronx Veterans Administration Hospital. Herbert exigiu que o Departamento de Justiça usasse a força de ataque RICO (Racketeer Inspired Criminal Organization) contra "charlatães médicos" e "fraudes na saúde", usando as mesmas técnicas que tinham sido empregues contra o crime organizado. O RICO permite ao governo confiscar todos os bens daqueles que são condenados "como resultado de uma conspiração comprovada". Em dezembro de 1987, este mesmo Dr. Victor Herbert voltou a aparecer, apresentando uma queixa de 70 páginas no Tribunal Distrital dos EUA no Iowa. Acusou os funcionários da Federação Nacional de Saúde, rival da AMA, e outros profissionais de saúde alternativos de o terem difamado. Kirkpatrick Dilling, o advogado dos arguidos, considerou o processo uma tentativa flagrante de destruir a liberdade de escolha nos cuidados de saúde nos Estados Unidos. Dilling salientou que Herbert era apoiado por um grupo sombra chamado Conselho Americano para a Ciência e a Saúde, uma fachada para as principais empresas de fabrico de alimentos.

O Dr. Herbert foi acompanhado nas Audiências da Pepper por uma agente de longa data do Monopólio Médico, a Sra. Anna Rosenberg. Ela expressou a sua indignação pelo facto de ainda haver qualquer concorrência nos Estados Unidos para o Drug Trust. Vassala de longa data da família Rockefeller, tinha sido diretora da Sociedade Americana do Cancro durante a sua valente luta para restringir todos os tratamentos às técnicas ortodoxas e altamente lucrativas de "cortar, cortar e queimar", que, infelizmente para os pacientes, se revelavam geralmente fatais. Anna Rosenberg tinha sido casada com Julius Rosenberg. Ganhava cinco mil dólares por semana como "especialista em relações laborais" para manter os sindicatos fora do Rockefeller Center e para manter os seus lacaios mal pagos no trabalho.

A Coordinating Conference on Health Information (Conferência de Coordenação da Informação sobre Saúde) andou à solta durante cerca de dez anos, enviando centenas de vítimas para a prisão com base em acusações que, na maioria dos casos, eram frágeis ou forjadas. O efeito desejado, aterrorizar todos os que se tinham tornado activos no campo dos cuidados de saúde alternativos, foi alcançado. A maioria dos profissionais de saúde passou à clandestinidade ou encerrou as suas actividades; outros deixaram o país. Uma reação inevitável contra estas operações terroristas começou; em 1974, havia pedidos públicos para uma investigação do Congresso sobre as tácticas SWAT utilizadas pelos Correios e pelo Serviço de Saúde Pública dos EUA contra donas de casa idosas. Uma tal investigação teria inevitavelmente revelado que estes conscienciosos e dedicados funcionários públicos eram, na realidade, instrumentos sem rosto das sinistras figuras dos bastidores que manipulavam o governo dos Estados Unidos para seu próprio poder e lucro. Escusado será dizer que essa investigação do Congresso nunca se realizou. Em vez disso, o CCHI passou subitamente à clandestinidade. Estavam imunes aos processos judiciais movidos pelas suas vítimas, porque todas as acções contra as vítimas tinham sido levadas a cabo por agentes federais. Não eram imunes, de acordo com os estatutos, mas as hipóteses de recuperação contra eles em qualquer tribunal federal eram remotas. (O presente autor procurou, em numerosas ocasiões, obter reparação contra agentes federais em tribunais federais, apenas para que um juiz federal educado decidisse contra ele em todas as ocasiões).

Depois de a Conferência de Coordenação da Informação sobre Saúde ter passado à clandestinidade, os profissionais de saúde do Estado da Califórnia viram-se subitamente sob um ataque mais concertado do que nunca. O ativista era agora o Conselho de Saúde do Estado da Califórnia. Descobriu-se então que os asseclas furtivos da CCHI, que continuavam a fazer o trabalho do Monopólio Médico, tinham apenas abandonado as suas operações nacionais por medo de serem expostos, mas tinham-se agora aninhado no Conselho de Saúde do Estado da Califórnia como um grupo de ratos doentes que se escondem da inevitável retaliação. Desde então, o CCHI tem-se mantido imbricado no Conselho de Saúde do Estado da Califórnia, levando a cabo uma guerra constante contra os profissionais de saúde desse estado. O cartel da droga continuou a atuar sem ser molestado.

Esta guerra contra os cidadãos americanos preenche todos os requisitos para ser objeto de um processo judicial ao abrigo dos estatutos que proíbem o sindicalismo criminoso nos Estados Unidos. Trata-se de um caso clássico de uma organização supostamente sem fins lucrativos, a Associação Médica Americana, que conspira com certas fundações de caridade, nomeadamente a Sociedade Americana do Cancro e a Fundação da Artrite, para alistar organismos públicos com o objetivo de iniciar uma guerra em benefício do Drug Trust nacional, negando aos cidadãos americanos os benefícios de cuidados de saúde eficazes e a preços razoáveis. Não só se verificaram repetidas violações dos direitos constitucionais dos cidadãos que participaram ativamente no movimento dos cuidados de saúde, muitas vezes por um sentido de serviço público e não por um desejo de lucro, como as provas de uma conspiração ativa (RICO) para subverter as agências governamentais oficiais em benefício de empresas farmacêuticas multinacionais privadas são demasiado abundantes para serem ignoradas. Aqueles que foram vitimados pela conspiração CCHI podem também intentar acções contra a Lederle, a Hoffman LaRoche e as outras empresas farmacêuticas que contrataram estas pessoas para fazerem o seu trabalho sujo. O rasto da responsabilidade é claro; será simples estabelecê-la em tribunal.

Entretanto, o efeito das depredações do CCHI tem sido devastador. Milhões de americanos, sobretudo os idosos e os pobres, foram privados à força de cuidados de saúde a preços razoáveis devido a esta conspiração. Estas vítimas foram forçadas a prescindir dos seus conselheiros de saúde a preços modestos, e atiradas para os cuidados dos médicos de preços elevados da AMA, que as colocam a tomar medicamentos caros produzidos pelo monopólio farmacêutico Rockefeller. O facto de muitos destes medicamentos serem excessivamente caros, ineficazes e potencialmente perigosos tem sido rotineiramente encoberto pelas agências federais responsáveis pela proteção do público, em particular a Food and Drug Administration. É notável que os cartéis da droga nunca tenham sido investigados por qualquer agência governamental ao abrigo das disposições pertinentes do Sherman Anti-Trust Act, porque estes cartéis são propriedade dos monopolistas financeiros internacionais.

Isto prova o que muitos observadores acusam há anos, que os regulamentos governamentais supostamente promulgados pelo Congresso para proteger o público serviram, na realidade, apenas para proteger os monopolistas. Em 1986, este monopólio médico tinha atingido um lucro anual de 355,4 mil milhões de dólares, onze por cento do Produto Nacional Bruto dos Estados Unidos. O Monopólio Médico há muito que tem os seus críticos entre os membros conscienciosos da profissão médica. Em dezembro de 1922, o *Illinois Medical Journal* publicou um artigo que declarava que "A Associação Médica Americana tornou-se uma autocracia". Isso foi durante o auge do governo do Dr. Simmons em Chicago. O artigo denunciava a assunção ditatorial de poder sobre toda a profissão médica. Embora tenha sido organizada pela primeira vez em 1847, a AMA só foi formalmente constituída em 1897, quando pagou uma taxa de três dólares ao Secretário do Estado de Illinois. Dois anos após a sua constituição, o "Doc" Simmons entrou em cena para começar a sua conquista de poder de vinte e cinco anos. Depressa se apercebeu de que as escolas de medicina controlavam os hospitais; as comissões de exame médico controlavam as escolas de medicina e, por isso, expandiu o poder da AMA até ter controlo total sobre as comissões de exame médico.

Os registos mostram que, coincidentemente com o poder crescente da AMA, houve um declínio correspondente na qualidade dos cuidados médicos e na responsabilidade pessoal dos médicos para com os seus pacientes. A AMA promulgou um severo Código de Ética, que serviu para formar uma falange de proteção para qualquer médico que enfrentasse críticas pelos seus erros, erros esses que, em muitos casos, resultaram na incapacitação ou morte dos seus pacientes. Este mesmo "código" impede habitualmente qualquer médico, enfermeiro ou outro empregado hospitalar de testemunhar em tribunal sobre os erros cometidos por um médico.

Um médico de renome, o Dr. Norman Barnesby, que durante muito tempo foi um membro proeminente do Corpo Médico do Exército dos EUA e do Serviço de Saúde Pública dos EUA, disse: "O caos e o crime são inevitáveis enquanto os médicos cumprirem o código de ética da AMA, o código do silêncio. *(Isto é semelhante ao famoso Omerta, o código de silêncio da Máfia, que invoca a pena de morte para qualquer membro que revele os segredos da Cosa Nostra. Os gnósticos médicos, a AMA, criaram a sua própria Cosa Nostra, que condena à morte profissional qualquer médico que revele quaisquer omissões ou crimes médicos, tendo como resultado o ostracismo da profissão, a negação de privilégios hospitalares e outras formas drásticas de punição. Nota do Editor).* A ética que os médicos subscrevem cheira a céu aberto. É uma desgraça para qualquer civilização que se preze. Uma reserva peculiar deve ser mantida pelos médicos em relação ao público no que diz respeito a questões profissionais e como existem muitos pontos na ética e etiqueta médicas através dos quais os sentimentos dos médicos podem ser dolorosamente agredidos nas suas relações, e que não podem ser compreendidos ou apreciados pela sociedade em geral, nem o assunto das suas diferenças nem o julgamento da sua arbitragem devem ser tornados públicos".

A última parte deste parágrafo é a citação direta que o Dr. Barnesby faz do Código de Ética da AMA. Note-se a arrogância da AMA ao afirmar que a "ética e etiqueta médicas" não podem ser compreendidas pela sociedade em geral. O Dr. Barnesby continua: "Estou convencido de que o remédio reside na abolição total de todos os códigos e práticas contrárias à sociedade e numa reorganização completa do sistema, de acordo com as linhas de supervisão legal ou outro controlo responsável." As recomendações do Dr. Barnesby foram ignoradas pelo Monopólio Médico.

Um despacho da AP de 11 de fevereiro de 1988 referia que "5% dos médicos mentem sobre as suas credenciais", um título de factos descobertos por uma grande empresa de cuidados de saúde, a Humana,

Inc., que descobriu que 39 de 727 médicos que se candidataram a trabalhar nas suas clínicas durante um período de seis meses, ou seja, 5%, apresentaram credenciais falsas. Pior ainda, muitos médicos, condenados por crimes sexuais ou de droga num Estado, mudam-se simplesmente para outro Estado e estabelecem a sua prática, protegidos pelo Monopólio Médico. Nos últimos anos, tem havido histórias horríveis sobre criminosos sexuais habituais, condenados num Estado, que vão para outro Estado e, através da sua prática profissional, iniciam a sua carreira de violadores de crianças mais uma vez.

Um médico talentoso, o Dr. Ernest Codman, de uma distinta família da Nova Inglaterra, dirigiu-se à convenção anual da AMA, em 2 de março de 1924, nos seguintes termos

"Tenho notas sobre quatrocentos casos registados de supostos sarcomas ósseos. Todos estes quatrocentos casos registados, com poucas excepções, são registos de erros e fracassos; tenho muitos dos mais importantes cirurgiões e patologistas do país condenados pelo seu próprio punho por erros grosseiros nestes casos. Foram amputadas pernas que não deviam ter sido amputadas, e deixadas quando deviam ter sido amputadas".

O discurso do Dr. Codman deixou a sua audiência estupefacta. Nenhum deles contestou as suas declarações, mas o seu discurso foi deliberadamente abafado pelos responsáveis da AMA. Ele regista com ironia que nunca mais, durante a sua distinta carreira profissional, lhe foi pedido que discursasse em qualquer reunião da AMA.

De tempos a tempos, outros dissidentes apareceram em reuniões da AMA, para se envolverem numa breve escaramuça enquanto expressavam as suas objecções, e depois desapareceram, esquecidos na guerra que tudo consome para manter o Monopólio Médico. A revista *Time* fez um breve resumo de um desses episódios em 6 de junho de 1970, com a manchete: "AMA esquizofrênica". A história referia que cerca de trinta a quarenta dissidentes, jovens médicos idealistas, tinham subido ao pódio e tomado conta da reunião anual da AMA durante alguns momentos de ansiedade.

O seu líder denunciou a AMA do púlpito em termos vigorosos: "A A.M.A. não representa a Associação Médica Americana - representa a Associação Americana de Assassinatos!" Guardas armados fizeram recuar os membros de outros grupos que tentavam manifestar a sua insatisfação. O jovem interno abandonou a tribuna e, presumivelmente, é hoje chefe de cirurgia num qualquer hospital, tendo aprendido que não se pode lutar contra o sistema.

Outro dissidente, o Dr. Robert S. Mendelsohn, observou que em 1975, 787.000 mulheres foram submetidas a histerectomias, e que 1.700 delas morreram em consequência desta cirurgia. Ele acredita que metade dessas mulheres poderia ter sido salva, pois a cirurgia foi desnecessária. O *Washington Post* referiu, em 21 de janeiro de 1988, que "A maioria dos pacemakers cardíacos pode não ser necessária; mais de metade não é claramente benéfica". O artigo referia que um em cada 500 americanos tem atualmente um pacemaker. Este negócio tem apenas vinte anos, mas há agora 120.000 implantes por ano, um negócio que rende um bilião e meio de dólares por ano. Greenspan queixou-se de que "muitos internistas estão a encomendá-los sem consultar um especialista em coração".

O Dr. Mendelsohn também se queixou de que a terramicina era um antibiótico ineficaz, sendo o seu principal resultado o facto de deixar as crianças com dentes amarelo-esverdeados e depósitos de tetraciclina nos ossos. Cita o Programa Colaborativo de Vigilância de Medicamentos de Boston, que concluiu que o risco de morrer devido a uma terapia medicamentosa num hospital americano era de um em mil, e que 30.000 americanos morriam todos os anos devido a reacções adversas a medicamentos que lhes eram prescritos pelos seus médicos. Mendelsohn não poupa palavras na sua opinião sobre a medicina moderna. Chama-lhe a Igreja da Morte, cujas Quatro Águas Santas são: 1) imunizações; 2) água fluoretada; 3) fluidos intravenosos; e 4) nitrato de prata. Mendelsohn descarta todas as quatro como sendo "de segurança questionável".

No início da década de 1940, os membros mais graduados da AMA tinham chegado à conclusão de que grande parte dos problemas com os seus membros residia no abrasivo Morris Fishbein. A maioria dos médicos era ultraconservadora em seu pensamento e achava as palhaçadas de Fishbein repulsivas. No entanto, Fishbein tinha feito uma teia tão fina na AMA que envolvia toda a gente na sede. O seu poder baseava-se na censura, na intimidação e no exercício dos seus poderes até ao limite.

Os seus rivais levaram quase uma década para se livrarem dele. A oportunidade surgiu quando o competente tenente de Fishbein, Dr. Olin West, adoeceu e deixou de poder manter o controlo férreo da sede da AMA para o regime de Fishbein. Aparentemente ignorante da cabala contra ele, Fishbein continuou a sua vida alegre de viagens e recreação, continuando a ganhar muitos prémios e galardões pelo seu trabalho de relações públicas médicas. Tinha sido nomeado Oficial da Cruz na ordem exclusiva de Orange-Nassau, uma organização muito secreta que comemorava a invasão e tomada de Inglaterra por Guilherme de Orange e a subsequente criação do Banco de Inglaterra. Fishbein fazia viagens frequentes a Inglaterra, onde era recebido e jantado por membros proeminentes do Establishment; estes devem ter acreditado que ele lhes poderia ser útil.

No entanto, nenhuma destas honras provou ser de utilidade quando o homem que foi descrito pela *Newsweek* como "o homem com cem inimigos" (certamente o eufemismo do ano), foi expulso ainda mais sem cerimónias do que o seu antecessor, o desagradável charlatão "Doc" Simmons. Apesar das repetidas críticas públicas às suas viagens e ao abuso das suas contas de despesas, Fishbein anunciou com confiança, num almoço a 4 de junho de 1949, que ficaria por cá pelo menos mais cinco anos. Ele contava muito com a tradicional cisão entre dois grupos na AMA, os liberais e os conservadores, que Fishbein declarou que nunca conseguiriam chegar a acordo sobre nada. Estava enganado, porque eles concordavam de facto que ele devia ser expulso. Unidos pelo seu ódio comum a Morris Fishbein, formaram a sua conspiração para assassinar o seu César. Ao descrever este episódio, Martin Mayer observa que, desde 1944, uma fação considerável da AMA estava decidida a expulsar Fishbein a qualquer custo. No início de 1949, Fishbein foi exposto num programa de rádio nacional, Town Meeting of the Air, como um mentiroso habitual. Afirmava que tinha andado em digressão por Inglaterra, visitando todos os dias os consultórios de médicos de clínica geral. O programa de rádio revelou que, na verdade, tinha estado a assistir aos Jogos Olímpicos, que tinha jantado com vários membros da aristocracia britânica e assistido a várias peças de teatro em Londres, e que depois tinha viajado para Paris para uma ronda pelos clubes noturnos, tudo em nome da promoção da medicina. O programa, transmitido em 22 de fevereiro de 1949 por Nelson Cruikshank, destruiu a reputação de Fishbein, observando que Fishbein não se tinha aproximado de nenhum consultório médico em Inglaterra durante a sua estadia. Quanto ao relatório de Fishbein sobre a sua viagem, Cruikshank classificou-o como uma mentira, chamando-lhe "uma calúnia sobre uma profissão que se orgulha da sua tradição de serviço aos seus pacientes". A vida de Fishbein foi descrita como "uma ronda constante de visitas a peças de teatro em Nova Iorque, ao Stork Club e a clubes noturnos em Londres e Paris".

Em resultado desta publicidade, a AMA, na sua convenção de 1949, aprovou uma resolução unânime no sentido de o Dr. Morris Fishbein ser afastado de todos os cargos em que escrevesse ou falasse. Essa resolução previa que ela fosse implementada "o mais rápido possível", o que acabou acontecendo naquela mesma tarde. Ao anoitecer, Fishbein tinha saído da sede da AMA, para nunca mais voltar. Uma das perdas literárias da partida de Fishbein foi sua coluna, que ele havia fantasiosamente chamado de "Diário do Dr. Pepys". Foi descrita por um crítico como "um relato corrido ou logorreico da vida privada de Morris Fishbein". Todos os Natais, o Diário era guardado entre tábuas e distribuído como Cartão de Natal Fishbein a quase todas as pessoas que tinham um endereço postal permanente." Tal como todas as extravagâncias de Fishbein, as despesas desta generosidade eram inteiramente suportadas pelos membros da AMA que pagavam as suas quotas.

Durante anos, Fishbein usou o incrível poder do Selo de Aceitação da AMA para forçar as empresas farmacêuticas a acederem aos seus desejos. A *Harper's Magazine* observou (novembro de 1949) que "O Selo é provavelmente o maior 'puxador' de publicidade alguma vez inventado. O *Journal* é, de longe, a publicação mais lucrativa do mundo. O poder absoluto de Fishbein - ele falava frequentemente como se tivesse o selo no bolso - era também a fonte do poder de outros homens."

Após a saída forçada de Fishbein, os funcionários da AMA tentaram diluir o centro de poder na sede de Chicago. O Conselho de Farmácia e Química mudou o seu nome para Conselho de Drogas em 1956; o Selo de Aceitação foi totalmente abandonado. Ben Gaffin and Associates tinha reportado à AMA, "Os publicitários, em geral, sentem que a AMA, especialmente através dos Conselhos, desconfia deles e vê-os como potenciais vigaristas que se tornariam ativamente antiéticos se não fossem constantemente vigiados." Esta tinha sido a abordagem paranoica de Fishbein, mas a sua atitude baseava-se na necessidade de manter o controlo e de forçar as "contribuições" dos fabricantes de medicamentos éticos". Assim que o Selo de Aceitação foi retirado, as receitas da AMA provenientes dos anunciantes duplicaram em cinco anos; em dez anos, triplicaram, passando de 4 milhões de dólares por ano para mais de 12 milhões de dólares. Em retrospetiva, a arrogância de Fishbein e as suas políticas míopes estavam a custar à AMA milhões de dólares por ano em receitas perdidas.

O Dr. Ernest Howard, da AMA, ofereceu razões gratuitas para abandonar o Selo, dizendo que "era demasiado arbitrário e que demasiada autoridade estava investida num só organismo. havia também alguns problemas legais".

Apesar de Fishbein ter partido, alguns aspectos da sua influência maligna permaneceram na sede da AMA durante anos, custando à organização muitos milhões de dólares e uma grande quantidade de publicidade desfavorável. Especialmente virulenta era a determinação ardente de Fishbein de destruir qualquer possibilidade de "medicina socializada" nos Estados Unidos. Era paradoxal que a liderança da AMA, sob o domínio de Fishbein, fosse tão veementemente contra a "intervenção do governo" no campo da medicina, quando eles haviam usado agências governamentais durante anos para seus próprios propósitos, particularmente a Food and Drug Administration, o U.S. Public Health Service e o National Cancer Institute. Uma autoridade, James G. Burrow, traça a posição da AMA em relação ao seguro de saúde obrigatório, que passou de interesse exploratório a hostilidade violenta entre 1917 e 1920. Esta posição foi justificada como "anti-comunismo", sendo sabido que a medicina socializada era, desde há muito, um objetivo primordial do Partido Comunista. Um grupo restrito de proeminentes esquerdistas americanos tinha sido chamado a Moscovo para uma doutrinação especial sobre este objetivo. Frequentaram um curso de verão na Universidade de Moscovo sobre "a organização da medicina como uma função estatal". O grupo incluía liberais convictos como George S. Counts e John Dewey. Quando regressaram, iniciaram uma campanha de agitação pública a favor dos cuidados de saúde nacionais. O seu primeiro convertido foi um "republicano liberal", o senador Henry Cabot Lodge. Na verdade, ele representava o grupo de banqueiros da Nova Inglaterra que se aliaram a Rockefeller para manter o Monopólio Médico. Em 1 de março de 1940, o Senador Lodge apresentou um projeto de lei para o seguro de saúde, que previa quarenta dólares por ano para cuidados de saúde. O projeto foi rapidamente arquivado, mas o desafio tinha sido lançado. Fishbein não tinha qualquer intenção de entregar o seu feudo a qualquer departamento governamental. Ao longo das décadas seguintes, a AMA gastou muitos milhões de dólares na luta contra a "medicina socializada", todos eles obtidos através de taxas especiais cobradas aos médicos americanos. Também se viu envolvida em vários processos antitrust dispendiosos em resultado das suas actividades.

Já em 1938, a AMA tinha sido acusada pelo Departamento de Justiça no caso da Group Health Association. Em 1937, um grupo de funcionários públicos tinha pedido emprestado 40 dólares à Home Owners Loan Company para criar um hospital de grupo. O plano oferecia cuidados médicos em grupo por 26 dólares por ano para um indivíduo, ou 39 dólares por ano para uma família. Esta associação, que adoptou o nome de Group Health Association, contratou nove médicos. A Sociedade Médica do Distrito de Columbia recusou então a estes médicos autorização para utilizarem os hospitais ou para consultarem especialistas. Em 4 de abril de 1941, um júri considerou a AMA e a Sociedade Médica do Distrito culpadas de violações da lei anti-trust. As duas organizações e onze médicos tinham sido acusados de restrição do comércio. Entre os condenados estava o Dr. Morris Fishbein. Dois anos e meio depois, o Supremo Tribunal confirmou a sua condenação em 1943. Foi aplicada uma coima de 2.500 dólares e a AMA foi condenada a cessar e desistir da sua interferência com a Group Health Association.

A AMA não se saiu muito melhor na sua batalha de vinte anos contra o Medicare. A preservação da integridade do médico local era um objetivo que valia a pena; no entanto, ele já estava sob o controlo do monopólio médico de Rockefeller; é difícil ver como é que o estabelecimento de uma medicina socializada nos Estados Unidos iria mudar alguma coisa, nem mudou. *A Time* noticiou, a 10 de dezembro de 1948, que a AMA tinha avaliado cada um dos seus membros em 25 dólares para uma campanha destinada a gastar 3,5 milhões de dólares em "educação médica", uma campanha para virar as pessoas contra a medicina socializada. Foi a primeira avaliação deste tipo da AMA nos seus cem anos de atividade. Quase duas décadas mais tarde, o *Saturday Evening Post* referia, na sua edição de 1 de janeiro de 1966, que a AMA tinha gasto cinco milhões de dólares em 1964 e 1965 a lutar contra o lóbi da medicare em Washington. Foi referido que a AMA teve uma receita de 23 milhões de dólares nesse ano, proveniente das suas quotas anuais de 45 dólares por ano e da venda de anúncios nas publicações da AMA a empresas farmacêuticas e de material médico.

A Time de 1 de dezembro de 1978 referia que o juiz Fred Barnes, juiz de direito administrativo da Federal Trade Commission, tinha decidido que o Código de Ética da AMA restringia ilegalmente a concorrência entre médicos, impedindo-os de fazer publicidade. Decidiu ainda que as diretrizes éticas da AMA deveriam, no futuro, ser aprovadas pela FTC. A AMA emitiu um comunicado de imprensa indignado, opondo-se à decisão: "Não há precedentes legais nos Estados Unidos para que a burocracia federal escreva ou aprove um código de ética para qualquer uma das profissões eruditas".

O tema do Código de Ética da AMA já tinha sido abordado várias vezes. A revista *Science*, em 21 de junho de 1940, referiu no "bureau of investigation of frauds and charlatans" que foi colocada a questão: "Deverá a ética médica ser alterada? O princípio da ética médica, tal como está estabelecido atualmente, pode ser melhorado em termos de redação e disposição, mas também acredita que não é o momento de o reescrever. Parece sensato deixar as águas turvas assentarem antes de qualquer consideração ser dada a uma natureza tão fundamental da nossa organização como os nossos princípios de ética médica." Embora o orador não tenha sido identificado, este pronunciamento piedoso só poderia ter vindo do próprio Fishbein. O orador prossegue admitindo, um tanto timidamente, que "o princípio da ética médica pode ser melhorado", mas isso encerrou o assunto.

A aprovação do Medicare, depois de a AMA ter enviado tantos milhões contra ele, aparentemente não mudou nada. Provou ser uma inesperada sorte inesperada para muitos dos membros mais sem escrúpulos da profissão médica. Estes não tiveram qualquer problema em aumentar as facturas de honorários em milhões de dólares por ano, por médico. Em 1982, o Medicare pagou cerca de 48,3 mil milhões de dólares, enquanto o Medicaid pagou 38,2 mil milhões de dólares. As estimativas mais conservadoras acreditam que cerca de 11 mil milhões de dólares destes fundos foram desviados em lucros ilegais. Os herdeiros de Morris Fishbein na AMA podem ter perdido a batalha para "acabar com a medicina socializada", mas ganharam a guerra.

Como já referimos anteriormente, os administradores da AMA, numa reunião de 2 de novembro de 1963, decidiram "eliminar a quiroprática", o seu maior rival, através de um Comité sobre o charlatanismo. O secretário deste comité informou os administradores em 4 de janeiro de 1971 que "a sua principal missão era, em primeiro lugar, a contenção da quiroprática e, em última análise, a eliminação da quiroprática". Uma admissão mais flagrante de conspiração dificilmente pode ser encontrada nos registos de qualquer organização. A unidade especial de investigação do Comité, dirigida pelo conselheiro geral da AMA, Robert Throckmorton, recorreu a companhias de seguros, hospitais, comissões de licenciamento médico estatais, faculdades públicas e privadas e lobistas. Todos os métodos de intimidação e censura foram utilizados. O Dr. Philip Weinstein, um neurologista da Califórnia, tinha dado muitas palestras a grupos de quiropráticos sobre o diagnóstico de doenças da coluna vertebral; a AMA ordenou-lhe que parasse com todas essas aparições. Depois de cancelar uma palestra, enviou uma nota de desculpas: "Por favor, aceite as nossas mais sinceras desculpas por este cancelamento tardio devido a circunstâncias fora do nosso controlo. Não tínhamos conhecimento de que a realização de palestras médicas (para a vossa organização) era proibida."

Throckmorton também tentou acabar com o negócio das escolas de quiroprática, impedindo o governo de conceder empréstimos garantidos aos estudantes ou subsídios do governo para investigação nas faculdades de quiroprática. Impediu-as de obterem acreditação; fez lobbying em todos os estados para impedir a criação de um organismo de acreditação criado pelo governo e ficou furioso quando o HEW Office of Education, sendo uma agência de educadores e não de médicos, resistiu aos seus esforços e, em 1974, sancionou o Council on

Chiropractic Education como organismo nacional de acreditação para as escolas de quiroprática. A AMA exerceu pressão sobre a C. W. Post University, uma divisão da Long Island University, para que abandonasse um curso destinado a estudantes pré-quiropráticos em 1972.

No final dos anos 60, a Comissão Conjunta de Acreditação de Hospitais da AMA impôs novos requisitos aos hospitais; os Princípios de Ética Médica da AMA proibiram os seus membros de qualquer forma de intercâmbio com quiropráticos. Uma carta da JCAH, de 13 de agosto de 1973, dirigida ao administrador de um hospital, declarava que "Qualquer acordo que fizesse com quiropráticos e o seu hospital seria inaceitável para a Joint Committee. Isso seria uma violação dos Princípios de Ética Médica publicados pela AMA, que também é um requisito do JCAH". Em 9 de janeiro de 1973, o JCAH escreveu a um hospital em Silver City, Novo México, "Isto é em resposta à sua carta de 18 de dezembro, referindo-se a um projeto de lei que pode ser aprovado no Novo México, segundo o qual os hospitais devem aceitar quiropráticos como membros da equipa médica. Tem toda a razão - os resultados infelizes desta legislação muito mal aconselhada significam que o Comité Misto poderia retirar e recusar a acreditação do hospital que tivesse quiropráticos no seu pessoal."

A AMA forçou então a Administração dos Veteranos a recusar pagamentos aos veteranos por serviços de quiroprática. Estas tácticas tinham sido comunicadas à AMA como tendo resultados positivos. Um memorando confidencial, datado de 21 de setembro de 1967, do Comité sobre o charlatanismo, vangloriava-se de que "Basicamente, os objectivos a curto prazo do comité para conter o culto da quiroprática, e qualquer reconhecimento adicional que possa alcançar, giram em torno de quatro pontos: 1) Fazer tudo o que estiver ao nosso alcance para garantir que a cobertura quiroprática ao abrigo do Título 18 da lei Medicare NÃO seja obtida. 2) Fazer tudo o que estiver ao nosso alcance para que o registo, ou uma listagem com o Gabinete de Educação dos EUA, ou o estabelecimento de uma Agência de Acreditação de Quiroprática, NÃO seja conseguido. 3) Encorajar a continuação da separação das duas Associações Nacionais de Quiroprática. 4) Encorajar as sociedades médicas estatais a tomar a iniciativa na sua legislatura estatal no que diz respeito à legislação que possa afetar a prática da quiroprática."

Devido às actividades flagrantes da AMA, vários quiropráticos acabaram por instaurar um processo, acusando-os de conspiração. O caso arrastou-se durante anos e, em 27 de agosto de 1987, após onze anos de litígio contínuo, a juíza federal Susan Getzendammer do

Tribunal Distrital dos EUA considerou a AMA, o Colégio Americano de Cirurgiões e o Colégio Americano de Radiologistas culpados de conspiração para destruir a profissão de quiroprática. Durante o processo, a AMA reconheceu livremente que nunca teve, nem tem, qualquer conhecimento do conteúdo ou da qualidade dos cursos ministrados na faculdade de quiroprática. O juiz Getzendammer redigiu um parecer de 101 páginas e emitiu uma Ordem de Injunção Permanente exigindo que a AMA cessasse e desistisse de "restringir, regular ou impedir ou ajudar e instigar outros a restringir, regular e impedir a liberdade de qualquer membro da AMA ou de qualquer instituição ou hospital de tomar uma decisão individual sobre se o membro da AMA, instituição ou hospital deve ou não associar-se profissionalmente a quiropráticos, estudantes de quiroprática ou instituições de quiroprática".

Assim terminou o legado de malícia e obstrucionismo que Morris Fishbein havia deixado para a AMA. Embora ele tenha sido formalmente dispensado de todas as suas funções na 98ª reunião da AMA, em 20 de junho de 1949, a AMA foi atormentada por suas obsessões por mais quatro décadas. Outra das suas obsessões era a sua recusa em admitir qualquer médico negro como membro da AMA. Era frequente ouvi-lo referir-se desdenhosamente a "der schwartzers", um termo iídiche de desprezo pelos negros, sempre que o assunto da admissão de negros surgia, como aconteceu repetidamente durante o seu regime. A sua política manteve-se na AMA durante mais duas décadas, até 1968, altura em que a AMA foi obrigada a admitir negros. Anteriormente, os negros tinham mantido a sua própria organização, a Associação Médica Nacional. Ao saudar a decisão, a Time referiu-se de forma paternalista à "AMA apoiada pelo musgo".

O facto de Simmons e Fishbein terem sido capazes de impor as suas preocupações mesquinhas a esta organização nacional durante meio século reflecte pouco crédito nos seus membros. Um dos comentários mais reveladores foi feito por T. Swann Hardy no Forum, em junho de 1929. Num artigo com o título "How Scientific Are Our Doctors?", Hardy escreveu: "A medicina, como profissão, não se distingue pela mentalidade dos seus membros. A inteligência média é mais baixa do que talvez em qualquer outra profissão. A medicina organizada na América opõe-se inalteravelmente a qualquer padrão de reorganização que 1) torne o monopólio médico completamente científico; 2) torne essa terapia geralmente disponível para todos os que precisam dela; 3) ameace os rendimentos de profissionais incompetentes."

É digno de nota o facto de a insígnia da profissão médica ser constituída por duas serpentes entrelaçadas num bastão. No entanto, a

Universidade de Rochester, decidindo que isso era excessivo, reduziu recentemente as duas serpentes para uma. O caduceu é o símbolo mitológico do deus romano Mercúrio. Era o patrono dos mensageiros, mas também tinha uma reputação algo desagradável como associado de foras-da-lei, mercadores e ladrões. No mundo antigo, os mercadores eram sinónimo das outras duas categorias.

CAPÍTULO 3

OS LUCROS DO CANCRO

Em 400 a.c., Hipócrates atribuiu o nome de Cancro ou caranguejo a uma doença encontrada no seu tempo, devido ao facto de se espalhar pelo corpo como um caranguejo. O seu nome grego era "karkinos". Em 164 d.c., o médico Galeno, em Roma, utilizou o nome de "tumor" para descrever esta doença, do grego "tymbos", que significa um monte sepulcral, e do latim *tumore*, "inchar". A doença não deve ter sido muito prevalente; não é mencionada na Bíblia, nem está incluída no antigo livro de medicina da China, o Clássico de Medicina Interna do Imperador Amarelo. Desconhecida na maioria das sociedades tradicionais, espalhou-se com o surgimento da Revolução Industrial. Na década de 1830, o cancro era responsável por dois por cento das mortes em Paris; em 1900, o cancro era responsável por quatro por cento das mortes nos Estados Unidos.

Com o aparecimento do cancro, surgiram métodos "modernos" para o combater. Um dos principais críticos da classe médica, o Dr. Robert S. Mendelsohn, comenta que "a cirurgia moderna do cancro será um dia encarada com o mesmo tipo de horror com que encaramos agora o uso de sanguessugas no tempo de George Washington". A cirurgia de que ele fala é o método de tratamento do cancro amplamente aceite e imposto, atualmente em voga nos Estados Unidos. É a chamada técnica de "cortar, cortar e queimar". Este método de tratamento do cancro representa, na realidade, o ponto alto da escola de medicina alopática alemã nos Estados Unidos. Baseia-se quase exclusivamente na cirurgia, na sangria e no uso intensivo de medicamentos, com a adição exótica do tratamento com rádio. O templo do método moderno de tratamento do cancro nos Estados Unidos é o Memorial Sloan Kettering Cancer Institute, em Nova Iorque. Os seus sumos sacerdotes são os cirurgiões e investigadores deste centro.

Originalmente conhecido como Memorial Hospital, este estabelecimento oncológico foi presidido, nos primeiros anos, por dois médicos que eram estereótipos das caricaturas de Hollywood do "médico louco". Se Hollywood planeasse fazer um filme sobre este hospital, seria impedido pelo facto de apenas o falecido Bela Lugosi ser adequado para interpretar não um, mas cada um destes dois médicos. O primeiro destes médicos "loucos" foi o Dr. J. Marion Sims.

Filho de um xerife da Carolina do Sul e proprietário de uma taberna, Sims (1813-1883) foi um "médico de mulheres" do século XIX. Durante anos, dedicou-se à "cirurgia experimental", realizando experiências em mulheres escravas no Sul. De acordo com o seu biógrafo, estas operações eram "pouco menos que assassinas". Quando os proprietários das plantações se recusaram a permitir que ele realizasse mais experiências nos seus escravos, foi forçado a comprar uma escrava de dezassete anos por 500 dólares. Em poucos meses, realizou cerca de trinta operações nessa infeliz rapariga, chamada Anarcha. Como na altura não havia anestesia, teve de pedir a amigos que segurassem Anarcha enquanto ele fazia a operação. Depois de uma ou duas experiências deste género, normalmente recusavam-se a ter mais alguma coisa a ver com ele. Continuou a fazer experiências com Anarcha durante quatro anos e, em 1853, decidiu mudar-se para Nova Iorque. Não se sabe se o seu pequeno hospital para negros na Carolina do Sul foi cercado por aldeões que gritavam uma noite, brandindo tochas, como num velho filme de Frankenstein. No entanto, a sua decisão de se mudar parece ter sido bastante repentina. O Dr. Sims comprou uma casa na Madison Avenue, onde encontrou uma apoiante na herdeira do império Phelps, a Sra. Melissa Phelps Dodge. Esta família continuou a ser uma importante apoiante do atual centro oncológico. Com a sua ajuda financeira, Sims fundou o Women's Hospital, um hospital de caridade com 30 camas, inaugurado a 1 de maio de 1855.

Tal como um charlatão posterior, "Doc" Simmons, Sims anunciava-se como um especialista em mulheres, particularmente em "fístula vesico-vaginal", uma passagem anormal entre a bexiga e a vagina. Sabe-se hoje que esta doença sempre foi "iatrogénica", ou seja, provocada pela ação dos médicos. Na década de 1870, Sims começou a especializar-se no tratamento do cancro. Começaram a circular rumores em Nova Iorque sobre operações bárbaras efectuadas no Women's Hospital. O "médico louco" estava a agir de novo. Os administradores da instituição informaram que "as vidas de todos os pacientes estavam a ser ameaçadas por experiências misteriosas". O Dr. Sims foi despedido do Hospital das Mulheres. No entanto, devido aos seus poderosos apoiantes financeiros, foi rapidamente readmitido. Foi então contactado por membros da família Astor, cuja fortuna se baseava nas ligações do velho John Jacob Astor à Companhia das Índias Orientais, aos Serviços Secretos Britânicos e ao comércio internacional de ópio. Um dos Astor tinha morrido recentemente de cancro e a família desejava criar um hospital oncológico em Nova Iorque. Começaram por abordar os administradores do Women's Hospital com uma oferta de um donativo de 150.000 dólares se o transformassem num hospital de cancro. Abalado com o seu recente despedimento, Sims traiu os administradores através de negociações privadas com os Astors. Convenceu-os a apoiá-lo na construção de um novo hospital, a que chamou New York Cancer Hospital. Foi inaugurado em 1884. Mais tarde, o Dr. Sims foi para Paris, onde atendeu a Imperatriz Eugénia. Mais tarde, foi condecorado com a Ordem de Leopoldo pelo Rei dos Belgas. Aparentemente, não tinha perdido a sua coragem. Regressou a Nova Iorque, onde morreu pouco antes da abertura do seu novo hospital.

Na década de 1890, depois de receber donativos de outros benfeitores, o hospital passou a chamar-se Memorial Hospital. Em meados do século XX, foram acrescentados os nomes de Sloan e Kettering. Apesar destes nomes, este centro oncológico foi durante muitos anos um importante apêndice do monopólio médico Rockefeller. Durante os anos 30, um quarteirão de terreno no elegante Upper East Side foi doado pelos Rockefeller para a construção do seu novo edifício. Os capangas dos Rockefeller dominam a direção desde a inauguração do edifício. Em 1913, um grupo de médicos e leigos reuniu-se em maio no Harvard Club, em Nova Iorque, para criar uma organização nacional contra o cancro. Não é de estranhar que tenha sido baptizada de Sociedade Americana para o Controlo do Cancro. Note-se que não se tratava de uma sociedade para a cura do cancro ou para a prevenção do cancro, nem nunca foram estes os principais objectivos desta organização. 1913 foi, naturalmente, um ano muito significativo na história americana. Nesse ano fatídico, o Presidente Woodrow Wilson assinou a Lei da Reserva Federal, criada para financiar a Guerra Mundial que se avizinhava; foi imposto ao povo americano um imposto nacional progressivo sobre o rendimento, retirado diretamente do Manifesto Comunista de Marx de 1848; e as legislaturas viram o seu dever constitucional de nomear senadores ser suprimido, passando estes a ser eleitos por senadores populares; todos tinham agora de competir pelo voto popular. Foi nesta era de planeamento socialista que teve origem a sociedade do cancro. Naturalmente, foi financiada por John D. Rockefeller, Jr. Os seus advogados, Debevoise e Plimpton, continuaram a dominar a administração da nova sociedade ao longo da década de 1920. O seu financiamento provinha da Fundação Laura Spelman Rockefeller e de J. P. Morgan.

Desde a sua criação, a American Cancer Society seguiu o padrão estabelecido pela American Cancer Society. A ACS também tinha um conselho de administração, uma Câmara de Delegados e, na década de 1950, criou um Comité sobre o charlatanismo. Mais tarde, este comité mudou o seu nome para Comité dos Métodos Não Comprovados de Tratamento do Cancro (note-se que se chamava tratamento e não cura), mas a sociedade continuava a utilizar livremente o termo "charlatanismo" para se referir a quaisquer métodos não sancionados pelos seus administradores ou que se desviassem do método "cortar, cortar e queimar" de tratamento do cancro.

Em 1909, o magnata dos caminhos-de-ferro, E. H. Harriman (cuja fortuna, tal como a dos Rockefellers, tinha sido inteiramente financiada com dinheiro dos Rothschild, canalizado para ele por Jacob Schiff da Kuhn, Loeb Co. A sua família criou então o Instituto de Investigação Harriman. Em 1917, o descendente da família, W. Averell Harriman, decidiu abruptamente entrar na política, ou melhor, gerir os nossos partidos políticos a partir dos bastidores. O Instituto foi subitamente encerrado. O seu apoio financeiro foi então transferido para o Memorial Hospital. O principal financiador do hospital nessa altura era James Douglas, (1837-1918). Ele era presidente da Phelps Dodge Corporation, cuja herdeira em 1853, Melissa Phelps Dodge, tinha sido a financiadora inicial do que viria a ser o Memorial Hospital. Ela tinha casado com um comerciante de produtos secos chamado William Dodge, que usou a fortuna dos Phelps para se tornar um gigante na produção de cobre.

O Dictionary of National Biography descreve James Douglas como "o decano das propriedades mineiras e metalúrgicas". Era proprietário da mais rica mina de cobre do mundo, a Copper Queen Lode. Nascido no Canadá, era filho do Dr. James Douglas, um cirurgião que se tornou diretor do Asilo de Lunáticos do Quebeque. O seu filho entrou para a Phelps-Dodge Company em 1910, tornando-se mais tarde o seu presidente. Como tinha descoberto extensos depósitos de pitchblenda nas suas propriedades mineiras do Oeste, ficou fascinado com o rádio. Em colaboração com o Bureau of Mines, uma agência governamental que ele, para todos os efeitos práticos, controlava, fundou o National Radium Institute. O seu médico pessoal era o Dr. James Ewing (1866-1943). Douglas ofereceu-se para dar ao Memorial Hospital 100.000 dólares, mas com várias condições. Uma delas era que o hospital contratasse o Dr. Ewing como patologista-chefe; a segunda era que o hospital se comprometesse a tratar apenas o cancro e que utilizasse o rádio como rotina nos seus tratamentos contra o cancro. O hospital aceitou estas condições.

Com o dinheiro de Douglas a apoiá-lo, Ewing tornou-se rapidamente diretor de todo o hospital. Douglas estava tão convencido dos benefícios da terapia com rádio que a utilizava frequentemente na sua filha, que estava a morrer de cancro, na sua mulher e em si próprio, expondo a sua família à terapia com rádio para as doenças mais triviais. Devido à proeminência de Douglas, o *New York Times* deu grande publicidade ao novo tratamento com rádio para o cancro. O jornalista fez uma manchete na primeira página com o título: "Radium Cure Free for All". Douglas ficou muito aborrecido com esta afirmação e, em 24 de outubro de 1913, fez com que o *Times* publicasse uma correção. Ele foi citado da seguinte forma: "Toda esta história sobre humanidade e filantropia é uma tolice. Quero que fique claro que farei o que quiser com o rádio que me pertence." Este foi um raro vislumbre da verdadeira natureza do "filantropo". Os seus rivais neste campo, Rockefeller e Carnegie, dão sempre o seu dinheiro sem qualquer compromisso. Com esta garantia, eles foram capazes de estabelecer furtivamente o seu poder secreto sobre a nação. Douglas tinha revelado a verdadeira natureza dos nossos "filantropos".

Os comunicados de imprensa originais do Memorial Hospital tinham, de facto, insinuado que os tratamentos com rádio seriam gratuitos. Aparentemente, acreditavam que o grande filantropo James Douglas doaria o seu fornecimento. As Regras e Regulamentos do Memorial Hospital foram imediatamente alteradas para estipular que "seria cobrada uma taxa extra pelas Emanações de Rádio usadas no tratamento dos pacientes". Em 1924, o Departamento de Rádio do Memorial Hospital administrou 18.000 tratamentos de rádio a doentes, pelos quais cobrou 70.000 dólares, a sua maior fonte de rendimento nesse ano.

Entretanto, James Douglas, que se tinha gabado de poder fazer o que quisesse com o seu rádio, continuou a fazer tratamentos frequentes a si próprio. Poucas semanas depois do artigo *do New York Times*, em 1913, morreu de anemia aplástica. As autoridades médicas acreditam atualmente que ele foi apenas uma das várias personalidades associadas ao desenvolvimento inicial do rádio que morreram devido aos seus efeitos, sendo as mais famosas Marie Curie, esposa do seu descobridor, e a sua filha, Irene Joliot-Curie. Em 1922, mais de cem radiologistas tinham morrido de cancro induzido por raios X.

O protegido de Douglas, Dr. Ewing, permaneceu no Memorial Hospital por mais alguns anos. Desenvolveu uma série de doenças, sendo a mais incómoda o tique doloreux, que o tornava embaraçoso para se encontrar ou falar com qualquer pessoa. Retirou-se do hospital, tornando-se um recluso em Long Island, onde acabou por morrer de cancro da bexiga em 1943.

O filho e herdeiro de Douglas, Lewis Douglas, herdou uma das maiores fortunas americanas da época. Casou com Peggy Zinsser, filha de um sócio da J. P. Morgan Co. As duas irmãs de Peggy também casaram bem; uma casou com John J. McCloy, que se tornou o principal advogado dos interesses dos Rockefeller; a outra casou com Konrad Adenauer, que se tornou chanceler da Alemanha do pós-guerra. Lewis Douglas tornou-se presidente da Mutual Life of New York, uma empresa controlada pelos Morgan. No início da Segunda Guerra Mundial, tornou-se um protegido de W. Averell Harriman na Lend Lease Administration. Douglas foi então nomeado presidente do War Shipping Board, um dos famosos homens do "dólar por ano" da administração Roosevelt. Mais tarde, durante a guerra, sucedeu a Harriman como embaixador dos Estados Unidos em Inglaterra. Após a queda de Hitler, Douglas estava destinado a tornar-se Alto Comissário da Alemanha, mas afastou-se para permitir que o seu cunhado, John J. McCloy, assumisse esse cargo. Os dois americanos ficaram agradavelmente surpreendidos quando o seu cunhado, Konrad Adenauer, foi nomeado Chanceler. Os interesses familiares da firma J. P. Morgan estavam firmemente no controlo. De facto, as anteriores actividades políticas de Adenauer na Alemanha em tempo de guerra tinham-se centrado num pequeno grupo de correligionários de J. P. Morgan na Alemanha. Eles estavam prontos para assumir o controlo quando Hitler morresse.

Na década de 1930, dois gigantes da indústria automóvel foram persuadidos a tornar-se contribuintes do Memorial Hospital. Alfred P. Sloan tinha sido presidente da General Motors durante vários anos. Era também diretor da J. P. Morgan Co. Em 1938, possuía 750.000 acções da General Motors. Possuía um iate de 235 pés, avaliado em um milhão e meio de dólares em 1940.

Charles Kettering foi um autêntico génio inventivo, responsável por grande parte dos actuais sistemas de ignição, luzes, motores de arranque e outros sistemas eléctricos dos automóveis. A Fortune estimou em 1960 que Sloan valia 200-400 milhões de dólares, enquanto Kettering valia 100 a 200 milhões.

As credenciais de Alfred Sloan como filantropo foram um pouco manchadas pelo seu historial na General Motors. Tinha-se oposto firmemente à instalação de vidros de segurança nos automóveis Chevrolet. Durante a década de 1920, a falta de vidros de segurança significava que um acidente automóvel relativamente pequeno, se provocasse a quebra do para-brisas ou das janelas de um carro, poderia resultar em desfigurações horríveis ou na morte dos ocupantes.

Os estilhaços de vidro voador rasgavam o interior, cortando os passageiros à medida que passavam. Por uma quantia relativamente pequena, o vidro normal utilizado nos automóveis durante esse período podia ser substituído por vidro de segurança. Atualmente, os vidros de segurança são obrigatórios em todos os automóveis. Sloan fez uma declaração pública sobre esta questão em 13 de agosto de 1929. "O advento dos vidros de segurança fará com que nós e a nossa empresa absorvamos uma parte considerável do custo adicional dos nossos lucros. Penso que a General Motors não deve adotar o vidro de segurança para os seus automóveis e aumentar os seus preços nem sequer uma parte do custo adicional." Em 15 de agosto de 1932, Sloan reiterou novamente a sua oposição à instalação de vidros de segurança nos automóveis da General Motors. "Não é da minha responsabilidade vender vidros de segurança", queixou-se. "Preferia muito mais gastar a mesma quantia de dinheiro a melhorar o nosso carro de outras formas, porque penso que, do ponto de vista do negócio egoísta, seria um investimento muito melhor." A Fundação Alfred P. Sloan está a ter bons resultados; em 1975 tinha 252 milhões de dólares, que aumentaram para 370 milhões em 1985. Ela e a Fundação Charles F. Kettering (75 milhões de dólares) continuam a ser os principais benfeitores do Sloan Kettering Cancer Center. Um editor liberal, Norman Cousins, dirige a Fundação Kettering. A Fundação Alfred P. Sloan é dirigida por R. Manning Brown, Jr. Os diretores incluem Henry H. Fowler, antigo secretário do Tesouro, agora sócio da Goldman Sachs Co, banqueiros de investimento de Nova Iorque - também é diretor Lloyd C. Elam, presidente da única escola de medicina para negros do país, o Meharry College em Nashville, Tennessee; Elam é também diretor da gigante empresa médica Merck; da Kraft, da South Central Bell Telephone e do Nashville Bank; Franklin A. Long representa a necessária ligação Rockefeller como diretor da Exxon; é também diretor da United Technologies, da Presidential Science Advisory Commission, professor de química em Cornell desde 1936, bolseiro Guggenheim, recebeu o Prémio da Paz Albert Einstein - é membro do American Pugwash Steering Committee, criado pelo notoriamente pró-comunista Cyrus Eaton, que era um protegido de Rockefeller - diz-se que o Pugwash é dirigido pelo KGB; Herbert E. Longenecker, presidente da Universidade de Tulane; faz parte do comité de seleção de estudantes Fulbright, um cargo muito poderoso - a sua lista de prémios e distinções no *Who's Who* prolonga-se por vários parágrafos; Cathleen Morawetz, diretora da National Cash Register, também bolseira Guggenheim; é casada com Herbert Morawetz, um químico de Praga; Thomas Aquinas Murphy, presidente da General Motors durante muitos anos, também diretor da PepsiCo e da National Detroit Corporation; Ellmore E.

Patterson, que trabalhava na J. P. Morgan Company desde 1935, também é tesoureiro do Sloan-Kettering Cancer Center, e é diretor da Bethlehem Steel, Engelhard Hanovia, e Morgan Stanley; Laurance S. Rockefeller, que é diretor da Reader's Digest, da National Geographic Society, e da Caneel Bay Plantation; Charles J. Scanlon, diretor da GM Acceptance Corporation, do Arab-American Bank of New York e administrador do Roosevelt Hospital, Nova Iorque; e Harold T. Shapiro, presidente da Universidade de Michigan, diretor da Dow Chemical Corporation e da Ford Motor Co, Burroughs, Kellogg e Banco do Canadá - Shapiro faz parte do painel consultivo da Agência Central de Inteligência desde 1984; é também conselheiro do Departamento do Tesouro dos EUA.

O conselho de administração do Memorial Sloan Kettering Cancer Institute, designado por Board of Managers, parece um extrato financeiro das várias participações dos Rockefeller. O seu principal diretor durante muitos anos foi o falecido Lewis Lichtenstein Strauss, sócio da Kuhn, Loeb Co, os banqueiros Rothschild nos Estados Unidos.

Strauss aparece no *Who's Who* como "consultor financeiro dos Srs. Rockefeller". Foi também diretor da Studebaker, Polaroid, NBC, RCA, e ocupou cargos governamentais como Secretário do Comércio e como chefe da Comissão de Energia Atómica. Durante muitos anos, canalizou fundos do Rockefeller para a famosa frente comunista, o Instituto de Relações do Pacífico. Strauss foi também presidente do Institute for Advanced Study, um think tank Rockefeller em Princeton, e diretor financeiro do American Jewish Committee, para o qual angariou fundos para publicar o órgão de propaganda, a revista *Commentary*.

Outra proeminente diretora do Sloan Kettering foi Dorothy Peabody Davison, uma importante socialite de Nova Iorque durante cerca de cinquenta anos. Casou com F. Trubee Davison, filho de Henry Pomeroy Davison, um parente dos Rockefeller que tinha sido o braço direito de J. P. Morgan. Davison fazia parte do grupo de cinco banqueiros importantes que se reuniram com o senador Nelson Aldrich (a filha deste casou com John D. Rockefeller, Jr.) na Ilha Jekyl, numa conferência secreta para redigir a Lei da Reserva Federal, em novembro de 1910. O Dictionary of National Biography refere que Davison "rapidamente ganhou o reconhecimento de J. P. Morgan, consultando-o frequentemente, em especial durante a crise monetária de 1907 ... Em associação com o Senador Aldrich, Paul M. Warburg, Frank A. Vanderlip e A. Piatt Andrew, participou na elaboração do relatório da Ilha Jekyl que levou à cristalização de sentimentos que resultaram na criação do Sistema da Reserva Federal". Como chefe do Conselho de

Guerra da Cruz Vermelha durante a Primeira Guerra Mundial, Davison angariou 370.000.000 dólares, dos quais um número considerável de milhões foi desviado para a Rússia para salvar o governo bolchevique, que se encontrava em dificuldades. O seu filho e homónimo, Henry P. Davison, casou com Anne Stillman, filha de James Stillman, diretor do National City Bank, que geria o enorme fluxo de dinheiro da Standard Oil Company. H. P. também se tornou sócio da J. P. Morgan Co.; o seu irmão, F. Trubee Davison, casou com Dorothy Peabody, a principal família filantrópica do país. Pode dizer-se que os Peabodys inventaram o conceito de fundação filantrópica, sendo a primeira grande fundação o Peabody Education Fund, criado em 1865 por George Peabody, fundador da firma bancária J. P. Morgan; mais tarde tornou-se na Fundação Rockefeller. O pai de Dorothy Peabody era o célebre Endicott Peabody, fundador da escola de formação do Establishment, Groton, onde Franklin D. Roosevelt e muitos outros homens de vanguarda foram educados. Dorothy Peabody fez parte da direção nacional da American Cancer Society durante muitos anos, bem como da direção do Sloan Kettering. Foi também uma notável caçadora de caça grossa, tendo feito muitas incursões à Índia e a África e ganho muitos troféus pelos seus animais premiados. O seu marido foi Secretário da Guerra Aérea de 1926 a 1932 e foi presidente do Museu Americano de História Natural durante muitos anos; esta era a instituição de caridade preferida de Theodore Roosevelt. O seu filho, Endicott Peabody Davison, tornou-se secretário da J. P. Morgan Co. e depois diretor-geral da filial londrina da empresa; é presidente da U.S. Trust desde 1979, diretor das empresas de defesa Scovill Corporation e Todd Shipyards, bem como da Discount Corporation. É administrador do Metropolitan Museum of Art e da Markle Foundation, que concede subsídios importantes para os meios de comunicação. O Secretário de Estado de Eisenhower, John Foster Dulles, estava também ligado aos Rockefeller através da família Pomeroy.

O atual Conselho de Administração do Memorial Sloan Kettering Cancer Center inclui Edward J. Beattie, bolseiro Markle da Universidade George Washington, membro do pessoal do Rockefeller Hospital desde 1978, membro da American Cancer Society e diretor médico do Memorial desde 1965; Peter O. Crisp, gestor de investimentos da Rockefeller Family Associates; Harold Fisher, presidente da Exxon Corp, o porta-bandeira da fortuna dos Rockefeller; Clifton C. Garvin, Jr., presidente da Exxon Corporation, diretor do Citicorp, Citibank (o antigo National City Bank), PepsiCo, J. C. Penney, TRW, Equitable Life, Corning Glass e da empresa farmacêutica Johnson and Johnson; Louis V. Gerstner, Jr., presidente da gigante farmacêutica Squibb, que é a maior empresa de medicamentos do mundo, presidente da gigantesca empresa farmacêutica Squibb, diretor da American Express, Caterpillar e Melville Corp.; é membro do comité de visitas da Universidade de Harvard; Ellmore C. Patterson, no J. P. Morgan desde 1935, casou com Anne Hyde Choate, da principal família de advogados de Nova Iorque; Patterson é tesoureiro do Memorial Sloan Kettering; é também administrador do Carnegie Endowment for International Peace, que foi anteriormente dirigido por Alger Hiss; o cunhado de Patterson, Arthur H. Choate, Jr., cunhado de Patterson, foi sócio da J. P. Morgan Co. durante alguns anos; depois juntou-se à Clark Dodge & Co.; Robert V. Roosa, sócio dos banqueiros de investimento Brown Brothers Harriman, um bolseiro de Rhodes que foi o cérebro do Sistema da Reserva Federal durante muitos anos, treinando Paul Volcker e nomeando-o depois presidente do Conselho de Governadores da Reserva Federal em Washington; Roosa também ajudou David Rockefeller a criar a Comissão Trilateral, da qual continua a ser diretor; Benno C. Schmidt, sócio-gerente dos banqueiros de investimento J. H. Whitney Co. durante muitos anos, que detém grandes participações na Schlumberger, na Freeport Minerals e na CBS; Schmidt foi conselheiro geral do War Production Board durante a Segunda Guerra Mundial e dirigiu o Office of Foreign Liquidation em 1945 e 1946, que se desfez de material no valor de milhares de milhões de dólares a preços de saldo; Schmidt fez parte do President's Cancer Panel entre 1971 e 1980; é diretor da General Motors Cancer Research Foundation, do Carnegie Endowment for International Peace e do Whitney Museum; recebeu o Cleveland Award por serviços notáveis na cruzada para o controlo do cancro da American Cancer Society em 1972 (estes grupos estão sempre a atribuir honras e prémios uns aos outros, mais ninguém precisa de se candidatar); Schmidt recebeu também o prémio Bristol Myers por serviços notáveis na investigação do cancro em 1979; o seu filho, Benno Schmidt, Jr., recebeu o prémio de melhor investigador do mundo., casou com a filha do patrão, Helen Cushing Whitney, e é atualmente presidente da Universidade de Yale; foi assistente jurídico do Presidente do Supremo Tribunal de Justiça Warren e, mais tarde, ocupou o cargo de consultor jurídico do Departamento de Justiça.

Outros membros do Conselho de Administração são H. Virgil Sherrill, presidente da empresa de investimentos Bache Halsey Stuart Shields, atualmente Prudential Bache; Frank Seitz, diretor da Organon, da Ogden Corp. ambas empresas químicas; é presidente do grupo político chave, o Institute for Strategic Studies, desde 1975; Seitz faz parte do conselho de administração do National Cancer Advisory Board e da Rockefeller Foundation; faz também parte da Belgian American Educational Foundation, criada por Herbert Hoover após a Primeira

Guerra Mundial para ocultar os lucros do seu trabalho de caridade na Bélgica; Seitz faz também parte do conselho de administração da John Simon Guggenheim Foundation, que tinha activos de 105 milhões de dólares em 1985, e dos quais gastou apenas 7,5 milhões de dólares no seu trabalho de caridade; William S. Sneath, presidente da gigantesca empresa química Union Carbide Corp, que sofreu vários acidentes nas suas fábricas químicas nos últimos anos; é também diretor da Metropolitan Life, controlada pelos interesses dos Morgan, da Rockwell International e da gigantesca empresa de publicidade JWT Group; Lewis Thomas, cujas proezas ocupam uma coluna inteira no *Who's Who;* é conselheiro de investimentos do Instituto Rockefeller, reitor da escola de medicina de Yale, professor de medicina em Cornell desde 1973; Thomas é diretor da empresa farmacêutica Squibb, presidente emérito do Memorial Sloan Kettering, diretor do Rand Institute, da Universidade Rockefeller, da Fundação John Simon Guggenheim, da Fundação Menninger, da Fundação Lounsbery, do Sidney Farber Cancer Institute e da Fundação Aaron Diamond; J. S. Wickerham, que é vice-presidente do banco Morgan, Morgan Guaranty Trust; Harper Woodward, que pertence à Rockefeller Family Associates, associado de longa data de Laurance Rockefeller.

Este é apenas o Conselho de Administração do Memorial Sloan Kettering, o mais importante centro de cancro do país. Cada pessoa do Conselho de Administração mostra muitas ligações diretas ou indirectas com os interesses dos Rockefeller. O Conselho de Supervisores do Centro inclui a Sra. Elmer Bobst, viúva do proeminente fabricante de medicamentos e reorganizadora da American Cancer Society; o Dr. James B. Fisk, presidente dos Bell Telephone Laboratories, diretor da American Cyanamid, Corning, Equitable Life, John Simon Guggenheim Foundation, Chase Manhattan Bank (o Rockefeller Bank), conselho de supervisores em Harvard e diretor da Cabot Corporation; Richard M. Furlaud, presidente da gigantesca empresa farmacêutica Squibb, diretor e conselheiro geral da Olin Corporation, o grande fabricante de munições, e diretor da American Express; Dr. Emanuel Rubin Piore, nascido em Wilno, Rússia, dirigiu o Grupo de Armas Especiais da U. S.S. Navy 1942-46, chefe do Navy Electronics Bureau 1948, diretor de investigação da IBM desde 1956, professor da Universidade Rockefeller, consultor do MIT e de Harvard, diretor da Paul Revere Investors, diretor da Sloan Kettering desde 1976; recebeu o prémio Kaplan da Universidade Hebraica; a sua mulher Nora Kahn é uma analista de saúde de longa data do Departamento de Saúde da Cidade de Nova Iorque desde 1957, diretora do Commonwealth Fund, Blue Cross Senior Fellow, United Hospital Fund, Robert Wood Johnson Foundation (da empresa farmacêutica Johnson and Johnson), Pew Memorial Trust, Vera Foundation, Urban League, bolseira do U. S. Public Health Service; James D. Kahn é um dos fundadores da Fundação de Saúde Pública de Nova Iorque.S. Public Health Service; James D. Robinson III, presidente da American Express, que agora incorporou as casas bancárias de investimento Kuhn, Loeb Co. e Lehman Brothers na Shearson Lehman Hutton; anteriormente esteve na Morgan Guaranty Trust e é agora diretor da empresa farmacêutica Bristol Myers, Coca Cola, Fire-mans Fund Insurance, presidente da Memorial Sloan Kettering e da Universidade Rockefeller; James S. Rockefeller, diretor da Cranston Print Works; Laurance Rockefeller, diretor da Reader's Digest, com uma tiragem de 18 milhões de exemplares, e da National Geographic, com uma tiragem de 10 milhões de exemplares, o que significa que influencia mensalmente 28 milhões de lares americanos de classe média. O Dr. Ralph Moss, antigo diretor de relações públicas do Memorial Sloan Kettering, observou que a Reader's Digest é frequentemente um barómetro do pensamento ortodoxo sobre o problema do cancro. Os Rockefeller continuam a ser os mais proeminentes contribuintes para o Memorial Sloan Kettering; William Rockefeller é também um dos supervisores - é sócio da Shearson Sterling, advogados dos interesses dos Rockefeller; é também diretor da Cranston Print Works e da Oneida Ltd, diretor-geral da Dillon Read investment bankers durante muitos anos.

Não só a direção do Memorial Sloan Kettering tem ligações diretas com os Rockefellers, como também está intimamente ligada às indústrias de defesa, à CIA e a empresas químicas e farmacêuticas. Não é por acaso que fazem parte da direção de uma instituição cujas recomendações sobre o tratamento do cancro significam literalmente milhares de milhões em lucros para aqueles que estão na posição certa para tirar partido deles. E pensavam que esta era uma organização de caridade! O facto é que o Memorial Sloan Kettering e a Sociedade Americana do Cancro são as principais organizações funcionárias, juntamente com a Associação Médica Americana, do Monopólio Médico Rockefeller. Em 1944, a Sociedade Americana para o Controlo do Cancro mudou o seu nome para Sociedade Americana do Cancro; foi então colocada nas mãos de dois dos mais notórios vendedores ambulantes de medicamentos patenteados dos Estados Unidos, Albert Lasker e Elmer Bobst.

Albert Lasker, nascido em Friburgo, Alemanha (1880-1952), foi chamado "o pai da publicidade moderna". Centrou-se em slogans fáceis de recordar e na repetição constante para fixar as suas mensagens na cabeça do povo americano. Tal como outros vendedores ambulantes de sucesso mencionados nestas páginas, começou a sua carreira como jornalista. Foi trazido para este país pelos seus pais, que se estabeleceram em Galveston, Texas. O seu pai, Morris Lasker, tornou-se representante dos interesses bancários dos Rothschild, e depressa se tornou presidente de cinco bancos no Texas. Vivia numa luxuosa mansão em Galveston, era um proeminente negociante de cereais e algodão e, devido aos seus vastos interesses no Oeste do Texas, ficou conhecido como "o padrinho do Panhandle". Morreu em 1916, deixando o seu filho Albert como testamenteiro. Precisando de dinheiro para expandir o seu negócio de publicidade, Albert Lasker apressou-se a vender as terras a preço de saldo, o que, em 1916, não era muito. O seu tino comercial falhou aqui, porque mais de mil milhões de dólares de petróleo foram mais tarde descobertos nessas terras.

Aos dezasseis anos, Albert Lasker tornou-se repórter no *Galveston News;* rapidamente passou para um cargo mais bem pago em Dallas, no *Dallas Morning News*, o maior jornal do Texas. Rapidamente descobriu que o verdadeiro dinheiro no negócio dos jornais não estava no jornalismo, mas na publicidade, que gerava a maior parte das receitas. Lasker foi para Chicago, onde conseguiu um lugar na Lord and Thomas, a maior agência da cidade. Tinha apenas dezanove anos. Como tinha concordado que o seu salário dependia da quantidade de negócios que conseguisse trazer para a firma, tornou-se num fanático vendedor. Aos vinte e cinco anos, tinha poupado dinheiro suficiente, juntamente com o dinheiro da sua família, para comprar vinte e cinco por cento da agência. Nessa altura, ganhava mil dólares por semana; o presidente dos Estados Unidos recebia então dez mil dólares por ano. Aos trinta anos, Lasker comprou a agência inteira. Participou em algumas das campanhas publicitárias mais memoráveis da história do sector. Construiu uma propriedade de três milhões e meio de dólares no subúrbio exclusivo de Lake Forest, Mill Road Farm, uma área de 480 acres com vinte e sete edifícios e um campo de golfe de um milhão de dólares que Bob Jones descreveu como um dos três melhores campos de golfe dos Estados Unidos. Aos 42 anos, ele tinha chegado. A propriedade empregava cinquenta trabalhadores, que mantinham seis quilómetros de sebes cortadas todas as semanas. O castelo francês no centro de todo este luxo era mais magnífico do que tudo o que tinha sido construído pelos seus vizinhos, que o viam com uma antipatia mal disfarçada. Durante anos, foi o único residente judeu e deliciava-se a espalhar que tencionava deixar a propriedade em testamento como um centro comunitário judeu.

Lasker foi sempre muito ativo nas principais organizações judaicas, servindo no Comité Judaico Americano e na poderosa Liga Anti-

Difamação. A sua irmã Florine fundou o Conselho Nacional das Mulheres Judias e o Comité das Liberdades Civis em Nova Iorque; outra irmã, Etta Rosensohn, era uma sionista fervorosa que dirigia a Organização Hadassah.

Durante a Primeira Guerra Mundial, Lasker foi persuadido pelo seu amigo Bernard Barruch a juntar-se ao gabinete de Woodrow Wilson como secretário adjunto; este seria o seu único cargo governamental. Apesar de ter transformado a Lord and Thomas numa agência de publicidade gigantesca, Lasker sentiu que Chicago era demasiado pequena para ele; rapidamente mudou a sua sede para Nova Iorque. Quando entrou para a agência, esta tinha apenas 900.000 dólares por ano, dos quais um terço provinha de um produto, Cascarets, um laxante. Depois de se ter mudado para Nova Iorque, apercebeu-se de que estava em posição de lançar campanhas nacionais para vender produtos cujas acções iriam valorizar muito. Com astúcia, investiu grandes somas em produtos que ainda não tinham sido amplamente aceites pelo público, sendo o seu triunfo mais notável a promoção do Kotex. A imprensa há muito que tinha fobia a qualquer menção ao Kotex e este raramente era publicitado. Lasker comprou um milhão de dólares da International Cellulose, o seu fabricante, e depois lançou uma tremenda campanha em jornais e revistas. Obteve muitos milhões em lucros com esta operação. Não só cobrou à empresa pela sua campanha publicitária, como também ganhou milhões com a operação de stock. Repetiu esta fórmula com outros produtos, acumulando uma fortuna de cinquenta milhões de dólares. Mais tarde, gabou-se de que "ninguém tirou tanto dinheiro da publicidade como eu".

Lasker esteve por detrás de muitos dos programas de rádio de maior sucesso do país. Fez uma audição para Bob Hope e lançou-o numa carreira de sessenta anos. Foi Lasker que fez de Amos e Andy o programa de rádio mais popular dos Estados Unidos. Contratou-os para a Pepsodent porque disse que metade da população americana que ouvia o programa todas as noites imaginava os dentes brancos a brilhar "naqueles semblantes sombrios". O patrocinador do programa era a pasta de dentes Pepsodent. Embora o programa seja agora denegrido por ser ofensivo para os negros americanos, se Lasker ainda fosse vivo, tê-lo-ia promovido como o programa de televisão de maior sucesso do país.

Lasker era dono dos Chicago Cubs e era um grande jogador. Era conhecido por apostar até $40.000 numa única partida de golfe. Era também um duro mestre de obras. No ano da depressão de 1931, teve um lucro pessoal de um milhão de dólares. Este facto não o dissuadiu de reduzir as despesas da sua empresa. Aproveitou o desemprego generalizado e a depressão para despedir cinquenta pessoas do pessoal da Lord and Thomas; os que ficaram tiveram os seus salários reduzidos em cinquenta por cento.

Uma das promoções mais bem sucedidas de Lasker foi a sua campanha para popularizar o consumo de sumo de laranja para a empresa Sunkist. No entanto, ele é mais lembrado por sua associação com George Washington Hill, da American Tobacco. Quando Lasker entrou em cena, Percival Hill ainda era o presidente da empresa. Filho de um proeminente banqueiro de Filadélfia, tinha construído um negócio de tapetes de sucesso, que vendeu, investindo os lucros numa empresa de tabaco, a Blackwell Tobacco; vendeu depois esta empresa ao rei do tabaco, James Duke. Duke reorganizou a empresa em 1911 e pediu a Hill que se tornasse presidente, o seu filho, George Washington Hill, tornou-se vice-presidente. Lasker obteve a conta após a Primeira Guerra Mundial, quando os fabricantes de tabaco eram muito conservadores nos seus gastos com publicidade. Raramente gastavam grandes somas a promover uma única marca, preferindo publicitar toda a sua linha. Lasker persuadiu os Hills a concentrarem a sua publicidade e a aumentarem o seu orçamento.

Fizeram-no e as vendas dispararam. Num só ano, Lasker aumentou o orçamento de publicidade de um milhão para vinte e cinco milhões de dólares. Conseguiu manter boas relações com o arrogante e dominador George Washington Hill, cuja grosseria foi recordada por Sidney Greenstreet no filme "The Hucksters". Greenstreet retratou Hill como um asqueroso que se fazia entender cuspindo um grande bocado na mesa em frente dos seus diretores.

Lasker criou o slogan cativante para Lucky Strikes, "It's Toasted". Quando a Segunda Guerra Mundial começou, ele tentou impor um slogan supostamente patriótico ao público americano, "Lucky Strike Green Has Gone To War". A campanha foi um fracasso. Era um pretexto frágil que a cor verde usada na embalagem tinha sido requisitada para o esforço de guerra.

A maior realização de Lasker foi a sua campanha nacional para persuadir as mulheres a fumar em público. Pode dizer-se que é o pai do cancro do pulmão das mulheres. Naquela altura, poucas mulheres eram suficientemente ousadas para serem vistas a fumar em público. Habilmente assistido pelos seus lacaios em Hollywood, Lasker fez com que, em muitas cenas de filmes, as protagonistas fossem vistas a fumar cigarros em público. O seu maior sucesso foi através de Bette Davis, que proferia as suas falas em quase todas as cenas através de uma espessa nuvem de fumo. Fumar em público tornou-se agora comum, criando um novo e vasto mercado para os cigarros, o que, evidentemente, era o único objetivo de Lasker. Cerca de vinte anos mais tarde, muitas destas mulheres estavam a morrer de enfisema ou de cancro do pulmão.

O ritmo furioso de Lasker teve o seu preço. Teve três colapsos nervosos, mas o seu maior choque foi quando a sua mulher morreu em 1936. No ano seguinte, conheceu uma atriz, Doris Kenyon, e casou com ela impulsivamente. O casamento durou apenas alguns meses. Ela regressou a Hollywood, divorciou-se dele e casou com o cunhado do pianista Arthur Rubinstein, o que se revelou um casamento bem sucedido. Em 1939, enquanto almoçava com Wild Bill Donovan no "21 Club", que em breve se tornaria chefe da OSS em tempo de guerra, mais tarde CIA, foi-lhe apresentada uma atraente divorciada, uma negociante de arte chamada Mary Woodard. Filha de um banqueiro do Wisconsin, ela tinha fundado uma empresa de vestuário, a Hollywood Patterns, que desenhava vestidos baratos para raparigas trabalhadoras, e depois tinha entrado no negócio da arte. Alguns dias mais tarde, enquanto almoçava com o editor Richard Simon, encontrou-a pela segunda vez e decidiu casar-se com ela. Ele estava a começar a construir uma coleção de arte e sabia muito pouco sobre pintura. Mais tarde, afirmou que tinha casado com ela para poupar um milhão de dólares em comissões de vendas, o que provavelmente aconteceu. Ela tentou fazê-lo relaxar e depressa o levou a um psicanalista. Estava novamente a almoçar com Richard Simon quando se levantou e disse: "Estou atrasado para o meu psicanalista". Simon pareceu intrigado e Lasker explicou: "Estou a fazer isto para me livrar de todo o *ódio* que o negócio da publicidade me incutiu." É provável que ele tenha posto mais ódio no negócio da publicidade do que este nele. Apesar do facto de praticamente todos os seus amigos íntimos serem judeus proeminentes, como Bernard Baruch, Anna Rosenberg, David Sarnoff, o publicitário nova-iorquino Ben Sonnenberg e Lewis Strauss da Kuhn, Loeb Company, raramente contratava judeus para a sua empresa de publicidade. Quando o censuraram por este facto, limitou-se a sorrir e a dizer: "Olhem, eu entrei nesta empresa e tomei conta dela. Acham que quero que alguém me faça isso?"

Entre os seus protegidos encontravam-se publicitários de grande sucesso, como Emerson Foote, William Benton e Fairfax Cone, todos eles gentios. Lasker gostava de lhes chamar os seus pequenos goyim. Brincava com o facto de conseguir fazê-los saltar quando ladrava.

Em 1942, Lasker, depois de ter feito uma grande fortuna, decidiu fechar a Lord and Thomas. Os seus protegidos fundaram a firma Fairfax Cone and Belding; William Edward, advogado, tinha casado com

Carla, filha de Bernard Gimbel, da fortuna dos grandes armazéns. No casamento, Lasker citou um velho provérbio judeu: "Não se pode fazer uma omelete com dois ovos estragados". Provou-se que ele tinha razão; divorciaram-se. A sua filha, Mary, casou com o magnata do aço de Chicago, Leigh Block, da Inland Steel. Acumularam uma coleção de arte de vários milhões de dólares. Ela também se tornou vice-presidente da Foote, Cone e Belding. O irmão de Block, Joseph, tornou-se presidente da Federação Judaica.

Lasker aborreceu-se de usar camisas brancas e iniciou a moda das camisas azuis em Nova Iorque, que se tornou a imagem de marca da profissão de publicitário. Nunca aprendeu a conduzir um carro e não tinha conhecimentos de mecânica. Depois de se mudar para Nova Iorque, não gostou da enorme manutenção da sua propriedade em Lake Forest; em 1939, doou-a à Universidade de Chicago. Os administradores venderam-na imediatamente para construir lotes; a mansão de um milhão de dólares foi vendida por 110.000 dólares.

A importância de Lasker para esta narrativa é o facto de ele e o seu correligionário, um vendedor ambulante de medicamentos patenteados chamado Elmer Bobst, terem pegado na American Cancer Society, um grupo moribundo no início da década de 1940, e em poucos meses a terem transformado numa poderosa força nacional. Utilizaram todas as suas técnicas de promoção, angariação de fundos e organização empresarial para fazer deste grupo a força mais poderosa no novo mundo de mil milhões de dólares do tratamento do cancro, um feito pelo qual o Monopólio Médico Rockefeller ficou extremamente grato. Deitaram sumariamente fora uma organização pesada conhecida como o Exército das Mulheres, que era muito descentralizada, e colocaram todo o poder da Sociedade Americana do Cancro em Nova Iorque. Todas as suas reuniões se realizam aí. Também usaram os seus contactos comerciais para trazer um novo conselho de administração dos maiores nomes da banca e da indústria, cobrando 100.000 dólares a cada um pelo privilégio de fazer parte do conselho.

Depois de lançar a American Cancer Society como uma organização viável, o próprio Lasker adoeceu com cancro. Foi operado a um cancro intestinal em 1950, sem saber que o corte de um cancro o espalha imediatamente por todo o corpo. Morreu em 1952 no Pavilhão Harkness Rockefeller. Antes da sua morte, criou a Fundação Albert e Mary Lasker, que viria a fazer de Mary Lasker a mulher mais poderosa da medicina americana. Em breve controlava um vasto império de subsídios, fundações, lobistas de Washington e outras organizações. A sua mais hábil tenente para alcançar este poder foi a funcionária dos

Rockefeller, Anna Rosenberg, que trabalhou de perto com ela durante anos.

Elmer Bobst, que foi o parceiro de Lasker na promoção da American Cancer Society, era também um magnata. Ao contrário de Lasker, Bobst provinha de uma família pobre, mas também tinha a mentalidade do vendedor ambulante nato, tirada do empresário americano nativo, P. T. Barnum, que disse: "Nasce um otário a cada minuto". Bobst entrou para a firma de medicamentos Hoffman LaRoche em 1911, onde o seu talento como vendedor lhe valeu a presidência da empresa. Era também um homem de negócios perspicaz; logo após a Primeira Guerra Mundial, sabendo que os preços das mercadorias iriam baixar, ficou chocado ao descobrir que a empresa tinha acumulado enormes stocks no armazém de Nova Jersey. Rapidamente fechou um acordo com a Eastman Kodak para comprar cinco toneladas de brometos, um ingrediente essencial não só para os analgésicos mas também para os materiais fotográficos. Ofereceu os brometos a sessenta cêntimos por libra, dez cêntimos abaixo do preço de mercado. Em poucas semanas, o preço de mercado tinha caído para dezasseis cêntimos por libra.

O grande êxito de Bobst na Hoffman LaRoche foi a sua campanha publicitária sobre vitaminas. O sucesso foi tão grande que ganhou a alcunha de "o rei das vitaminas". Ganhou milhões de dólares no mercado de acções e decidiu deixar a Hoffman LaRoche em busca de novas oportunidades. Em 1944, chamou a Cravath, Swaine e Moore, os advogados da Kuhn, Loeb Company, para negociar as suas condições; conseguiram-lhe um acordo muito favorável de 150 000 dólares no primeiro ano e 60 000 dólares por ano até ao seu septuagésimo quinto aniversário. Depois de ter feito fortuna a vender vitaminas, passou para os comprimidos mais caros, tornando-se diretor da Warner-Lambert. O maior produto desta empresa era o Listerine. Gerald Lambert, também ele um grande vendedor ambulante, tinha transformado a Lambert Pharmacal num império gigantesco, principalmente através dos seus avisos implacáveis sobre os perigos do "mau hálito". O seu pai tinha inventado um elixir bucal, para o qual se apropriou do nome mais famoso da medicina, o Barão Joseph Lister, o inventor dos anti-sépticos e da assepsia nos hospitais. Cirurgião proeminente, o Barão Lister tinha operado a própria Rainha Vitória, a única vez que esta se submeteu à faca. Gerald Lambert tornou o seu nome numa palavra comum com anúncios de página inteira para Listerine. Os cabeçalhos avisavam que "nem o seu melhor amigo lhe diria". Lambert criou uma nova palavra para esta praga, halitose, do latim para mau hálito. No auge do boom da bolsa de valores dos anos 20, Gerald Lambert vendeu a sua empresa à

Warner Corporation por 25 milhões de dólares, o equivalente a 500 milhões de dólares em 1980. O negócio foi fechado em 1928; no espaço de um ano, o valor da empresa tinha caído para 5 milhões de dólares. A Warner-Lambert Corporation daí resultante registou pouco crescimento durante a década de 1930. Bobst foi contratado principalmente pelas suas capacidades de marketing, mas rapidamente provou que era um construtor de impérios, comprando mais de cinquenta empresas adicionais. Numa jogada astuta, nomeou Albert Driscoll presidente da empresa. Driscoll tinha acabado de cumprir sete anos como Governador de Nova Jersey. Como diretores, Bobst trouxe os cérebros mais astutos de Wall Street, Sidney Weinberg, da Goldman Sachs, e Frederick Eberstadt, da Eberstadt and Company. Como diretora de relações públicas, contratou Anna Rosenberg, que há muito era diretora de relações laborais dos Rockefellers na sua principal empresa, o Rockefeller Center. Isto significava que Bobst tinha agora estabelecido uma ligação chave com os Rockefeller, uma vez que Anna Rosenberg continuava a ter uma associação próxima com os seus antigos empregadores.

Como era o único que tinha conhecimento dos seus ambiciosos planos, Bobst tinha comprado fortemente acções da Warner-Lambert antes de iniciar a sua grande expansão. Como resultado, o valor das acções aumentou muitas vezes. Ele era agora o maior acionista, valendo muitos milhões. A Fortune descreveu o seu estilo de vida senhorial, as suas vastas propriedades em New Jersey, o seu iate de 87 pés em Spring Lake e a sua suite no Waldorf". De facto, Bobst possuía cinco iates sucessivos, cada um maior do que o anterior, e todos com o nome Alisa, sendo o último chamado Alisa V. Também casou uma segunda vez, com a delegada libanesa nas Nações Unidas. Foi presidente da campanha War Bond em New Jersey durante a Segunda Guerra Mundial e tornou-se um grande contribuinte para campanhas políticas. Tornou-se assim uma figura muito influente nos bastidores do Partido Republicano, de tal forma que escolheu o seu próprio homem para a Presidência.

O Secretário do Tesouro de Eisenhower, George Humphrey, do Banco Rothschild, National City Bank de Cleveland, tinha sido programado para discursar num comício de angariação de fundos em Nova Jersey, do qual Bobst era presidente. Este adoeceu e o Vice-Presidente Richard Nixon foi enviado em seu lugar. Este facto deu início a uma relação próxima entre Bobst e Nixon, que era quase uma relação de pai e filho. Nixon ficou deslumbrado com o estilo de vida milionário de Bobst e certificou-se de que os Bobsts eram frequentemente convidados para os jantares da Casa Branca. Em 1957,

Nixon conseguiu apresentar Bobst à Rainha de Inglaterra numa reunião na Casa Branca.

Depois do ataque imprudente, embora justificado, de Nixon à imprensa após a sua campanha na Califórnia, parecia que a sua carreira política tinha acabado. No entanto, Bobst não estava disposto a desistir de um potencial aliado. Mais tarde, Nixon recordou com carinho o melhor conselho que Bobst lhe deu. Bobst chamou-o à parte, durante um período de grande depressão para Nixon, e disse-lhe com sinceridade: "Dick, está na altura de aprenderes os factos da vida. Sabes, só há dois tipos de pessoas no mundo, os que comem e os que são comidos. Só tens de te decidir em que grupo vais ficar."

Numa altura em que Nixon tinha poucas ou nenhumas perspectivas, Bobst recorreu ao seu advogado, Matt Herold, o sócio principal da firma de Wall Street Mudge, Rose e Stern. A Warner Lambert era o seu maior cliente e, quando Bobst "sugeriu" a Herold que trouxesse Nixon da Califórnia como sócio da firma, Herold ficou muito contente por o fazer. Com este trampolim, Nixon pôde lançar a sua bem sucedida campanha para a Presidência.

A mudança acabou por ser um investimento sensato. Depois de Nixon ter ganho as eleições, os governadores republicanos dos estados de Nova Jérsia, Nebraska, Kentucky e Virgínia Ocidental entregaram todos os seus negócios de obrigações isentas de impostos à Mudge Rose, dando à empresa um rendimento adicional de um milhão de dólares por ano. Em janeiro de 1971, Mudge Rose compareceu perante o Departamento de Justiça sobre a questão da fusão da Warner-Lambert e da Parke-Davis, uma decisão que significou milhões de dólares para Bobst. O Procurador-Geral John Mitchell, também protegido de Bobst, desqualificou-se; o seu Vice-Procurador-Geral, Richard Kleindienst, deixou então passar a fusão. Estes foram os únicos negócios que se tornaram do conhecimento público; sem dúvida que houve muitos mais. Numa brilhante jogada fiscal, Mitchell aconselhou Bobst a doar 11 milhões de dólares à Universidade de Nova Iorque para a Biblioteca Bobst.

Em 1973, Bobst teve a sua autobiografia publicada pela David McKay Company em Nova Iorque. Um trabalho óbvio de "puff", era um relato brilhante das realizações de Bobst, sem qualquer comentário desfavorável. Quando Bobst morreu em 1978, não apareceu nenhum obituário no *New York Times*. Esta foi uma circunstância surpreendente relativamente a um dos magnatas mais proeminentes de Nova Iorque. O *Times* costumava homenagear até os executivos mais pequenos das empresas de Nova Iorque. Estranhamente, uma declaração pública sobre Bobst apareceu no *Times*, um elogio fúnebre feito pelo seu amigo de longa data, Laurance Rockefeller, o presidente da Sloan Kettering. Rockefeller disse: "Os seus esforços na luta contra o cancro mereceram a sincera gratidão dos doentes e investigadores do cancro, bem como do público em geral." Talvez o verdadeiro memorial de Bobst seja o rótulo do Listerine, que ainda traz a mensagem: "Para mau hálito, picadas de insectos, caspa infecciosa; 26,9% de álcool".

Rockefeller estava a referir-se à revitalização da Sociedade Americana do Cancro por Bobst. Sob a sua liderança, esta tinha obtido um novo estatuto em 23 de junho de 1944 e foi submetida a uma reorganização completa. O pessoal foi aumentado para 300 pessoas e os dois vendedores ambulantes lançaram uma campanha nacional para recrutar dois milhões e meio de "voluntários" para patrulharem todos os cantos do país na recolha de fundos para "combater o cancro". Como as ordens para participar nesta campanha vinham sempre de magnatas dos negócios, líderes sociais e políticos, as massas não tinham alternativa; tinham de obedecer. Os talentos vendedores ambulantes de Bobst e Lasker resultaram no espetáculo muitas vezes ridículo de milhões de camponeses a serem levados para as ruas numa marcha anual para abanar latas e pedir donativos para os super-ricos. A única campanha que provavelmente se lhe equiparou foi a campanha anual do Partido Nazi na Alemanha para obter contribuições para a campanha Winterhilfe. A campanha da ACS funcionou nos mesmos moldes. Os milhões de "voluntários" lançavam-se nesta tarefa anual porque os seus empregos, a sua posição social e as suas famílias dependiam da sua vontade de fazer o sacrifício ao Deus de Mammon, que estava atualmente disfarçado de "o Fantasma dos Cancros Passados e Futuros".

O presidente da Sociedade Americana do Cancro, Clarence D. Little, tinha sido nomeado para esse cargo em 1929 pelos Rockefellers, associados de longa data que lhe tinham criado um laboratório na sua casa de verão em Mt. Parecia não ter qualquer interesse no cancro, passando a maior parte do seu tempo como presidente da Liga Americana de Controlo da Natalidade, da Sociedade de Eutanásia e da Sociedade de Eugenia, sendo esta última um projeto de estimação da família Harriman. Ele admitiu que, em 1943, a Sociedade Americana do Cancro não gastou nada em investigação. Little tinha sido presidente da Universidade de Michigan, e agora era superintendente da Universidade de Harvard. Sob a sua liderança, o grupo do cancro não passava de um pequeno grupo de elitistas que se reunia ocasionalmente em Nova Iorque.

Apesar da sua reorganização numa base mais empresarial, a Sociedade Americana do Cancro, muito depois da partida de Little, continuou a acumular um registo impressionante de não realização. Um crítico, um funcionário federal de longa data, declarou publicamente que deveria ser chamada "a sociedade infantil para a paralisia nacional". No entanto, a incapacidade da sociedade para encontrar uma cura para o cancro não foi acidental. A influência de Bobst-Lasker colocou-a firmemente na órbita do Instituto Sloan Kettering, cujo lema há muito que era "Milhões para a investigação, mas nem um cêntimo para a cura". Charles McCabe, o irreverente colunista do *San Francisco Chronicle,* escreveu em 27 de setembro de 1971: "É de perguntar se o pessoal da Sociedade Americana do Cancro, ou das fundações de investigação do cancro, e de outras organizações sagradas, está verdadeiramente interessado na cura do cancro. Ou se gostariam que um problema que os sustenta continuasse a existir."

The new Bobst-Lasker board of the American Cancer Society featured the usual array of Rockefeller cohorts, Anna Rosenberg, Eric Johnston, longtime head of the Chamber of Commerce and now head of the Motion Picture Association, a public relations spokesman for the Hollywood moguls; John Adams, a partner of Lazard Freres and head of Standard Brands; General William Donovan, the Wall Street lawyer who was selected by the British Intelligence Service to head the new Office of Strategic Services, the nation's spy network; he was later sent to Thailand as U.Mais tarde, foi enviado para a Tailândia como embaixador dos Estados Unidos para supervisionar as operações da rede mundial de tráfico de droga; Emerson Foote, o protegido publicitário de Lasker; Ralph Reed, o presidente da American Express Company; Harry von Elm, o super banqueiro que foi presidente da Manufacturers Trust; e Florence Mahoney, a herdeira multimilionária da fortuna do jornal Cox e amiga de longa data de Mary Lasker.

Em 1958, os dirigentes da American Cancer Society eram Alfred P. Sloan, presidente; Monroe J. Rathbone, presidente da Standard Oil; Anna Rosenberg Hoffman, da Fundação Rockefeller; General Donovan e Eric Johnston. O Senador Ralph Yarborough do Texas, um eterno campeão da medicina socializada, criou um Painel Nacional de Consultores para a Conquista do Cancro, com 26 membros, presidido por Benno Schmidt, chefe da empresa de banca de investimento J. H. Whitney, sendo os outros membros Laurance Rockefeller, Dr. Sidney Farber, antigo presidente da American Cancer Society, G. Keith Funston, presidente da empresa de munições Olin, e Mathilde J. Krim, antiga terrorista sionista.

Uma nota de rodapé interessante para a história é a revelação das relações acolhedoras que se desenvolveram entre altos funcionários nazis e os fundadores da rede terrorista sionista, a Haganah e o Irgun Zvai Leumi, nos últimos dias da Segunda Guerra Mundial. Os sionistas estavam a trabalhar para expulsar os britânicos da Palestina; os nazis estavam também em guerra com a Inglaterra, o que deu origem à mais curiosa aliança política do século XX. Um dos principais defensores da colaboração com a Abwehr, os serviços secretos alemães, foi Yitzhak Shamir, atual primeiro-ministro de Israel. Depois da guerra, os sionistas empregaram muitos antigos nazis para ajudar a estabelecer a sua oposição militar aos britânicos. O líder desta aliança era o veterano do antigo Gang Stern de terroristas, que era agora o Irgun Zvai Leumi, nada mais nada menos que Menachem Begin. Uma das protegidas de Begin era uma jovem chamada Mathilde J., como era conhecida nos círculos terroristas. Nasceu na Suíça, depois de o pai ter deixado a Itália devido a "más condições económicas", sem ideologia política. A atual Sra. Krim é descrita pela *Current Biography* como uma "geneticista" e uma "filantropa". Foi bióloga residente na Sociedade Americana do Cancro durante muitos anos. Na sua juventude, juntou-se ao Irgun Zvai Leumi, casando com um colega terrorista numa demonstração de solidariedade. Depressa se tornou uma das favoritas de Begin e divorciou-se do marido. Foi a Begin que um sorridente Mike Wallace perguntou no programa "Sixty Minutes": "Introduziu realmente o terrorismo na política do Médio Oriente?" Begin respondeu enfaticamente: "Não apenas o Médio Oriente - o mundo inteiro". Estava a referir-se às operações terroristas mundiais da Mossad, o grupo de serviços secretos israelitas que é inteiramente financiado pela CIA com fundos dos contribuintes americanos.

Mathilde J. foi então trabalhar para o Instituto Weizmann, em Israel. Um dia, foi apresentada a um dos seus diretores americanos mais ricos, o magnata do cinema Arthur Krim. Casaram-se, o que fez dela uma cidadã americana. Krim foi durante muitos anos o principal lobista em Washington das grandes companhias cinematográficas; é também o principal angariador de fundos para a rede de agitprop sionista. Como angariador de fundos, era também um amigo íntimo do Presidente Lyndon B. Johnson. Krim e a sua mulher eram hóspedes de Johnson na Casa Branca quando os israelitas atacaram o navio de linha americano U.S.S. Liberty, matando muitos dos seus tripulantes. Quando outros navios americanos enviaram aviões para ajudar o Liberty, foram dadas ordens imediatas da Casa Branca para que os aviões voltassem para trás. Os israelitas ficaram livres para continuar o seu ataque durante várias horas, numa tentativa desesperada de afundar o Liberty, para destruir as provas de rádio que este tinha recolhido de que os israelitas tinham iniciado a Guerra dos Seis Dias. Embora se acredite que Krim tenha dado as ordens para os aviões americanos voltarem para trás, nunca foi feita qualquer investigação.

Johnson está agora morto, e eles são as únicas testemunhas vivas deste horrendo exemplo de alta traição da Casa Branca. A CIA sabia há vinte e quatro horas que estava a ser planeado um ataque contra o Liberty, na esperança de levar os EUA a entrar na guerra ao lado de Israel; já tinham sido plantadas provas falsas de que o ataque viria dos "egípcios".

Mathilde Krim é agora diretora da Fundação Rockefeller; ela e o marido são diretores do Afro-American Institute.

Arthur Krim tem um longo historial de apoio a causas de esquerda em Nova Iorque, à Escola de Investigação Social de Nova Iorque, ao Henry Street Settlement e à Field Foundation. Krim é presidente da United Artists (atualmente Orion Films). Como advogado pessoal de Armand Hammer, cuja fama se deve ao facto de ter sido amigo do terrorista encharcado de sangue Lenine, Krim é também diretor das duas principais empresas de Hammer, a Iowa Beef e a Occidental Petroleum. Krim foi também presidente do Comité Financeiro Democrático; é presidente do conselho de administração da Universidade de Columbia e diretor da Fundação Lyndon B. Johnson.

Em 1976, os críticos notaram que pelo menos dezoito membros do Conselho de Administração da American Cancer Society eram diretores executivos de bancos. A ACS gastou 114 milhões de dólares nesse ano, mas tinha activos de 181 milhões de dólares. Em 31 de agosto de 1976, 42% do dinheiro e dos investimentos da ACS, cerca de 75 milhões de dólares, estavam depositados em bancos com os quais estes diretores estavam associados. O orçamento de 1975 da ACS indicava que 570 milhões se destinavam à administração; o montante afetado à investigação era inferior aos salários dos seus 2.900 empregados. A American Cancer Society controlava, para todos os efeitos, o National Cancer Institute, uma agência governamental. O antigo diretor do NCI, Frank J. Rauscher, tornou-se vice-presidente sénior da ACS, tendo o seu salário duplicado para 75.000 dólares por ano. Um porta-voz da ACS admitiu que 70% do seu orçamento de investigação de 1976 foi para "indivíduos ou instituições" com os quais os membros da direção estavam associados. Pat McGrady, que foi durante vinte e cinco anos editor de ciência da ACS, disse ao escritor Peter Chowka: "A medicina tornou-se venal, perdendo apenas para a lei. O slogan da ACS, controlar o cancro com um check-up e um cheque, é falso, porque não estamos a controlar o cancro. Este slogan é a extensão do conhecimento científico, médico e clínico da ACS. Ninguém nos departamentos científicos e médicos da ACS é capaz de fazer verdadeira ciência. São profissionais maravilhosos que sabem como angariar fundos. Não sabem como prevenir o cancro ou curar os doentes; em vez disso, fecham a porta a ideias inovadoras. O dinheiro da ACS vai para os cientistas que dão o melhor espetáculo para obterem subsídios ou que têm amigos nos painéis de atribuição de subsídios".

Este é provavelmente o resumo mais fiável do que é feito com as suas contribuições para a American Cancer Society. Como já referimos, são as massas que dão esmolas aos Grandes Ricos, que sabem como distribuir esses fundos entre si, os seus amigos e as suas organizações favoritas isentas de impostos, que em muitos casos são refúgios para os membros mais incompetentes das suas famílias. Os diretores da ACS são escolhidos entre as "melhores pessoas" de Nova Iorque, o jet set, a multidão da moda de Park Avenue que foi caricaturada pelo romancista Tom Wolfe como "radical chic". Em tempos, o Black Power estava na moda; agora é a homossexualidade e o cancro. Este grupo anuncia-se constantemente como sendo obcecado por "compaixão e carinho", o que é sempre feito com o dinheiro dos outros. As suas próprias carteiras permanecem coladas aos seus traseiros. Isto é exemplificado pelos corações sangrentos nos programas noticiosos nacionais, que nos regalam todas as noites com a sua versão dos sem-abrigo, dos esfomeados em África, ou onde quer que consigam encontrar uma vítima fotogénica com moscas a rastejar sobre ela. Estes "jornalistas", que recebem milhões de dólares por ano, nunca foram conhecidos por atirarem as suas moedas a estas vítimas. Na política, a sua moral é exemplificada pelo playboy gordo e envelhecido, o senador Teddy Kennedy; em Hollywood, pela igualmente rechonchuda Elizabeth Taylor.

Mathilde Krim é agora o génio orientador por detrás da recém-criada Fundação Americana para a Investigação da SIDA; devido aos seus poderosos contactos em Hollywood, conseguiu facilmente persuadir Elizabeth Taylor e outras estrelas a angariar milhões para o seu projeto de estimação. Também recrutou a sua velha amiga Mary Lasker como primeiro membro da direção da SIDA. Mary Lasker pagou ao atual "génio da publicidade", Jerry della Femina, para criar uma campanha publicitária nacional de bom gosto para a distribuição e utilização de preservativos.

O Memorial Sloan Kettering Cancer Center continua a ser a instituição de caridade mais "na moda" entre as socialites de Nova Iorque; é certamente a mais influente. Está listada no elegante Upper East Side como "A Sociedade do Memorial Sloan Kettering Cancer

Center". Há muitos anos que gere uma popular loja de artigos em segunda mão na Third Avenue, que está repleta de donativos de famílias abastadas. Tal como muitos outros jovens escritores e artistas, o presente escritor comprou aí as suas roupas durante anos, todas elas com etiquetas das lojas mais caras de Nova Iorque.

Uma vez que "a luta contra o cancro" é totalmente controlada pelo monopólio médico Rockefeller, são regularmente atribuídas bolsas que não passam de roubos. Uma pessoa afirma que a ACS só atribui uma bolsa de investigação se o beneficiário assinar um documento em que jura não encontrar a cura para o cancro. Embora apenas a ponta do icebergue tenha sido revelada, tem havido numerosas exposições que atestam que a maior parte da "investigação sobre o cancro" é falsa, repleta de resultados falsos. Num dos incidentes mais publicitados, o Instituto Nacional do Cancro deu 980.000 dólares a um investigador da Universidade de Boston, que foi forçado a demitir-se depois de ter sido acusado de falsificar os dados da sua investigação; outro incidente bem conhecido, ocorrido no augusto Memorial Center, revelou que os ratos eram pintados de cores diferentes para "verificar" certos testes de cancro. O Dr. William Summerlin, do Sloan Kettering, admitiu ter pintado os ratos para que parecessem ter sido efectuados enxertos de pele bem sucedidos.

O National Bureau of Standards refere que metade ou mais dos dados numéricos publicados por cientistas em artigos no Journal são inutilizáveis porque não há provas de que os investigadores tenham medido com exatidão o que pensavam estar a medir. Alarmados com estas estatísticas, os funcionários instituíram um inquérito; foram enviados questionários a 31 autores de relatórios científicos pedindo os seus dados em bruto. Os 21 que responderam disseram que os seus dados tinham sido "perdidos" ou "destruídos acidentalmente". Que perda para a profissão de investigador!

A fiabilidade dos investigadores do país murchou sob uma exposição contundente no programa "Sixty Minutes", a 17 de janeiro de 1988, sob o título "Os factos eram ficção". O tema da exposição era "um dos principais académicos científicos" do país. Ele tinha afirmado ter feito uma extensa pesquisa sobre os atrasados mentais numa instituição estatal, onde os registos mostravam claramente que ele só tinha trabalhado com peixes dourados. O relatório "Sixty Minutes" estimava que entre dez a trinta por cento de todos os projectos de investigação levados a cabo nos Estados Unidos eram totalmente falsos, devido aos requisitos para ganhar a corrida às "bolsas de estudo". Os resultados "surpreendentes" têm de ser reivindicados antes de se considerar seriamente os pedidos de financiamento, que em si mesmos não são quantias insignificantes; muitas vezes ascendem a subsídios de milhões de dólares. Um académico científico que foi entrevistado no programa "Sixty Minutes" declarou que "eu pensaria duas vezes antes de acreditar no que leio nas revistas médicas... é informação desonesta e fraudulenta". O espírito que move toda esta falsificação é a falta de vontade dos Grandes Ricos de verem os seus lucros ameaçados por quaisquer avanços genuínos na medicina. Por conseguinte, quanto mais investigação falsa for feita, menor será a probabilidade de um medicamento atualmente no mercado, que rende 100 milhões de dólares por ano ou mais, ser retirado do mercado. A falsificação generalizada da investigação americana deve-se quase inteiramente às pressões do monopólio médico Rockefeller e das empresas farmacêuticas sob o seu controlo, que apresentam regularmente "testes" elaboradamente falsos à Food and Drug Administration para obter a aprovação de novos produtos, ocultando efeitos secundários nocivos, que incluem frequentemente danos no fígado e nos rins, ou a morte. O controlo das universidades pelo Monopólio Médico cria um terreno fértil para mais lacaios robóticos, dispostos a rebaixarem-se de qualquer forma por uma bolsa ou um trabalho que exija pouco ou nenhum desempenho. Uma longa história de investigação falsa é um "Panamá" ou controlo ideal para manter estes lacaios na linha.

É assustador contemplar que este tipo de investigação falsificada é normalmente a base para a aceitação ou negação de novos medicamentos, ao mesmo tempo que protege o Establishment enquanto este continua a colher mais lucros de panaceias e procedimentos há muito ultrapassados e desacreditados. No entanto, este é o pano de fundo, bem como a *raison d'être*, do Admirável Orçamento Novo do Presidente Reagan para 1989, que reserva 64,6 mil milhões de dólares para "investigação e desenvolvimento". Embora este montante represente apenas um aumento de 4% em relação a 1988, representa um aumento de 52% desde a tomada de posse de Reagan.

O orçamento do Instituto Nacional de Saúde duplicou para 6,2 mil milhões de dólares; a investigação sobre o cancro receberá 1,5 mil milhões de dólares, enquanto a SIDA está prevista para uma despesa de 2 mil milhões de dólares. Mathilde Krim deve estar muito contente.

Os críticos salientaram que o Memorial Sloan Kettering não tinha feito praticamente nenhuma investigação sobre a prevenção do cancro, apenas sobre os seus modos preferidos de "tratamento". A premissa básica dos seus investigadores, de que a célula é a única responsável pela multiplicação das células cancerosas, é provavelmente errada; no entanto, é a base de todo o seu trabalho, incluindo a promoção da quimioterapia. De facto, a célula reage provavelmente a uma infeção ou a pressões exteriores, e a culpa não é da célula. A abordagem do Sloan Kettering faz a promessa de uma "Bala Mágica", que trará a célula de volta a um regime saudável através de medicação, ou quimioterapia. Os medicamentos de quimioterapia incluem agentes alquilantes que, de facto, inibem o crescimento celular. São alcalóides que impedem a mitose celular ou a divisão celular. O Sloan Kettering também evita a possibilidade de estimular o sistema imunitário a responder ao crescimento do cancro, que é o método normal que o corpo utiliza para combater as doenças. Esta instituição recebe 70 milhões de dólares por ano de várias fundações isentas de impostos, incluindo a Fundação Alfred P. Sloan, o que significa que o contribuinte americano está a subsidiar toda esta investigação. Cento e trinta cientistas a tempo inteiro estão a fazer investigação no Centro; todos os 345 médicos do Centro estão também fortemente envolvidos na investigação. E quais são os resultados de toda esta atividade? Uma dependência contínua das técnicas antiquadas de "cortar, cortar e queimar", que ainda lembram as práticas de "médico louco" dos falecidos doutores J. Marvin Sims e James Ewing, mortos há tantos anos. Enquanto se dedicam à observância ritual destes procedimentos dispendiosos, dolorosos e fúteis, os "Cientistas" do Sloan Kettering mantêm uma falange de opinião resoluta que denuncia vários procedimentos holísticos que se baseiam na dieta, na nutrição e nas vitaminas.

A Dra. Muriel Shimkin, do Instituto Nacional de Saúde, escreveu na cartilha oficial do Instituto sobre o cancro, em 1973, que "o tratamento do cancro apenas através da dieta está no domínio do charlatanismo". No entanto, a Sociedade Americana do Cancro, confrontada com uma quantidade crescente de provas em contrário, emitiu um Relatório Especial em 1984 aconselhando o seguinte programa: "1. Evitar a obesidade. 2. Reduzir a ingestão total de gordura para 30% do total de calorias. 3. Coma mais alimentos ricos em fibras. 4. Coma alimentos ricos em vitaminas A e C. 5. Inclua vegetais crucíferos na dieta, verduras, etc. 6. Ser moderado no consumo de álcool. 7. Moderar o consumo de alimentos curados com sal, fumados e com nitritos". Este é um regime muito sensato; no entanto, não foi enfatizado pela ACS ou pelo NIH, nem muitos médicos incluem este conselho nas suas recomendações aos seus pacientes.

A Sociedade Americana do Cancro sempre teve um problema, o laetrilo. O Dr. Lewis Thomas, diretor de longa data do Sloan Kettering, disse ao Seminário de Escritores Científicos da Sociedade Americana do Cancro, em 2 de abril de 1975, que "o laetrilo não tinha absolutamente nenhum valor no combate ao cancro". Isto contradizia o trabalho efectuado pelos próprios cientistas do Centro, cujos resultados reais tinham sido suprimidos. O Dr. Thomas afirmou novamente em 1975: "Foi demonstrado que o Laetrile, após dois anos de testes, é inútil no combate ao cancro." O Dr. Robert Good, presidente do Sloan Kettering, também declarou em janeiro de 1974: "Neste momento, não há provas de que o laetrilo tenha efeito sobre o cancro". Os seus próprios cientistas tinham realizado estudos que mostravam o contrário; dois investigadores, o Dr. Lloyd Schoen e a Dra. Elizabeth Srockett, ambos a trabalhar independentemente no Centro, tinham descoberto que as enzimas do ananás combinadas com o laetrilo resultavam numa regressão total do tumor em 50% das suas experiências com 34 animais experimentais.

Um dos mais famosos beneficiários do tratamento com laetrilo foi o ator Steve McQueen. Tinha sido dado como um caso terminal pelos seus médicos quando experimentou o laetrilo. Estava a reagir bem até que um médico o convenceu a ser operado a um tumor; morreu então na mesa de operações devido a uma embolia. O establishment proclamou que este facto provava que o tratamento com laetrilo era inútil.

Harold Manner, do Cancer Center, também descobriu que uma combinação de laetrilo, enzimas e vitamina A tinha um efeito positivo semelhante em ratos com cancro. O Dr. Kinematsu Suiguira, que estava no Memorial desde 1917, depois de ter trabalhado anteriormente no cancro no Instituto Harriman, tinha também produzido resultados impressionantes que provavam que o laetrilo era eficaz contra o cancro em animais experimentais. Em 13 de junho de 1973, o Dr. Kinematsu Suiguira apresentou os resultados dos testes de cancro realizados com laetrilo durante nove meses: "Os resultados mostram claramente que a amigdalina inibe significativamente o aparecimento de metástases pulmonares em ratos". Embora isto tenha sido anunciado pelo Instituto Sloan Kettering, em 10 de janeiro de 1974, o Dr. Robert Good, presidente do Sloan Kettering, denunciou a notícia das descobertas como "uma fuga prematura". O Dr. Ralph Moss, que era então diretor de relações públicas do Cancer Center, considerou o trabalho de Suiguira um verdadeiro avanço e um desvio bem-vindo da singular falta de sucesso do Sloan Kettering no seu trabalho sobre o cancro. Em 17 de novembro de 1977, deu uma conferência de imprensa no Hotel Hilton, em Nova Iorque. Em vez de receber elogios por divulgar o sucesso do Centro, foi despedido no dia seguinte. Mais tarde, escreveu um excelente livro, "The Cancer Syndrome", que expõe muitos dos estranhos acontecimentos no Sloan Kettering. O seu livro é muito factual e foi escrito sem rancor contra aqueles que o tinham despedido.

Como Elmer Bobst tinha desempenhado um papel crucial para tornar possível que Nixon se tornasse presidente, não teve dificuldade em persuadir Nixon a autorizar uma nova e dispendiosa "guerra contra o cancro". Por instigação de Bobst, Nixon assinou a Lei Nacional do Cancro em 1971, que transformou o Instituto Nacional do Cancro em Bethesda numa nova burocracia governamental monolítica. Durante os quinze anos seguintes, o NCA gastou mais de dez mil milhões de dólares a financiar vários programas contra o cancro, nenhum dos quais teve qualquer efeito na cura ou prevenção do cancro. Em 1955, a NCI criou um Centro Nacional de Serviços de Quimioterapia com um subsídio de 25 milhões de dólares, para promover o uso da quimioterapia. Um anúncio de página inteira no *New York Times, em* 9 de dezembro de 1969, proclamava que "A cura do cancro está próxima". A história prometia que a cura do cancro em 1976 era uma "possibilidade distinta". O presidente do Painel Nacional do Cancro do Presidente apresentou um relatório admitindo que os primeiros cinco anos do Programa Nacional do Cancro tinham sido um fracasso; o número de casos de cancro tinha aumentado durante cada ano de funcionamento. Em 1985, o número de vítimas anuais era de 485.000.

Mais de 43.000 pessoas inundaram Nixon com pedidos para que o NCI testasse o laetrilo. Benno Schmidt escolheu então um painel de cientistas para efetuar os testes; todos eles eram conhecidos por se oporem fanaticamente ao laetrilo. Quando pediu os resultados científicos, disse: "Não consegui que ninguém me mostrasse o seu trabalho". Se os seus testes tivessem demonstrado que o laetrilo não valia nada, teriam tido todo o gosto em publicar as suas descobertas. A batalha contra o laetrilo continuou numa campanha a nível nacional. Um lobista, Charles Ofso, tinha um emprego a tempo inteiro em Sacramento, Califórnia, a fazer lobby contra o laetrilo; recebia 25.000 dólares por ano. Os proprietários de farmácias que exibiam livros favoráveis ao laetrilo foram informados de que nenhum membro da AMA lhes enviaria receitas até que esses livros fossem retirados. Desde 1963, a Comissão Federal do Comércio tem exercido pressão contra os editores de livros pró-laetrilo. Os estatutos governamentais não só proíbem o envio interestadual de laetrilo, mas também de livros que o recomendam!

Depois da quiroprática, o laetrilo foi o alvo mais importante da operação sindicalista criminosa da Coordinating Conference of Health Information, a conspiração lançada pela American Cancer Society, a American Medical Association e a Food and Drug Administration. Continuou a ser sobretudo uma guerra de censura e intimidação, cujo objetivo era impedir qualquer discussão pública sobre o laetrilo. Os programas de televisão que programavam fóruns sobre o laetrilo, para discutir os dois lados da controvérsia, foram subitamente cancelados.

Os testes que demonstravam a eficácia do laetrilo foram suprimidos; nunca chegaram ao conhecimento do público. O desespero da campanha contra o laetrilo era apenas financeiro; representava a maior ameaça aos lucros do Monopólio Médico Rockefeller. O tratamento hospitalar do cancro custa muitos milhares de dólares. Apesar dos 70 milhões de dólares por ano do Cancer Center para "investigação", o seu Memorial Hospital cobrava 470 dólares por dia por uma cama; uma estadia de dez dias custaria quase 5.000 dólares, com mais 4.000 dólares cobrados pelo tratamento e cuidados médicos.

Os registos dos tratamentos de "cortar, cortar e queimar" eram rotineiramente distorcidos e falsificados. O Dr. Hardin James, professor de física médica na Universidade da Califórnia em Berkeley, discursou na Conferência de Escritores Científicos da ACS em 1969; revelou que os piores casos de cancro eram normalmente designados como "inoperáveis" e deliberadamente deixados sem tratamento. Os estudos publicados sobre curas ou remissões de cancro eram os casos "queridinhos", que tinham uma elevada taxa de recuperação. No entanto, segundo o Dr. James, "a esperança de vida destes casos não tratados era, de facto, maior do que a esperança de vida daqueles que foram tratados".

Apesar das revelações do Dr. James, os hospitais continuaram a escolher os casos de cancro que iriam tratar; até o conceituado Cancer Center referiu que a sua política é não aceitar alguns casos terminais; os doentes são educadamente encaminhados para um hospício onde podem morrer. De facto, estas reviravoltas podem ter sido uma bênção para os moribundos, pois o tratamento a que teriam sido submetidos no Memorial Hospital teria feito o Conde Drácula babar-se de inveja. O Dr. Ralph Moss revelou algumas das técnicas cirúrgicas predominantes no local. O cancro da cabeça e do pescoço era tratado por uma operação designada por "commando", em homenagem a uma técnica de combate utilizada pelos comandos na Segunda Guerra Mundial, que implicava a remoção total do maxilar. O cancro do pâncreas era tratado através da remoção da maior parte dos órgãos da área próxima da glândula infetada; a taxa de sobrevivência, apesar deste tratamento drástico, permanecia a mesma, apenas três por cento. Em 1948, o Dr. Alex Brunschweig inventou uma operação chamada "exenteração total", que exigia a remoção do reto, do estômago, da bexiga, do fígado, do ureter, de todos os órgãos reprodutores internos, do pavimento e da parede pélvica, do pâncreas, do baço, do cólon e de muitos vasos sanguíneos.

O próprio Dr. Brunschweig chamou a esta técnica de esvaziamento "um procedimento brutal e cruel" *(New York Times,* 8 de agosto de 1969).

O epítome das operações do "médico louco" era conhecido como hemicorporectomia. Criada pelo Dr. Theodore Miller no Cancer Center, implicava o corte de tudo o que se encontrava abaixo da pélvis. Estas técnicas são mais do que uma reminiscência de certos procedimentos utilizados pelos revolucionários comunistas na América Latina; os revolucionários sandinistas inspiraram-se no ditado poético do seu líder de que "a liberdade não é conquistada com flores, mas com balas, e é por isso que usamos o CORTE DE COLETE, O CORTE DE GOURD e o CORTE DE BLOOMERS". No corte do colete, a cabeça da vítima era cortada com uma catana e os braços eram cortados pelos ombros; no corte da cabaça, a vítima tinha o topo da cabeça cortado; o corte das flores consistia em cortar as duas pernas pelos joelhos, deixando a vítima a sangrar até à morte.

Os registos da síndrome do "médico louco" dariam para encher vários livros. Um relatório especial do Congresso seguiu cerca de 31 experiências com "cobaias humanas" durante um período de trinta anos. O Comité, presidido por Woodward D. Markey, D.Ma., comentou que as suas descobertas "chocam a consciência e representam uma marca negra na história da investigação médica". O relatório mostrou que, de 1945 a 1947, no Projeto Manhattan, os cientistas injectaram regularmente plutónio em dezoito pacientes; de 1961 a 1965, no MIT, vinte pacientes idosos foram injectados ou alimentados com rádio ou tório. De 1946 a 1947, na Universidade de Rochester, seis pacientes com bons rins foram injectados com sais de urânio "para determinar a concentração que poderia produzir lesões renais"; de 1953 a 1957, no Hospital Geral de Massachusetts, em Boston, doze pacientes foram injectados com urânio para determinar a dose que causaria lesões renais. De 1963 a 1971, 67 reclusos da prisão estatal do Oregon e 64 reclusos da prisão estatal de Washington foram submetidos a radiografias dos testículos para determinar o efeito da radiação na fertilidade humana.

De 1963 a 1965, na Estação de Testes do Reator Nacional da Comissão de Energia Atómica, em Idaho, foi libertado propositadamente iodo radioativo em sete ocasiões distintas e sete seres humanos beberam propositadamente leite de vacas que pastavam em terrenos contaminados com iodo. De 1961 a 1963, na Universidade de Chicago e no Laboratório Nacional de Argonne, no Illinois, 102 seres humanos foram alimentados com partículas radioactivas simuladas de precipitação radioactiva e soluções de césio e estrôncio radioactivos. No final da década de 1950, doze pacientes dos hospitais Presbyterian e Montefiore, em Nova Iorque, foram injectados com partículas radioactivas de cálcio e estrôncio contra o cancro. A prisão estatal do Oregon administrou doses de rádio de 600 roentgens em exposições únicas nos órgãos reprodutivos, quando a dose segura era de 5 roentgens por ano. Durante uma década, os cientistas foram alimentados com materiais radioactivos para que outros cientistas pudessem calibrar os seus instrumentos de medição destas doses.

Sejam quais forem os benefícios que os médicos loucos possam ter obtido com estas experiências, a taxa de cancro manteve-se igual ou aumentou.

O deputado Wydner salientou que "foi-me transmitida informação que mostra que há vinte anos, em 1957, a mesma proporção de casos de cancro, um em cada três, estava a ser curada. Isto levanta a questão de saber por que razão, apesar de todo o dinheiro e esforço dedicados à investigação do cancro... a taxa de cura permaneceu a mesma." Apesar destas críticas, o NCI continuou a desperdiçar milhares de milhões de dólares em programas inúteis. Foi noticiado que George R. Pettit da Universidade do Arizona em Tempe tinha passado seis anos e 100.000 dólares a extrair químicos de um quarto de milhão de borboletas como parte de um programa da NCI; não houve resultados identificáveis. Outros investigadores continuaram a considerar a guerra contra o cancro uma guerra lucrativa.

A *Saturday Review* noticiou, na sua edição de 2 de dezembro de 1961, que um proeminente apoiante financeiro da American Cancer Society em Massachusetts ficou perturbado por nunca conseguir encontrar o diretor estadual no seu gabinete. Finalmente, foi-lhe dito que o diretor, James V. Lavin, estava provavelmente no seu outro escritório, do outro lado da rua, onde geria uma empresa privada de angariação de fundos, a James C. Lavin Company, que representava um grupo seleto de clientes. Atingido por esta revelação, o vice-presidente executivo da American Cancer Society, Lane W. Adams, escreveu uma carta à *Saturday Review*, a 6 de junho de 1962, com o seguinte teor "O acordo pelo qual James C. Lavin operava a angariação de fundos privados enquanto servia como diretor executivo da Sociedade Americana do Cancro de Massachusetts era conhecido pela Sociedade Nacional." Adams disse que o salário de Lavin era de 17.000 dólares, mais outros dez mil por ano pagos à sua empresa. Saul Naglin, da Lavin Company, foi o controlador da filial de Massachusetts da ACS durante vários anos. As despesas gerais anuais da sucursal de Massachusetts foram de 548.000 dólares em 1960, com um rendimento total de 1,1 milhões de dólares.

A carta de Adam também se vangloriava de que "ajudámos a apoiar a investigação do Dr. Sterling Schwartz, que injectou extrato cerebral de leucemia humana em seres humanos, e do Dr. Chester Southam, que injectou células cancerígenas vivas sob a pele de seres humanos". Adams, que estava na American Cancer Society desde 1948, dirige agora os escritórios nacionais em 90 Park Avenue, em Nova Iorque. Recebeu o Prémio Albert Lasker de Serviço Público da ACS; é também vice-presidente do Zion First National Bank em Salt Lake City, diretor da Paul Revere Investors e do Energy Fund. O advogado de Lavin, James Mountzos, foi secretário da ACS de Massachusetts e também fez parte do conselho nacional.

Em 1978, a American Cancer Society tinha um rendimento de 140 milhões de dólares, dos quais menos de 30% eram gastos na investigação do cancro, sendo 56% destinados a cobrir os custos administrativos. A Sociedade tinha 200 milhões de dólares em investimentos. Antes da aquisição da Bobst-Lasker em 1944, as suas receitas nunca tinham ultrapassado os 600.000 dólares por ano; no ano seguinte, angariou 5 milhões de dólares. Em 1982, Allan Sonenshein publicou um aviso, "Cuidado; a Sociedade Americana do Cancro pode ser perigosa para a sua saúde!" Em 1955, numa jogada de poder, a ACS tomou conta de toda a investigação do Conselho Nacional de Investigação, executando um golpe brilhante ao criar um novo Conselho Consultivo Científico para representar os hospitais e universidades americanas. O Dr. Samuel Epstein, no seu livro, "The Politics of Cancer", observou que "para além de não estarem envolvidos na prevenção do cancro, a não ser, de forma limitada, no tabaco, os altos funcionários (da ACS) desenvolveram para a sociedade a reputação de serem indiferentes, se não mesmo ativamente hostis, às necessidades regulamentares para a prevenção da exposição a produtos químicos cancerígenos no ambiente geral e no local de trabalho". Epstein relatou que a ACS se opôs à regulamentação de substâncias potencialmente cancerígenas como o corante vermelho n° 2, o TRIS e o DES. A ACS recusou-se a apoiar a Lei da Água Limpa e culpou as vítimas pelo cancro. A EPA informou que os poluentes de interiores causam seis mil mortes por cancro por ano e que 38 milhões de americanos bebem água com níveis inseguros de chumbo e outras matérias tóxicas, incluindo subprodutos do cloro. O DES, dietilstilbestrol, foi largamente utilizado entre os anos 40 e o início dos anos 70 como hormona feminina sintética que era rotineiramente prescrita pelos médicos para prevenir abortos espontâneos; não foi testado quanto a possíveis efeitos secundários, nem ninguém sabia quais eram. Finalmente, um estudante do Centro Médico da Universidade de Chicago demonstrou que não só era ineficaz na prevenção do aborto, como também podia ter efeitos secundários. Esta descoberta não conseguiu travar a sua utilização. Em 1972, começaram a surgir os seus efeitos a longo prazo: cancro da mama, cancro vaginal em filhas de pacientes tratadas com DES, bem como outras malformações e anomalias genitais. Foi também associado a lesões hepáticas.

Lee Edson, em "The Cancer Rip-off", refere que 74 empresas privadas próximas do National Institute of Health, em Bethesda, cobravam ao governo 144% de despesas gerais mais 9% de lucro para realizar investigação sobre vírus. Nixon tinha colocado o seu protegido, o Dr. Frank Rauscher, no comando do NCI; era um virologista que começou a promover a quimioterapia como a resposta ao cancro. O Dr. Rauscher afirmava que o programa de quimioterapia do NCI "proporcionou um tratamento eficaz a doentes com cancro em todo o país e no mundo". Esta afirmação foi prontamente contestada por Dean Burk, chefe da secção de cicloquímica do NCI, salientando que "praticamente todos os agentes quimioterapêuticos agora aprovados pela FDA para utilização ou teste em doentes humanos com cancro são altamente tóxicos, marcadamente imunossupressores e altamente cancerígenos em ratos e ratinhos, produzindo eles próprios cancros numa grande variedade de órgãos do corpo". Apesar destas críticas, Rauscher foi então nomeado chefe do National Cancer Advisory Board do Presidente.

Os efeitos secundários da quimioterapia foram descritos graficamente por muitas das suas vítimas, as terríveis náuseas, a perda de cabelo, a perda súbita de peso e muitos outros factores adversos. Um livro de M. Morra, "Choices; Realistic Alternatives in Cancer Treatment, Avon, 1980, relata favoravelmente todas as técnicas de corte, corte e queima do Establishment. Morra menciona a dieta apenas em relação à náusea da quimioterapia; ele aconselha sobriamente que você "deixe outra pessoa cozinhar para que o cheiro da comida não o enjoe". Morra não dá conselhos sobre como servir comida sem cheiro.

Desde que o primeiro benfeitor do Memorial Sloan Kettering, James Ewing, se drogou até à morte com rádio em 1913, este continua a ser o tratamento de eleição neste Centro Oncológico. O *New York Times* referiu, em 4 de julho de 1979, que 70% de todos os doentes com cancro no Memorial recebem tratamentos de radiação, com um custo de 500.000 dólares por ano. Atualmente, o Memorial efectua 11.000 intervenções cirúrgicas e 65.000 tratamentos de rádio por ano. Em 1980, o Memorial comprou todo o novo equipamento para o seu tratamento com rádio, uma despesa de 4,5 milhões de dólares. No entanto, o tratamento com rádio continua a ser um tratamento horrível nos seus efeitos.

Em 1937, o Dr. Percy Furnivall, um proeminente cirurgião do London Hospital, diagnosticou o seu próprio tumor como cancro. Em 26 de fevereiro de 1938, publicou no *British Medical Journal* um apelo apaixonado em resultado da sua experiência: "As tragédias do tratamento com rádio são frequentes e a publicidade dada ao tratamento do cancro com rádio é uma vergonha para o Ministro da Saúde e para os interesses instalados que cobram preços fantásticos por esta substância destruidora do corpo. Não desejo ao meu pior inimigo o inferno prolongado por que passei com neurite e mialgia causadas pelo rádio durante seis meses. Este relato do meu próprio caso é um apelo a uma análise muito cuidadosa de todos os factores antes de decidir qual a forma de tratamento mais adequada." Morreu pouco tempo depois, mas o seu apelo não teve qualquer efeito na continuação da utilização de tratamentos com rádio para o cancro.

O falecido Senador Hubert Humphrey, que morreu de cancro, é frequentemente citado como um exemplo de publicidade ao tratamento com rádio. Jane Brody no seu livro do *New York Times*, "You Can Fight Cancer and Win", em coautoria com o vice-presidente da American Cancer Society, Holleb, em 1977, cita Hubert Humphrey como "um famoso beneficiário da radioterapia moderna". A autora não tem em conta o facto de "este famoso beneficiário" ter ficado totalmente desiludido com a terapia com rádio antes da sua morte. Em 1973, foi-lhe detectado um cancro da bexiga; foi tratado por raios X e, em 1976, o seu médico, Dr. Dabney Jarman, informou triunfantemente que "no que nos diz respeito, o Senador está curado". *(New York Times*, 6 de outubro de 1976). Humphrey continuou a definhar, submetendo-se a mais quimioterapia, até que se recusou terminantemente a voltar ao Memorial Cancer Center para mais tratamentos.

Citado no *Daily News, em* 14 de janeiro de 1978, chamou à quimioterapia "morte engarrafada".

Em fevereiro de 1988, o *Washington Post* publicou um artigo intitulado "Cancer Treatment Toxic". "Pouco nos é poupado ao vermos pessoas de aspeto saudável transformarem-se, perante os nossos olhos, em feixes de miséria trémula, a tremer e nauseada. Os sucessos, embora poucos, têm sido dramáticos."

Um fator que tem sido constantemente ignorado no desenvolvimento do cancro é o papel do stress invulgar. Todos nós enfrentamos stress diário nas nossas vidas, com o qual lidamos o melhor que podemos. No entanto, um stress invulgar e prolongado exerce uma pressão sobre o nosso sistema maior do que aquela que podemos suportar. Isto é particularmente verdade hoje em dia, quando forças ocultas sinistras envenenam todas as nossas comunicações com a sua propaganda sombria, enquanto nos asseguram que representam apenas "compaixão e carinho". Um escritor chamado Morley Roberts apresentou uma teoria surpreendente sobre o cancro em 1926. Cientista inglês, Roberts não pertencia a nenhuma escola de pensamento conhecida e, devido à sua independência, os seus trabalhos têm sido largamente ignorados. A sua teoria do Materialismo Orgânico apresenta os seguintes pontos:

"Malignidade e evolução: A malignidade é o desvio de energia da alta diferenciação para a proliferação de epitélios de baixo grau que podem suportar a irritação, mas só se diferenciam com dificuldade." O epitelioma, uma forma comum de cancro, é a multiplicação de células do tipo mais simples do corpo, que, tal como as da pele exterior, a epiderme, têm uma vida comparativamente curta e são incapazes de se diferenciar. Um organismo que sofre de cancro é incapaz de se diferenciar para responder às condições da sua existência, porque a sua energia foi desviada para a multiplicação de células de baixo grau. O cancro é a proliferação de colónias de células de baixo grau no organismo. Estas migram pelo corpo à procura de um lugar para si, embora não tenham qualquer função. Onde quer que se juntem, roubam o alimento às células de grau superior, que se juntam em colónias de células como os órgãos do corpo. Esses órgãos são sufocados e passam fome, causando eventualmente a morte do organismo. O Estado moderno é um organismo maligno dedicado à proliferação de unidades de grau inferior à custa de tipos superiores e mais diferenciados. Os organismos mais produtivos são fortemente tributados para sustentar um grande número de crescimentos não produtivos e pouco diferenciados. A pressão cada vez maior sobre os membros produtivos do Estado provoca a sua morte prematura, tal como a proliferação das células de grau inferior no organismo canceroso mata as células mais diferenciadas. Roberts coloca a questão: "Podemos ir mais longe e até dizer que a tendência comum para a malignidade é o resultado de refinamentos sociológicos que pedem um papel mais elevado para os epitélios?"

Morley Roberts propôs uma teoria do desenvolvimento do organismo, na qual outras células começaram a juntar-se à volta das colónias de células excretoras dos organismos primitivos e, subsequentemente, estas colónias de células começaram a libertar secreções que eram venenosas para o organismo. Em autodefesa, o organismo ergueu fortificações, ou outras colónias de células, em torno da presença viciosa, que, com o tempo, se tornou parte do organismo e cujas secreções se tornaram úteis para ele. Roberts chama a isto uma teoria do desenvolvimento dos órgãos do corpo.

O papel da nutrição no cancro ainda não foi seriamente investigado pelos biliões de dólares do Instituto Nacional do Cancro e do Rockefeller. No entanto, em 1887, um médico de Albany, Nova Iorque, Ephraim Cutter, M.D., escreveu um livro chamado "Diet in Cancer" (Dieta no Cancro), no qual afirmava: "O cancro é uma doença da nutrição".

Hipócrates cunhou a palavra diaitia, que significa "um modo de vida", que é o que uma dieta é. No mundo clássico, "carne" significava a refeição diária e referia-se a aveia, cevada, centeio, trigo, fruta e frutos secos.

A confusão quanto ao significado da palavra carne ocorre nas traduções da Bíblia. No Génesis, diz-se: "Eis que vos tenho dado toda a erva que dá semente, que está sobre a face de toda a terra, e toda a árvore em que há fruto de árvore que dá semente; ser-vos-á para mantimento." O conselho de Hipócrates para os médicos era que eles deveriam primeiro descobrir que comida é dada a um paciente, e quem a dá.

A atual controvérsia sobre o laetrilo gira em torno do facto de se tratar de uma substância chamada nitrilósido. Em 1952, o Dr. Ernest A. Krebs, Jr., um bioquímico, descobriu que o cancro é causado por uma deficiência de nitrilósidos, que ocorrem naturalmente em mais de mil e duzentos alimentos e plantas. Os animais procuram instintivamente as gramíneas e outras plantas que contêm nitrilósidos, mas quando os humanos fazem o mesmo são atacados por agentes federais. Alguns investigadores acreditam que os efeitos adversos dos carcinogéneos, das radiações e das queimaduras solares nos seres humanos são causados pelo facto de estes sofrerem de má nutrição. Estes especialistas em nutrição argumentam que o alcatrão de carvão não causa cancro e que o sol não causa cancro da pele.

Em vez disso, estas condições surgem do efeito do sol sobre a pele de uma pessoa que consome demasiados açúcares, gorduras e produtos lácteos. Os raios solares criam uma condição ácida que faz com que estas substâncias subam à superfície da pele, causando uma irritação que se pode tornar num catalisador. É de notar que as pessoas dos países tropicais, que estão expostas a uma forte luz solar, raramente têm cancro da pele porque comem pouca carne e gorduras. Descobriu-se também, após o bombardeamento atómico dos civis japoneses, que aqueles que ainda comiam a sua dieta tradicional de arroz integral, sal marinho e legumes miso, foram pouco afectados pela mesma quantidade de radiação atómica que matou aqueles que comiam uma dieta mais moderna de gorduras e carne.

Alguns especialistas referem que podem detetar o cancro pelo cheiro peculiar de uma pessoa nas suas fases iniciais, o cheiro da decomposição. Outros observam que o cancro pode ser detectado por uma coloração esverdeada da pele. A epidemia de cancro da próstata entre os homens americanos parece ser o resultado de uma dieta rica em alimentos, com ingestão frequente de ovos, carne e produtos lácteos, e produtos de padaria feitos com farinha refinada. Um remédio sugerido é uma dieta de fruta e arroz, a mesma dieta que é recomendada para baixar a tensão arterial e que tem sido apresentada na Universidade de Duke há muitos anos. A carne de vaca é considerada particularmente perigosa para o cancro da próstata e do cólon. Os nutricionistas acreditam que o cancro representa um processo evolutivo inverso, no qual as células se decompõem ou voltam a um tipo de vida vegetal mais primordial. Isto corresponde, de certa forma, às teorias de Morley Roberts.

É notável que apenas quatro por cento das escolas de medicina do país ofereçam um curso de nutrição. Isto reflecte a obsessão do Monopólio Médico Rockefeller com os medicamentos e o seu compromisso com a escola alopática de medicina, em oposição à medicina homeopática ou holística.

James Watson, Prémio Nobel, declarou num simpósio sobre o cancro no MIT que "ao público americano foi vendida uma desagradável lista de produtos sobre o cancro... uma orgia soporífera", como noticiou o *New York Times* de 9 de março de 1975. Em janeiro de 1975, o Dr. Charles C. Edwards, um investigador, escreveu ao Secretário do HEW que a guerra contra o cancro tinha motivações políticas e se baseava em gastar dinheiro. O proeminente oncologista francês, Dr. Lucien Israel, disse: "O rádio é um método não comprovado em muitos casos. De facto, não houve ensaios conclusivos" sobre a terapia de radiação. Israel classifica-a como "um paliativo para alívio da dor, etc., de carácter temporário". Além disso, salienta que "a comunidade médica foi confundida por estudos recentes que demonstraram que as metástases podem ser mais frequentes nos casos que receberam radiações". Em suma, a radiação aumenta a propagação do cancro. Há muito que se sabe que cortar um tumor faz com que ele se espalhe pelo corpo. A operação exploratória para verificar se se tem cancro garante geralmente que será fatal.

No entanto, a American Cancer Society continua a apoiar todos os métodos perdedores de tratamento do cancro. Durante vinte anos, repetiu claramente os seus famosos Sete Sinais de Alerta do Cancro, que ignoram os produtos químicos no ambiente e ignoram os avisos da FDA sobre o alcatrão de carvão e as tintas para o cabelo. Em 1976, a ACS publicou um comunicado de imprensa, "Mensagem Urgente; Mamografia; Benefícios e Riscos". O Dr. John Bailar, da Harvard School of Public Health, e editor do prestigiado NCI Cancer Journal, ficou horrorizado. Escreveu uma carta ao diretor interino do NCI, Dr. Guy Newell: "Acabo de tomar conhecimento de um problema que tem as sementes de um grande desastre. A Mensagem Urgente em si mesma é uma grande treta, a declaração é gravemente incorrecta e, por conseguinte, representa um grave perigo para a maioria das mulheres que devem evitar a mamografia. "No entanto, o folheto da ACS foi enviado a todos os hospitais de Nova Iorque e a 15.000 médicos. Apesar dos riscos conhecidos de expor as mulheres a repetidos raios X, a ACS continua a enfatizar as mamografias anuais como uma das suas técnicas mais elogiadas para "controlar" o cancro. O livro de Jane Brody, "You Can Fight Cancer and Win", recomenda este e muitos outros objectivos da ACS.

A American Cancer Society também apoia firmemente a mastectomia radical, a remoção total da mama em casos de cancro da mama feminino. Esta técnica é considerada brutal e ineficaz, tendo sido abandonada há muito tempo na maior parte dos países europeus, incluindo a Inglaterra, a França, os países escandinavos e o vizinho Canadá. Em 1975, quando Rose Kuttner publicou a sua obra definitiva, "Breast Cancer", que criticava a mastectomia radical, a ACS recusou-se a incluí-la na lista ou a recomendá-la.

O objetivo de Elmer Bobst era tornar o Instituto Nacional do Cancro "autónomo", tal como o Sistema da Reserva Federal é "autónomo". Ele conseguiu atingir este objetivo devido à sua ligação pessoal de longa data com o Presidente Richard Nixon. Como mentor da American Cancer Society, ele pretendia realmente que esta se tornasse "autónoma" da influência de Washington, tornando-a completamente subserviente à American Cancer Society de Nova Iorque. O deputado David Obey, democrata do Wisconsin, observou que "a Sociedade Americana do Cancro quer manter o Instituto Nacional do Cancro forte em termos de financiamento e fraco em termos de pessoal, de modo a poder orientar as suas despesas sem demasiada interferência". Uma observação muito astuta. Um dos seus diretores é Mary Lasker, que, trinta e seis anos após a morte de Albeit Lasker, continua a ser descrita pelos observadores de Washington como a mulher mais poderosa da medicina americana. O Instituto Nacional de Saúde comprou à Igreja Católica o Convento da Visitação, em Bethesda, por 4,4 milhões de dólares; atualmente alberga o Centro Mary Lasker. Graças ao seu acesso a financiamento, a ACS mantém lobistas a tempo inteiro em Washington, chefiados pelo Coronel Luke Quinn e auxiliados por Mike Gorman. A Associação de Fabricantes Farmacêuticos, com o lobista de Washington Lloyd Cutler, também trabalha com Mary Lasker.

Seja o que for que se possa dizer da Sociedade Americana do Cancro, não há dúvida de que ela continua bem isolada da realidade. Um importante repórter de Washington, Daniel S. Greenberg, escreveu na *Columbia Journalism Review*, em 1975, que as taxas de cancro para a maioria dos tipos de cancro tinham permanecido estáticas desde a década de 1950; algumas taxas até diminuíram, provavelmente porque o uso de quimioterapia tóxica aumentou a taxa de mortalidade. Um investigador disse a Greenberg que tinha havido poucas melhorias desde 1945. O Dr. Frank Rauscher desafiou Greenberg no Seminário de Escritores Científicos da ACS de 1975, afirmando que estes números estavam desactualizados; no entanto, quando os novos números foram divulgados, confirmaram as conclusões de Greenberg. Este facto soa a falso contra as promessas anuais de "descobertas" quando os dois milhões e meio de "voluntários" percorrem a América a abanar os seus tintins e a pedir dinheiro. Há quase cinquenta anos que fazem estas mesmas promessas e angariam as mesmas quantias de dinheiro, ou mais. Laurance Rockefeller escreveu no *Reader's Digest, em* fevereiro de 1957, um comentário exultante: "Há, pela primeira vez, um cheiro de vitória final no ar", ao descrever o "progresso contra o cancro". O diretor do Sloan Kettering, C. P. Dusty Rhodes, foi citado no Denver Post, em 3 de outubro de 1953: "Estou convencido de que na próxima década, ou talvez mais, teremos um produto químico tão eficaz contra o cancro como a sulfanilamida e a penicilina são contra as infecções bacterianas". Bem, talvez mais. Em 1956, o Dr. Wendell F. Stanley, vencedor do Prémio Nobel, disse num discurso na convenção anual da AMA: "Os vírus são a principal causa da maioria dos tipos de cancro." Não se ouviu mais nada sobre este assunto nos últimos trinta anos.

Um médico, o Dr. Cecil Pitard, foi informado de que sofria de cancro em fase terminal e que tinha apenas algumas semanas de vida. O médico de Knoxville, Tennessee, foi diagnosticado na Clínica Mayo como tendo um linfoma. O cancro linfático resulta do facto de o corpo já não ser capaz de se desintoxicar ou limpar. As amigdalectomias dão frequentemente início a uma deterioração do sistema linfático, resultando na inflamação das glândulas linfáticas e, eventualmente, no cancro linfático. Sem nada a perder, o Dr. Pitard experimentou em si próprio o antigénio bacteriano antigripal, o lisado de estafilococos e o butirato de sódio, um ácido gordo presente no leite e na manteiga.

Rapidamente descobriu que estava completamente curado. No entanto, a organização do cancro ignorou o seu relatório e tornou-se ainda mais vociferante na sua campanha contra os "remédios não comprovados". Na maioria dos casos, como o do Dr. Pitard, os especuladores do cancro escarnecem dizendo que provavelmente foi mal diagnosticado e que ele nunca teve cancro, ou que teve uma "remissão espontânea", que é a sua resposta mais frequentemente repetida. Parece que eles mostrariam algum interesse em saber como obter uma "remissão espontânea", porque já andam a falar disso há meio século, mas não ouvimos nada do programa de investigação de 70 milhões de dólares por ano do Sloan Kettering sobre remissão espontânea.

Depois de o Dr. Ralph Moss ter sido despedido do Sloan Kettering por ter revelado os resultados positivos das experiências com laetrilo, tornou público o facto de o Instituto estar na posse de muitos outros resultados de tratamentos bem sucedidos do cancro, incluindo mais de mil casos positivos de resposta ao tratamento de Coley desde 1906. Moss relatou que o Dr. James Ewing, "némesis e arquirrival de Coley, transformou o Memorial Hospital numa sucursal médica da empresa de rádio". O Dr. William E. Koch, professor de fisiologia na Faculdade de Medicina de Detroit e na Universidade de Michigan, foi o precursor do tratamento da patologia radical livre com o desenvolvimento do Glyoxylide, que estimulava o corpo a oxidar as toxinas. Embora o seu tratamento nunca tenha sido cientificamente refutado, Koch, que iniciou estudos sobre a oxidação em 1915 e utilizou este tratamento desde 1918, foi perseguido durante dezasseis anos pelo monopólio médico. Foi finalmente expulso do país e morreu no Brasil em 1967. A FDA tinha começado a persegui-lo em 1920; a Sociedade Médica do Condado de Wayne formou um "Comité do Cancro" de médicos em 1923 que condenou o tratamento de Koch. O seu tratamento de estimulação da oxidação celular é feito através de uma dieta cuidadosamente planeada que limpa o sistema, mas este tratamento comprovado ainda hoje é denunciado pelos especuladores do cancro como "charlatanismo". Koch tentou continuar o seu trabalho no México e no Brasil, mas a FDA recusou-se a abandonar a sua perseguição. Ele foi processado em 1942 e 1946; a FDA finalmente obteve uma junção permanente contra o tratamento de Koch em 1950. Vários médicos que tinham tratado com sucesso o cancro com o tratamento de Koch foram expulsos da sociedade médica. Continuava a ser permitido matar um doente, mas era imperdoável curá-lo.

Outro médico independente, o Dr. Max Gerson, descobriu que uma dieta vegetariana, com frutas e vegetais crus e sem sal, curava enxaquecas e lúpus. Continuou os seus estudos até descobrir que a desintoxicação do organismo podia curar o cancro. Em 1958, publicou as suas descobertas no seu livro "A Cancer Therapy", que dá ênfase a uma dieta pobre em gordura, sem sal e com um mínimo de proteínas. Em 1964, foi convidado a testemunhar perante uma Subcomissão do Senado, que produziu um relatório de 227 páginas, documento número 89471. As cópias deste relatório nunca foram distribuídas pelo Senado; não recebeu qualquer cobertura em revistas médicas e o Dr. Gerson nunca recebeu um cêntimo de qualquer organização de caridade, como a American Cancer Society, para provar ou refutar as suas descobertas, apesar de estes grupos afirmarem que estavam a "investigar" uma cura para o cancro.

Outro caso famoso foi o de Harry Hoxsey, que utilizou um tratamento à base de ervas, baseado em remédios indianos, para o cancro durante trinta e cinco anos. Numa batalha judicial bem divulgada, Hoxsey ganhou um processo por difamação contra Morris Fishbein; o bom médico foi forçado a admitir, sob interrogatório, que ele, o médico mais famoso dos Estados Unidos, nunca tinha praticado medicina um dia na sua vida.

O Dr. Robert E. Lincoln descobriu o método bacteriófago de combate ao cancro, no qual os vírus se ligam parasitariamente e destroem bactérias específicas. Ele recebeu atenção nacional quando curou o filho do senador Charles Tobey com este método. Tobey ficou espantado ao saber que o Dr. Lincoln tinha sido expulso da Sociedade Médica de Massachusetts por estar a curar pessoas de cancro. Conduziu uma investigação no Congresso, na qual o seu conselheiro especial do Departamento de Justiça, Benedict Fitzgerald, escreveu, a 28 de abril de 1953: "As alegadas maquinações do Dr. J. J. Moore (durante os últimos dez anos, o tesoureiro da Associação Médica Americana) podem envolver a AMA e outros numa conspiração de proporções alarmantes. A minha investigação até à data deveria convencer este Comité de que existe de facto uma conspiração para impedir o livre fluxo e uso de drogas no comércio interestadual que alegadamente (têm) um sólido valor terapêutico. Fundos públicos e privados têm sido lançados como confettis numa feira rural para fechar e destruir clínicas, hospitais e laboratórios de investigação científica que não se conformam com o ponto de vista das associações médicas. Até quando é que o povo americano vai aguentar isto?"

Trinta e cinco anos depois, continuam a tomá-lo. O resultado das audições de Tobey é instrutivo. O Senador Tobey morreu subitamente de um ataque cardíaco, como acontece em Washington quando um político pisa terreno perigoso. Sucedeu-lhe no Comité o Senador John Bricker, do Ohio. Bricker, durante muitos anos, foi considerado um conservador dedicado por milhões de americanos. Na realidade, era o advogado de uma série de grandes fabricantes de medicamentos e banqueiros, a derradeira figura do establishment. Despediu imediatamente o advogado especial Benedict Fitzgerald; as audiências foram então encerradas.

O Dr. Robert Lincoln foi suficientemente ousado para processar a Sociedade Médica de Massachusetts por difamação; também morreu antes de o caso chegar a julgamento.

O Dr. Andrew C. Ivy, vice-presidente da Universidade de Illinois, começou a utilizar uma preparação a que chamou Krebiozen. Conseguiu curar o cancro com ele; a AMA publicou prontamente um relatório sobre o Krebiozen que determinava que não era "benéfico". O resultado foi um julgamento de 289 dias, no qual o Dr. Ivy foi ilibado de todas as acusações contra ele. O Dr. Peter de Marco, licenciado pela Faculdade de Medicina de Hahnemann, tratou com sucesso mais de 800 doentes com PVY, procaína polivinilpirrolidona; a sua licença para exercer medicina em New Jersey foi revogada.

Uma das recomendações favoritas da American Cancer Society é o teste "Papanicolau" para detetar o cancro, apesar dos seus muitos inconvenientes. A revista *Insight*, de 11 de janeiro de 1988, criticou muitos laboratórios de diagnóstico por fazerem um trabalho desleixado, citando o *Wall Street Journal* de novembro de 1987, segundo o qual "os esfregaços de Papanicolau têm uma taxa de falsos negativos de 20-40%; um falso negativo significa morte por cancro". Atingido por esta exposição de um método que a ACS tinha promovido freneticamente durante muitos anos, o Dr. Harmon J. Eyre, presidente da American Cancer Society, convocou uma conferência de imprensa conjunta da ACS, da AMA e da NCI, para renovar a sua recomendação conjunta de que todas as mulheres dos 20 aos 60 anos fizessem um exame Papanicolau anual. Nesta conferência de imprensa, noticiada pela AP, em 20 de janeiro de 1988, Eyre foi citado: "A principal razão para convocar a conferência de imprensa foi uma tentativa de contrariar a confusão sobre o valor do teste de Papanicolau à luz da publicidade recente sobre a percentagem de resultados falsos negativos de alguns laboratórios." Apesar de ter aprovado sem reservas os testes de Papanicolau, Eyre não deu qualquer resposta ao problema dos falsos negativos ou à terrível ameaça que representava para muitas mulheres.

Alguns grupos de mulheres estão a ser alertados para o facto de o Monopólio Médico estar a condenar desnecessariamente muitas mulheres à morte. O *Washington Post* noticiou, a 16 de fevereiro de 1988, um relatório sobre um ensaio de saúde das mulheres, em que 300 mulheres exigiram testes de baixo teor de gordura, em que a gordura na dieta seria reduzida de 40% para 20%, com o objetivo de diminuir o cancro da mama. Pediram financiamento ao NCI, mas o Conselho Científico do NCI recusou-se a avançar com qualquer financiamento para o projeto. O porta-voz das mulheres salientou que "o NCI está empenhado no controlo do cancro da mama e não na prevenção".

O que é que a mulher mais poderosa da medicina americana teria dito sobre isto? Mary Lasker tem-se contentado em desempenhar o papel da graciosa Lady Bountiful com o dinheiro que o marido ganhou como o mais famoso vendedor ambulante da nação. Nos Seminários de Escritores Científicos da Sociedade Americana do Cancro, que se realizam todos os anos nalgum hotel exótico durante os meses rigorosos de inverno, *a Science* observou, a 18 de maio de 1973, que estes seminários de primavera, realizados anualmente desde 1949, se realizam sempre em climas quentes, e que são uma oportunidade para os editores científicos dos jornais e revistas de grande circulação. *A Science* salientou que estes seminários, que custam à ACS cerca de 25.000 dólares, geram cerca de 300 notícias favoráveis e resultam na angariação pela ACS de cerca de 85 milhões de dólares em donativos extra. Este é provavelmente um dos melhores investimentos que existem. Em 1957, o romancista Han Suyin, vestindo um requintado casaco de peles, apresentou um relatório entusiástico aos redactores *da Science* sobre o bem que os fabricantes de produtos químicos fizeram à saúde dos nossos cidadãos. Para ser justo com Han, o Canal do Amor ainda não tinha sido descoberto em 1957. O seminário reuniu-se recentemente (1973) no fabuloso Rio Rico Inn, perto de Tucson, Arizona. Não só todas as despesas são pagas para os escritores complacentes, mas um mimo extra, uma Happy Hour no bar no final de cada "dia de trabalho", garante que os jornalistas cheguem ao jantar com uma disposição muito jovial. A Happy Hour é paga pela graciosa Mary Lasker. Segundo *a Saturday Review*, em 10 de abril de 1965, a ACS tinha um departamento de relações públicas invulgarmente eficaz. O segredo das relações públicas é obter espaço gratuito nas principais publicações, em vez de comprar publicidade. A ligação com Lasker também garante que as principais agências de Nova Iorque, como a McCann Erickson, preparem campanhas publicitárias para a ACS sem qualquer custo.

É irónico que Albert Lasker, o cocriador da Sociedade Americana do Cancro, tal como a conhecemos, e da sua criatura subsidiária, o Instituto Nacional do Cancro, tenha construído grande parte da sua fortuna com a promoção do consumo de cigarros. Após a sua morte por cancro, a American Cancer Society chegou com relutância à conclusão de que "fumar faz mal à saúde". O número crescente de mortes por cancro do pulmão obrigou as empresas de cigarros a considerarem alternativas; uma delas eram os filtros. Em 1 de janeiro de 1954, os cigarros Kent publicaram um anúncio em 80 jornais que afirmava que os testes da AMA tinham provado que os filtros Kent eram os mais eficientes na remoção do alcatrão dos cigarros. Como essa "prova estava no mesmo nível da maioria das outras alegações da AMA, a AMA foi obrigada a protestar contra a Lorillard, a fabricante. A revista *Time* comentou, em 12 de abril de 1954, "A AMA, normalmente soporífera, proibiu anúncios dos cigarros Kent." Quando o Surgeon General publicou o seu relatório de 1964 sobre os efeitos nocivos do consumo de cigarros, a indústria entrou em pânico, apesar de ter sido há muito anunciado por estudos anteriores. Em junho de 1954, o Dr. Daniel Horn e Edward Cuyler Hammond apresentaram um relatório na convenção da AMA, relacionando o tabagismo com o cancro do pulmão. Horn e Hammond dirigiam o departamento de estatística da ACS. A American Tobacco, uma das principais participações de Lasker, caiu cinco pontos num dia após esta apresentação. Hammond era um epidemiologista bem conhecido que tinha sido consultor dos NIH, da Marinha dos EUA, da USAF e do Laboratório Brookhaven. Era vice-presidente da ACS e diretor da sua investigação. Embora tivesse realizado uma extensa investigação sobre os efeitos do tabagismo, recusou-se firmemente a partilhar esse material com outras organizações. Em 1971, recebeu um convite para se juntar a um painel de cientistas para discutir o tabagismo; recusou, afirmando que era política da ACS desde 1952 não partilhar dados com outros investigadores. Em 1957, *a revista Current Biography* referia que Hammond fumava quatro maços de cigarros por dia; a sua mulher fumava três maços por dia.

Apesar das revelações da ACS, os interesses do tabaco, que estavam intimamente ligados ao Monopólio Médico Rockefeller, travaram uma ação de retaguarda determinada contra a campanha do cancro do pulmão. Uma das lobistas mais bem relacionadas de Washington, Patricia Firestone Chatham, viúva do deputado R. T. Chatham, presidente da empresa têxtil Chatham Mills, impediu a colocação do aviso nas embalagens de cigarros, "Fumar pode ser perigoso para a sua saúde", durante cinco anos, de 1964 a 1969. Vive numa mansão de dois milhões de dólares em Georgetown, a antiga casa de James Forrestal.

O furor em torno do cancro do pulmão e do tabagismo ignora um facto pertinente: as tribos primitivas fumam tabaco há milhares de anos, sem efeitos secundários desagradáveis. Na Virgínia, origem deste escritor, os índios já fumavam tabaco quando o Capitão John Smith desembarcou em Jamestown. O Dr. Richard Passey, investigador do Chester Beattie Research Institute de Londres, efectuou vinte anos de investigação sobre o problema do tabaco. Não encontrou qualquer relação significativa entre o tabaco tradicionalmente seco ao ar e o cancro do pulmão.

No entanto, as indústrias tabaqueiras americana e inglesa, dominadas pelos Rothschilds, utilizam açúcar no seu tabaco, para obter um efeito adocicado e seco. A Inglaterra utiliza 17% de açúcar, os Estados Unidos 10%. A Inglaterra tem a taxa de cancro do pulmão mais elevada do mundo. O Dr. Passey concluiu que a adição de açúcar ao tabaco cria uma substância cancerígena no alcatrão de nicotina; no tabaco seco ao ar, esta substância cancerígena não é activada. Não encontrou qualquer resultado de cancro do pulmão na União Soviética, na China e em Taiwan, países que produzem tabaco seco ao ar.

A revista *Esquire* publicou um longo artigo sobre o trabalho da Clínica Janker, em Bona, na Alemanha, descobrindo que esta clínica tratou 76.000 casos de cancro desde 1936, com remissão total ou parcial em 70% dos seus pacientes. O repórter *da Esquire* ficou espantado ao saber que "o Instituto Nacional do Cancro recusa-se a utilizar a isofosfamida da Clínica Janker, A. Mulsin, as enzimas Wobe e outras técnicas bem sucedidas de Janker porque se recusaram a utilizar uma dosagem suficiente. A Sociedade Americana do Cancro é ainda mais rígida. Orgulha-se de manter as técnicas de Janker fora dos Estados Unidos". O repórter *da Esquire* continuou a queixar-se de que "a Sociedade Americana do Cancro tornou-se uma parte importante do problema. Evita o patrocínio de inovações químicas e de investigação e, em vez disso, opta pela propaganda (os cigarros são nocivos, os Sete Sinais de Perigo, anúncios de celebridades na rádio e na televisão) e praticamente condena e suprime métodos não ortodoxos que, aliás, nem sequer se dá ao trabalho de investigar a fundo".

O repórter não sabia que a Sociedade Americana do Cancro tem um interesse particular nas formas estabelecidas de tratamento do cancro; por exemplo, detém cinquenta por cento dos direitos de patente do 5 FU, (5 fluorouracil), um dos medicamentos tóxicos atualmente em voga como medicamento "aceitável" para o cancro. O 5FU e um desenvolvimento posterior, o 5-4-FU, são produzidos pelos Laboratórios Hoffman LaRoche.

O Knight Ridder News Service noticiou em 1978 que a ACS se recusou a tomar posição sobre os pesticidas suspeitos de causarem cancro. A direção da ACS e da sua organização aliada, Sloan Kettering, tem muitos membros que são chefes das maiores empresas químicas dos Estados Unidos. A guerra contra a poluição não ganhará ali adeptos. Foi pedido à ACS que tomasse uma posição sobre outras substâncias perigosas, como o corante vermelho nº 2, o retardador de fogo TRIS, utilizado em vestuário de criança (foi entretanto proibido), e formas de estrogénio sintético. No entanto, a ACS recusou-se mais uma vez a declarar a sua posição sobre estas substâncias. Para contrariar a sua influência nefasta, o Committee for Freedom of Choice in Medicine planeou apresentar uma ação em 1984 perante o Comité Permanente dos Direitos Humanos das Nações Unidas, acusando o establishment médico americano de violar a Declaração dos Direitos Humanos das Nações Unidas e o Acordo Internacional dos Direitos Humanos de 1966. A sua declaração preparada referia que "os americanos foram desnecessariamente massacrados e criminalizados porque uma série de produtos úteis, medicamentos e abordagens nutricionais metabólicas na medicina foram esmagados por interesses instalados". O Comité designou a situação atual como "um Medigate".

A incapacidade de reduzir a taxa de mortalidade por cancro é uma indicação sombria dos obstáculos intransponíveis que a ACS colocou no caminho de uma abordagem viável a este problema. John Bailar, da Escola de Saúde Pública de Harvard, dirigindo-se à Associação Americana para o Avanço da Ciência em 19867, salientou que "O programa nacional de cancro do governo, com quinze anos de existência, não reduziu a taxa de mortalidade das principais formas de cancro e deve, por isso, ser considerado um fracasso. Não produziu os resultados que era suposto produzir". Bailar estava bem qualificado para fazer esta observação; tinha sido editor do Journal for NCI durante vinte e cinco anos. Foi apoiado por um colega do corpo docente da Escola de Saúde Pública, o Dr. John Cairns, que referiu que, "Nos últimos vinte anos, o cancro aumentou; não houve ganhos significativos contra o cancro desde os anos 50".

O Dr. Hardin James dirigiu-se ao painel da ACS em 1969. Professor de física médica na Universidade da Califórnia em Berkely, afirmou que os seus estudos tinham provado de forma conclusiva que as vítimas de cancro não tratadas vivem até quatro vezes mais do que os indivíduos tratados. "Para um tipo típico de cancro, as pessoas que recusaram tratamento vivem em média doze anos e meio. As que aceitaram a cirurgia e outros tipos de tratamento viveram em média apenas três anos. Atribuo este facto ao efeito traumático da cirurgia no mecanismo de defesa natural do corpo. O corpo tem um tipo de defesa natural contra todos os tipos de cancro".

Em fevereiro de 1988, o Instituto Nacional do Cancro publicou o seu relatório definitivo, resumindo a "guerra contra o cancro". O relatório informava que, nos últimos trinta e cinco anos, tanto a incidência global como as taxas de mortalidade por cancro aumentaram, apesar dos "avanços" na deteção e tratamento." *Washington Post*, 9 de fevereiro de 1988. O problema pode ser que, tal como noutras guerras em que nos envolvemos no século XX, demasiados dos que estão "do nosso lado" estão de facto a trabalhar para o inimigo.

CAPÍTULO 4

VACINAÇÃO

Um dos poucos médicos que ousou falar contra o Monopólio Médico, o Dr. Robert S. Mendelsohn, dramatizou a sua posição contra a Medicina Moderna definindo-a como uma Igreja que tem Quatro Águas Santas. A primeira delas, ele listou como Vacinação. O Dr. Mendelsohn chamou a vacinação de "de segurança questionável". No entanto, outros médicos foram mais explícitos. É notável que os interesses dos Rockefeller tenham lutado durante todo o século XIX para tornar estas Quatro Águas Santas obrigatórias em todos os Estados Unidos, ignorando todos os protestos e avisos dos seus perigos.

Destes quatro itens, que poderiam muito bem ser designados como os Quatro Cavaleiros do Apocalipse, porque também são conhecidos por trazerem morte e destruição no seu rasto, o mais pernicioso nos seus efeitos a longo prazo pode muito bem ser a prática da imunização. Esta prática vai diretamente contra a descoberta dos especialistas da medicina holística moderna de que o corpo tem uma defesa imunitária natural contra as doenças. A Igreja da Medicina Moderna afirma que só podemos ser absolvidos do perigo da infeção pela Água Benta da vacinação, injectando no sistema um corpo estranho de infeção, que irá então realizar um Milagre Médico, e irá conferir imunidade para toda a vida, daí o termo, "imunização". A maior heresia que qualquer médico pode cometer é expressar publicamente qualquer dúvida sobre qualquer uma das Quatro Águas Sagradas, mas a mais profundamente enraizada na prática médica moderna é, sem dúvida, os numerosos programas de vacinação. Eles são também as operações mais consistentemente lucrativas do Monopólio Médico. No entanto, um médico, o Dr. Henry R. Bybee, de Norfolk, Virgínia, declarou publicamente: "A minha opinião honesta é que a vacina é a causa de mais doenças e sofrimento do que qualquer outra coisa que eu possa citar. Acredito que doenças como o cancro, a sífilis, o herpes labial e muitas outras doenças são o resultado direto da vacinação. No entanto, no estado da Virgínia e em muitos outros estados, os pais são obrigados a submeter seus filhos a esse procedimento, enquanto a profissão médica não apenas recebe seu pagamento por esse serviço, mas também faz pacientes esplêndidos e em potencial para o futuro.

O presente escritor lembra-se bem dos anos 20, quando era criança na Virgínia e ia para a escola durante algumas semanas sem se ter submetido à vacinação obrigatória ordenada pelas autoridades estatais. Todas as manhãs, o professor começava as aulas do dia perguntando: "Clarence, trouxeste hoje o teu certificado de vacinação?" Obviamente, este era o assunto mais urgente do sistema educativo, tendo prioridade sobre as aulas e os estudos. Todas as manhãs, eu tinha de responder: "Não, hoje não o trouxe". As outras crianças viravam-se e olhavam para este perigoso colega de turma, que poderia infectá-los a todos com uma doença terrível. A minha mãe tinha sido enfermeira e nunca me incentivou a ir em frente com a vacinação. Suspeito que ela sabia mais do que os médicos sobre os seus possíveis efeitos. Depois de adiar a temida provação durante algumas semanas, fui finalmente conduzido ao médico, como um animal a ser levado para a prancha para ser atordoado, e recebi a minha injeção. Claro que fiquei extremamente doente, pois o meu corpo lutou contra a infeção, mas a classe foi libertada do perigo e eu fui aceite como um membro da sociedade devidamente marcado. Em "A Maldição de Canaã", escrevi sobre a entrega dos nossos filhos para sacrifícios rituais, uma prática que aparentemente terminou com a destruição do culto de Baal há cerca de cinco mil anos. Infelizmente, o Culto de Baal parece estar firmemente enraizado no atual Estabelecimento, que é frequentemente conhecido pelo apelido de Irmandade da Morte. É perturbador ver como os educadores abraçam avidamente cada nova ofensa contra as crianças nas nossas escolas, protestando contra qualquer menção à moralidade ou à religião, ao mesmo tempo que doutrinam solenemente crianças de seis anos sobre as vantagens de "um estilo de vida alternativo" nas suas preferências sexuais. O objetivo atual da Associação Nacional de Educação parece ser o de que os professores distribuam preservativos à turma antes de iniciarem as actividades de cada dia.

A urgência da minha vacinação não era o facto de haver uma epidemia na altura na cidade de Roanoke, nem houve nenhuma nos sessenta anos que se seguiram. A urgência era que nenhuma criança fosse poupada às ministrações do Culto de Baal, ou prescindisse do sacrifício no altar dos molestadores de crianças. O Monopólio Médico não pode permitir que um único aluno escape à oferta monetária a pagar pela vacinação obrigatória, o tributo dos escravos aos seus senhores.

De Londres chega-nos uma observação alarmante de um médico de excelente reputação e longa experiência. O Dr. Herbert Snow, cirurgião sénior do Hospital do Cancro de Londres, expressou a sua preocupação: "Nos últimos anos, muitos homens e mulheres no auge da vida morreram subitamente, muitas vezes depois de terem ido a uma festa ou a um banquete. Estou convencido de que cerca de oitenta por cento destas mortes são causadas pela inoculação ou vacinação a que foram submetidos. É sabido que estas vacinas provocam doenças graves e permanentes no coração. O médico-legista diz sempre que se trata de "causas naturais". "

Não se encontra tal aviso em nenhum livro de medicina ou livro popular sobre saúde. De facto, este escritor conseguiu localizá-la num pequeno volume enterrado nas profundezas das pilhas da Biblioteca do Congresso. No entanto, uma observação tão ameaçadora de um médico consagrado deve ser divulgada o mais amplamente possível, nem que seja para ser anexada por aqueles que podem refutar a sua premissa. Pelo menos, não pode ser atacada pelo Establishment como charlatanismo, porque o Dr. Snow não está a tentar vender um substituto para a vacinação, mas apenas a alertar para os seus perigos.

Outro médico, o Dr. W. B. Clarke, de Indiana, considera que "o cancro era praticamente desconhecido até à introdução da vacinação obrigatória com a vacina contra a varíola. Tive de lidar com pelo menos duzentos casos de cancro e nunca vi um caso de cancro numa pessoa não vacinada."

Finalmente, temos a descoberta pela qual a Sociedade Americana do Cancro tem procurado, a tão grande custo, e durante tantos anos. O Dr. Clarke nunca viu um caso de cancro numa pessoa não vacinada. Não será esta uma pista que deve ser explorada?

Com um tal impulso, a ACS poderia voltar a pôr os bancos de telefones a tocar nas campanhas de angariação de fundos, para iniciar uma investigação positiva sobre a possível relação entre a vacinação e a incidência do cancro. De alguma forma, suspeitamos que a ACS não seguirá este exemplo. Também ficaria bem gravado em pedra na imponente entrada do Memorial Sloan Kettering Cancer Center: "Nunca vi um caso de cancro numa pessoa não vacinada". No entanto, é pouco provável que os Sumos Sacerdotes da Medicina Moderna consigam abdicar de um dos Quatro Mandamentos. Será necessário que um público indignado exerça pressão para que se abandone o ritual moderno de sacrificar os nossos filhos a Baal, num ritual com cinco mil anos chamado, na sua versão moderna, "imunização obrigatória".

No país onde a liberdade ressoa, ou deveria ressoar, é ainda mais surpreendente constatar que todos os cidadãos são obrigados a submeter-se a um ritual de vacinação obrigatória. Também neste caso, estamos a falar de uma civilização que está a ser visitada por duas pragas, a praga do cancro e a praga da SIDA, mas a vacinação obrigatória não oferece qualquer proteção contra as pragas que nos ameaçam. É o adeus à tosse convulsa, o adeus à difteria e o olá à SIDA. O monopólio médico está a procurar desesperadamente um tipo de "imunização" contra estas pragas e, sem dúvida, acabará por inventar um tipo de "vacina" que será mais terrível do que a doença. Desde o início, os nossos mais ilustres especialistas médicos informaram-nos orgulhosamente que a SIDA é incurável, o que não é a abordagem que esperamos daqueles que exigem que aceitemos a sua infalibilidade em todas as coisas relacionadas com a medicina.

Outro médico bem conhecido, Dr. J. M. Peebles, de São Francisco, escreveu um livro sobre a vacina, no qual diz: "A prática da vacinação, empurrada para a frente em todas as ocasiões pela profissão médica, através da conivência política tornada obrigatória pelo Estado, não só se tornou a principal ameaça e o maior perigo para a saúde da geração em ascensão, mas também o maior ultraje às liberdades pessoais do cidadão americano; a vacinação compulsória, envenenando as correntes carmesim do sistema humano com linfa extraída de forma bruta, sob a estranha infatuação de que evitaria a varíola, foi uma das manchas mais negras que desfiguraram o século passado."

O Dr. Peebles refere-se ao facto de que a vacina contra a varíola foi uma das mais peculiares "invenções ou descobertas da Era do Iluminismo". No entanto, como salientei em "*A Maldição de Canaã*",[1] a Era do Iluminismo foi meramente o último programa do Culto de Baal e seus rituais de sacrifício de crianças, que, de uma forma ou de outra, já está entre nós há cerca de cinco mil anos. Devido a este objetivo, o Monopólio Médico é também conhecido como "A Sociedade para Crianças Aleijadas".

Talvez o comentário mais revelador da crítica do Dr. Peebles seja a sua referência à "linfa extraída em bruto". Poderá haver alguma relação entre a injeção desta substância e a propagação de uma forma de cancro até agora desconhecida, o cancro das glândulas linfáticas?

Este tipo de cancro não é apenas uma das versões mais frequentes da doença, é também uma das mais difíceis de tratar, porque se espalha rapidamente por todo o sistema. Um diagnóstico de cancro dos gânglios linfáticos significa atualmente uma sentença de morte.

Se supusermos que médicos como o Dr. Snow e o Dr. Peebles estão a apregoar perigos inexistentes quando escrevem sobre a vacinação, basta olharmos para os registos judiciais de muitos casos em todo o

---

[1] Publicado por Omnia Veritas Ltd.

país. A Wyeth Laboratories foi a ré num caso em que um júri de Wichita, Kansas, concedeu recentemente 15 milhões de dólares de indemnização a uma menina de oito anos. Ela sofreu danos cerebrais permanentes depois de ter recebido uma vacina contra a difteria-pertussis-tétano. Michelle Graham foi vacinada aos três meses de idade e sofreu graves lesões cerebrais que a deixaram permanentemente incapacitada. Os seus advogados provaram que os danos eram exclusivamente imputáveis à vacina, embora os advogados da Wyeth tenham tentado negar este facto.

Devido às perspectivas financeiras, os médicos estão a exigir uma vacinação mais precoce das crianças todos os anos. O Comité de Vacinação da Academia Americana de Pediatras exigiu recentemente que a idade para as crianças receberem a vacina da gripe fosse reduzida dos anteriores vinte e quatro meses para dezoito meses. Estão a promover uma nova versão da vacina contra a gripe que se diz ter sido testada em crianças na Finlândia.

Num artigo publicado na revista *Science, em* 4 de março de 1977, Jonas e Darrell Salk advertem que "as vacinas de vírus vivos contra a gripe ou a poliomielite podem, em cada caso, produzir a doença que pretendem prevenir... o vírus vivo contra o sarampo e a papeira pode produzir efeitos secundários como a encefalite (lesões cerebrais)".

Se as vacinas representam um perigo tão claro e presente para as crianças que são forçadas a submeter-se a elas, temos de examinar as forças que exigem que elas se submetam. Nos Estados Unidos, as vacinas são ativamente e incessantemente promovidas como a solução para todas as doenças infecciosas por agências governamentais como o Center for Disease Control na Geórgia, pelo HEW, USPHS, FDA, AMA e OMS. É de interesse mais do que passageiro que as agências federais sejam apoiantes tão fervorosos do uso obrigatório de vacinas e que também passem pela "porta giratória" das grandes empresas farmacêuticas cujos produtos promoveram tão assiduamente, ao longo dos seus anos de serviço ao público. Foram estes agentes federais que redigiram os procedimentos que forçaram os estados a promulgar legislação de vacinação obrigatória que tinha sido redigida pelos advogados do Monopólio Médico, para se tornar "a lei da terra". Nos confins do passado, quando os americanos eram mais protectores das suas liberdades, agora em declínio, havia uma oposição esporádica à ameaça de ultraje que um governo central ditatorial procurava impor a todas as crianças dos Estados Unidos. Em 1909, o Senado da Commonwealth de Massachusetts apresentou o Projeto de Lei n.º 8; "Uma Lei para Proibir a Vacina Obrigatória. Sec. 1. Será ilegal para qualquer conselho de educação, conselho de saúde ou qualquer conselho público agindo neste estado, sob regulamentos políticos ou de outra forma, obrigar por resolução, ordem ou procedimentos de qualquer tipo, a vacinação de qualquer criança ou pessoa de qualquer idade, tornando a vacinação uma condição precedente para a frequência de qualquer escola pública ou privada, seja como aluno ou professor.

Sem dúvida, esta legislação foi redigida por um médico que estava bem ciente dos perigos da vacinação. Mesmo em 1909, o Monopólio Médico era suficientemente forte para enterrar este projeto de lei. Ele nunca foi submetido a votação. No entanto, o perigo de uma única legislatura estadual impedir sua conspiração criminosa fez com que o Sindicato Rockefeller se concentrasse em aperfeiçoar um instrumento para controlar toda e qualquer legislatura estadual nos Estados Unidos. Isto foi conseguido através da criação do Conselho dos Governos Estaduais em Chicago. As suas ordens são rotineiramente emitidas para cada legislador estadual, e o seu controlo totalitário é tal que nenhuma legislatura deixou de seguir os seus ditames.

Edward Jenner (1796-1839) "descobriu" que a vacina contra a varíola bovina poderia supostamente inocular as pessoas contra o flagelo da varíola no século XVIII. Na realidade, a varíola já estava em declínio e algumas autoridades acreditam que teria desaparecido no final do século, devido a uma série de factores que contribuíram para isso. Depois de a utilização da vacina contra a varíola se ter generalizado em Inglaterra, surgiu uma epidemia de varíola que matou 22 081 pessoas. As epidemias de varíola agravaram-se todos os anos em que a vacina foi utilizada. Em 1872, 44 480 pessoas foram mortas por esta doença. A Inglaterra acabou por proibir a vacina em 1948, apesar de ter sido uma das "contribuições" mais anunciadas que aquele país tinha dado à medicina moderna. Esta ação ocorreu após muitos anos de vacinação obrigatória, período durante o qual aqueles que se recusaram a submeter-se aos seus perigos foram levados para a prisão.

O Japão iniciou a vacinação obrigatória em 1872. Em 1892, registaram-se 165.774 casos de varíola no país, que resultaram em 29.979 mortes.

O Japão continua a impor a vacinação obrigatória; no entanto, uma vez que é uma nação militarmente ocupada, o seu atual governo não pode ser culpado por se submeter ao monopólio médico de Rockefeller.

A Alemanha também instituiu a vacinação obrigatória. Em 1939 (isto durante o regime nazi), a taxa de difteria aumentou astronomicamente para 150.000 casos. A Noruega, que nunca instituiu a vacinação obrigatória, registou apenas cinquenta casos durante o mesmo período. A poliomielite aumentou 700% nos Estados que têm vacinação obrigatória. O muito citado escritor sobre problemas médicos, Morris Beale, que durante anos editou a sua publicação informativa, *Capsule News Digest, a partir de Capitol Hill*, ofereceu uma recompensa permanente, durante os anos de 1954 a 1960, de 30.000 dólares, que pagaria a quem conseguisse provar que a vacina da poliomielite não era uma assassina e uma fraude. Não houve quem aceitasse.

Os historiadores da medicina chegaram finalmente à relutante conclusão de que a grande "epidemia" de gripe de 1918 se deveu exclusivamente à utilização generalizada de vacinas. Foi a primeira guerra em que a vacinação era obrigatória para todos os militares. O *Boston Herald* noticiou que quarenta e sete soldados tinham sido mortos pela vacinação num mês. Como resultado, os hospitais militares ficaram cheios, não de feridos de combate, mas de vítimas da vacina. A epidemia foi chamada de "gripe espanhola", uma denominação deliberadamente enganosa, que tinha como objetivo ocultar a sua origem. Esta epidemia de gripe fez vinte milhões de vítimas; os que sobreviveram foram os que recusaram a vacina. Nos últimos anos, as epidemias de gripe que se repetem anualmente são designadas por "gripe russa". Por alguma razão, os russos nunca protestam, talvez porque os Rockefellers fazem viagens regulares a Moscovo para dar o recado.

Os perigos da vacinação já eram conhecidos. A revista *Plain Talk* refere que "durante a Guerra Franco-Prussiana, todos os soldados alemães foram vacinados. O resultado foi que 53.288 homens saudáveis desenvolveram varíola. A taxa de mortalidade foi elevada".

Naquele que é agora conhecido como "o Grande Massacre da Gripe Suína", o Presidente dos Estados Unidos, Gerald Ford, foi recrutado para persuadir o público a submeter-se a uma campanha nacional de vacinação. A força motriz por detrás do esquema foi um lucro inesperado de 135 milhões de dólares para os principais fabricantes de medicamentos. Tinham uma vacina contra a "gripe suína" que os criadores de porcos desconfiados se tinham recusado a tocar, com receio de que pudesse acabar com as suas colheitas. Os fabricantes só tinham tentado obter 80 milhões de dólares dos criadores de suínos; recusados nesta venda, viraram-se para o outro mercado, o dos humanos. O impulso para a vacina nacional contra a gripe suína veio diretamente do Centro de Controlo de Doenças de Atlanta, na Geórgia. Talvez por coincidência, Jimmy Carter, membro da Comissão Trilateral, estava então a planear a sua campanha presidencial na Geórgia. O presidente em exercício, Gerald Ford, tinha todas as vantagens de uma enorme burocracia para o ajudar na sua campanha eleitoral, enquanto o ineficaz e pouco conhecido Jimmy Carter não oferecia qualquer ameaça séria nas eleições. De repente, de Atlanta, surgiu o plano do Centro de Controlo de Doenças para uma campanha nacional de imunização contra a "gripe suína". O facto de não haver um único caso conhecido desta gripe nos Estados Unidos não dissuadiu o Monopólio Médico do seu plano. Os criadores de porcos tinham ficado chocados com as demonstrações da vacina nalguns porcos, que tinham desmaiado e morrido. Podemos imaginar as ansiosas conferências nas sedes das grandes firmas farmacêuticas, até que um jovem brilhante observou: "Bem, se os criadores de porcos não a injectam nos seus animais, o nosso único outro mercado é injectá-la nas pessoas".

A campanha contra a gripe suína patrocinada pela Ford quase teve uma morte prematura, quando um funcionário público consciencioso, o Dr. Anthony Morris, antigo funcionário do HEW e então ativo como diretor do Gabinete de Vírus da Food and Drug Administration, declarou que não podia haver uma vacina autêntica contra a gripe suína, porque nunca tinha havido casos de gripe suína em que a pudessem testar. O Dr. Morris veio então a público declarar que "em nenhum momento as vacinas contra a gripe suína foram eficazes". Foi imediatamente despedido, mas o mal já estava feito.

O controlo de danos consistiu na conjugação de esforços entre o grande humanitário Walter Cronkite e o Presidente dos Estados Unidos para salvar o monopólio médico. Walter Cronkite fez com que o Presidente Ford aparecesse no seu programa noticioso para exortar o povo americano a submeter-se à inoculação com a vacina da gripe suína. A CBS, nessa altura ou mais tarde, nunca conseguiu encontrar qualquer razão para transmitir qualquer análise ou crítica científica da vacina contra a gripe suína, que foi identificada como contendo muitos venenos tóxicos, incluindo partículas de proteínas virais alienígenas, formaldeído, resíduos de substâncias de embriões de galinha e de ovos, sacarose, timerosal (um derivado do mercúrio venenoso), polissorbato e cerca de oitenta outras substâncias.

Entretanto, de volta aos laboratórios de vírus, depois de o Dr. Anthony Morris ter sido sumariamente despedido, uma equipa especial de trabalhadores foi chamada a limpar as quatro salas em que ele tinha conduzido os seus testes científicos. O laboratório estava cheio de animais cujos registos confirmavam as suas afirmações, representando cerca de três anos de investigação constante. Todos os animais foram imediatamente destruídos e os registos de Morris foram queimados. Não chegaram ao ponto de semear sal por toda a zona, porque acreditavam que o seu trabalho estava feito.

Em 15 de abril de 1976, o Congresso aprovou a Lei Pública 94-266, que disponibilizou 135 milhões de dólares dos contribuintes para pagar uma campanha nacional de vacinação contra a gripe suína. O HEW deveria distribuir a vacina aos organismos de saúde estatais e locais, numa base nacional, para inoculação, sem custos. As companhias de seguros tornaram público o seu aviso de que não segurariam as empresas farmacêuticas contra possíveis acções judiciais decorrentes dos resultados da inoculação da gripe suína, porque não tinham sido efectuados estudos que permitissem prever os seus efeitos. Foi para despistar as companhias de seguros que a CBS fez com que Gerald Ford fizesse o seu apelo apaixonado a 215 milhões de americanos para que se salvassem enquanto ainda havia tempo e corressem para o departamento de saúde local e tomassem a vacina contra a gripe suína, sem qualquer custo. Este pode ter sido o melhor momento da CBS na sua distinta carreira de "serviço público".

Mal terminara a campanha contra a gripe suína, começaram a chegar os relatórios sobre as vítimas. Em poucos meses, foram apresentadas queixas no valor de 1,3 mil milhões de dólares por vítimas que sofreram paralisia devido à vacina da gripe suína. As autoridades médicas mostraram-se à altura do desafio; saltaram em defesa do Monopólio Médico, rotulando a nova epidemia de "Síndrome de Guillain-Barré". Desde então, tem havido cada vez mais especulações de que a epidemia de SIDA que se seguiu, e que começou pouco depois das garantias públicas de Gerald Ford, era apenas uma variação viral da vacina da gripe suína. E o que dizer do autor do Grande Massacre da Gripe Suína, o Presidente Gerald Ford? Como culpado lógico da catástrofe, Ford teve de suportar uma torrente de críticas públicas que, naturalmente, resultaram na sua derrota eleitoral (tinha sido nomeado quando os agentes das operações internacionais de droga tinham afastado Richard Nixon do cargo). O desconhecido Jimmy Carter, conhecido apenas pelos membros super-secretos da Comissão Trilateral, foi levado ao cargo pela explosão de raiva contra Gerald Ford. Carter revelou-se um desastre nacional quase tão grave como a epidemia de gripe suína, enquanto Gerald Ford se retirava da política para a vida. Não só perdeu as eleições, como também foi condenado a passar os anos que lhe restavam a arrastar-se cansativamente para cima e para baixo nas areias quentes do campo de golfe de Palm Springs.

No Seminário Anual de Escritores Científicos da ACS, o Dr. Robert W. Simpson, da Universidade de Rutgers, alertou que "os programas de imunização contra a gripe, sarampo, papeira e poliomielite podem estar, na verdade, a semear os seres humanos com ARN para formar provírus que se tornarão células latentes em todo o corpo. podem então ser activados como uma variedade de doenças, incluindo lúpus, cancro, reumatismo e artrite".

Esta foi uma verificação notável do aviso anterior feito pelo Dr. Herbert Snow, de Londres, mais de cinquenta anos antes. Ele tinha observado que os efeitos a longo prazo da vacina, alojando-se no coração ou noutras partes do corpo, acabariam por resultar em danos fatais para o coração. A vacina torna-se uma bomba-relógio no sistema, apodrecendo como os chamados "vírus lentos", que podem levar de dez a trinta anos para se tornarem virulentos. Quando chega essa altura, a vítima é abatida por um ataque fatal, muitas vezes sem qualquer aviso prévio, quer se trate de um ataque cardíaco ou de qualquer outra doença.

O Health Freedom News, na sua edição de julho/agosto de 1986, referiu que "A vacina está ligada a danos cerebrais. 150 acções judiciais pendentes contra os fabricantes da vacina DPT, pedindo 1,5 mil milhões de dólares de indemnização."

Quando o presente escritor era um adolescente na Virgínia, todos os Verões se tornavam um pesadelo para os pais ansiosos, pois as epidemias de poliomielite, geralmente designada por paralisia infantil, varriam a nação. Durante todo o verão, bebíamos garrafa após garrafa de gasosa gelada para engolir os nossos lanches vespertinos de barras de chocolate, sem nos apercebermos de que estávamos a preparar os nossos sistemas para a reprodução do vírus da poliomielite. A vítima mais famosa da poliomielite foi o governador de Nova Iorque, Franklin D. Roosevelt. Em 1931, durante a epidemia anual de poliomielite, Roosevelt aprovou oficialmente o chamado "soro imune", um precursor das vacinas contra a poliomielite da década de 1950. Foi patrocinado pelo Dr. Lindsley R. Williams, genro do sócio-gerente dos banqueiros de investimento, Kidder Peabody. As fundações Rockefeller e Carnegie tinham insistido na construção de um novo edifício médico que se chamaria Academia de Medicina de Nova Iorque. Como era frequentemente o caso, não forneceram os fundos, mas planearam a campanha de encenação através da qual o público foi induzido a contribuir com milhões de dólares para a sua construção. O Dr. Williams foi então nomeado diretor desta Academia, apesar do facto de as suas capacidades médicas serem uma piada em Nova Iorque. Williams usou este cargo para se tornar o apóstolo da medicina socializada nos Estados Unidos, um objetivo que o Monopólio Médico Rockefeller desejava ardentemente, e que foi finalmente alcançado quando o programa Medicare foi adotado muitos anos mais tarde. Na realidade, como o Dr. Emanuel Josephson salientou, Williams defendia o domínio político e comercial da profissão médica sob um sistema socializado.

Roosevelt anunciou então a sua candidatura à Presidência dos Estados Unidos, um cargo para o qual parecia fisicamente desqualificado. Devido à sua deficiência, há muitos anos que não conseguia manter-se de pé ou andar. Fazia os seus negócios a partir de uma cadeira de rodas. Parecia incrível que ele fosse capaz de fazer uma campanha nacional para o cargo de presidente. Para dissipar essas dúvidas, o Dr. Williams escreveu um artigo que foi publicado na revista *Collier's*, a segunda maior revista dos Estados Unidos na época. Nesse artigo, o Dr. Williams certificava que o Governador Franklin D. Roosevelt estava física e mentalmente apto para ser Presidente dos Estados Unidos. Foi então noticiado que um novo cargo no Gabinete, o de Secretário da Saúde, seria criado especialmente para o Dr. Williams numa próxima Administração Roosevelt.

O "soro imunitário" contra a poliomielite era conhecido por ser perigoso e inútil quando Roosevelt o aprovou. O Instituto Nacional de Saúde do Serviço de Saúde Pública dos Estados Unidos havia feito experiências com macacos durante três anos, usando esse soro idêntico. O Instituto declarou que um estudo do soro tinha sido feito por recomendação do Dr. Simon Flexner, o diretor do Instituto. O soro foi então utilizado e muitas crianças morreram devido a ele. O Comissário de Saúde do Estado de Nova Iorque, Dr. Thomas Parran (que mais tarde foi nomeado Cirurgião Geral dos Estados Unidos), que devia a sua nomeação à recomendação do Dr. Williams ao Governador Roosevelt, recusou-se a realizar audiências para validar o soro, enquanto Roosevelt continuava a colher os frutos da "caridade" da sua Fundação Warm Springs e dos seus bailes anuais de aniversário celebrando a epidemia de poliomielite.

Em 1948, um Dr. Sandier, que na altura era perito em nutrição no U.S. Veterans Administration Hospital em Osteen, Carolina do Norte, ficou alarmado com as enormes quantidades de bebidas muito açucaradas, doces e outras guloseimas que eram consumidas pelas crianças durante os meses quentes de verão, ao mesmo tempo que a poliomielite se tornava epidémica todos os anos. Realizou testes que o levaram a concluir que o consumo de açúcar pelas crianças tinha uma relação direta com a virulência dos surtos de poliomielite. Emitiu então um aviso urgente aos pais para que proibissem o consumo de qualquer produto com açúcar refinado, especialmente doces, refrigerantes e gelados durante os meses de verão. O resultado da campanha do Dr. Sandler foi que o número de casos de pólio caiu 90% na Carolina do Norte em um único ano, de 2.498 em 1948 para apenas 229 em 1949. Animados com o efeito que a campanha de alerta do Dr. Sandler tinha tido nas suas vendas de verão na Carolina do Norte, os distribuidores de refrigerantes e os fabricantes de doces lançaram no ano seguinte uma campanha promocional a nível estatal, com amostras grátis e outras promoções. Em 1950, o número de vítimas da pólio havia voltado ao nível de 1948. O que aconteceu com o Dr. Sandier? Um estudo das publicações da Carolina do Norte não mostra mais nenhuma menção a ele ou ao seu programa.

Herbert M. Shelton escreveu em 1938, no seu livro "Exploitation of Human Suffering", que "a vacina é pus - sético ou inerte - se inerte não pega - se sético produz infeção". Isto explica porque é que algumas crianças têm de voltar atrás e receber uma segunda inoculação, porque a primeira não "pegou" - não era suficientemente venenosa e não infectou o corpo. Shelton diz que as inoculações causam a doença do sono, a paralisia infantil, a hemiplegia ou o tétano.

O Surgeon General dos Estados Unidos, Leonard Scheele, salientou na convenção anual da AMA, em 1955, que "nenhum lote de vacina pode ser comprovadamente seguro antes de ser administrado a crianças". James R. Shannon, do Instituto Nacional de Saúde, declarou que "a única vacina segura é uma vacina que nunca é usada".

Com o advento da vacina contra a poliomielite do Dr. Jonas Salk, na década de 1950, os pais americanos tiveram a garantia de que o problema estava resolvido e que os seus filhos estavam agora seguros. As acções judiciais que se seguiram contra os fabricantes de medicamentos tiveram pouca publicidade. "David v. Wyeth Labs", uma ação que envolvia a vacina contra a poliomielite Sabin tipo 3, foi julgada a favor do queixoso, David. Um processo contra o Laboratório Lederle envolvendo a vacina Orimune foi resolvido em 1962 por US$ 10.000. Em dois casos envolvendo o Quadrigen da Parke-Davis, o produto foi considerado defeituoso. Em 1962, a Parke-Davis suspendeu toda a produção do Quadrigen. O médico solitário, Dr. William Koch, declarou que "A injeção de qualquer soro, vacina ou mesmo penicilina mostrou um aumento muito acentuado na incidência de poliomielite, pelo menos em 400%".

O Centro de Controlo de Doenças ficou fora de vista durante algum tempo depois do Grande Massacre da Gripe Suína, apenas para emergir mais estridentemente do que nunca com um novo programa nacional de medo sobre os perigos de outra praga, que foi chamada "Doença dos Legionários" depois de um surto no Hotel Bellevue Stratford em Filadélfia. Aparentemente, este vírus multiplicou-se nos sistemas de ar condicionado e de aquecimento de alguns hotéis mais antigos das grandes cidades, provavelmente porque as condutas de ar nunca foram limpas. Em alguns casos isolados, causou a morte das pessoas afectadas. Por alguma razão, essas vítimas eram geralmente legionários idosos, que tinham participado numa reunião num desses hotéis. À medida que os hotéis mais antigos foram sendo gradualmente substituídos por motéis novos e mais modernos, a doença do legionário foi desaparecendo silenciosamente, sem que o Centro de Controlo de Doenças conseguisse dar mais um golpe de 135 milhões de dólares ao Monopólio Médico Rockefeller.

A vacinação contra a poliomielite foi agora aceite como um facto da vida pelo público americano, que se conforta consideravelmente com o desaparecimento gradual da campanha anual de medo no início de cada verão... No entanto, o *Washington Post* de 26 de janeiro de 1988 apresentou uma história que criou algumas reflexões intrigantes. Foi anunciado numa conferência nacional realizada em Washington que todos os casos de poliomielite desde 1979 tinham sido causados pela vacina da poliomielite. Citamos: "De facto, todos os casos na América são causados pela vacina. O vírus da poliomielite de ocorrência natural (ou de tipo selvagem) não demonstrou ter causado um único caso de poliomielite nos Estados Unidos desde 1979." Foi para confrontar este facto desagradável que o Instituto de Medicina, sob contrato com o Serviço de Saúde Pública dos Estados Unidos, convocou uma comissão em Washington para rever a atual utilização da vacina contra a poliomielite. Pensou que iriam votar a sua descontinuação, talvez? Esta seria uma conclusão lógica. Infelizmente, a lógica não desempenha qualquer papel em tais deliberações. *O Post* informou que "não se espera uma mudança radical. O status quo é muito atraente", disse o presidente da conferência, Dr. Frederick Robbins, da Case Western Reserve University, em Cleveland.

Esta história suscita mais perguntas do que respostas. Revela também o grande fosso entre a mente médica e a do leigo. Um leigo diria: "Se todos os casos de poliomielite nos Estados Unidos desde 1979 foram causados pela vacina contra a poliomielite, não será esta uma boa razão para a descontinuar?" Este tipo de raciocínio é sempre apelidado de "simplista" pelos nossos profissionais demasiado instruídos. Afinal de contas, há que pensar na economia nacional e nos fabricantes de medicamentos que se dedicam à produção contínua de uma vacina para uma epidemia que desapareceu. Pensemos no desemprego e na diminuição dos dividendos para os detentores de acções do Drug Trust. Afinal, a maior parte dos seus rendimentos é doada para "caridade". Se não consegues ver a lógica deste raciocínio, nunca conseguirás um emprego no Serviço de Saúde Pública dos EUA.

CAPÍTULO 5

FLUORETAÇÃO

O segundo item da lista do Dr. Robert Mendelsohn das Quatro Águas Sagradas da moderna Igreja da Medicina é a fluoretação da água potável do país. Embora o Dr. Mendelsohn também a descarte, como de "valor questionável", poucos ousam questioná-la. Dizem-nos que ela confere benefícios incalculáveis à nova geração, garantindo-lhes a liberdade perpétua das cáries dentárias e a não necessidade de qualquer intervenção dentária. Surpreendentemente, a campanha nacional de fluoretação é apoiada com entusiasmo pela profissão de dentista do país, apesar de ser de esperar que isso os leve à falência. Também neste caso, os entendidos estão bem cientes de que o programa de fluoretação, longe de ameaçar pôr os dentistas na falência, na verdade vai oferecer-lhes muito trabalho no futuro.

A principal fonte da fluoretação é um químico venenoso, o fluoreto de sódio, que há muito é o principal ingrediente do veneno para ratos. Nunca foi discutido publicamente se a adição deste composto à nossa água potável também faz parte de um programa de controlo de ratos. A EPA divulgou a sua última estimativa, segundo a qual 38 milhões de americanos estão atualmente a beber água não segura, que contém níveis inseguros de cloro, chumbo e outras substâncias tóxicas. O flúor não consta da lista das substâncias tóxicas. A EPA, tal como outras agências governamentais, tem-se abstido cuidadosamente de testar a água potável pública para verificar os efeitos da fluoretação, ou de caçar nas reservas do Monopólio Rockefeller, que lançou a campanha nacional de fluoretação.

O subproduto do fabrico do alumínio, o fluoreto de sódio, há muito que constituía um problema. Com exceção da sua utilização limitada como veneno para ratos, outras utilizações populares eram limitadas pela sua natureza extremamente venenosa. Além disso, a sua eliminação era muito dispendiosa para as empresas de alumínio, devido à sua persistência (não se degrada - é também cumulativo no corpo, pelo que cada dia se acrescenta um pouco mais às reservas de fluoreto de sódio de cada vez que se bebe um copo de água). É intrigante, portanto, descobrir que o registo histórico mostra que o principal patrocinador e promotor da fluoretação da água potável da nação foi o Serviço de Saúde Pública dos EUA. E assim se encerra uma história.

Podemos recordar os dias inebriantes da década de 1950, quando os funcionários da saúde pública eram habitualmente enviados de Washington para participarem em reuniões onde as comunidades debatiam ansiosamente os prós e os contras da fluoretação da água. Sem exceção, estes funcionários públicos não só tranquilizavam os cidadãos ansiosos, como exigiam positivamente que as comunidades fluoretassem a água potável da altura. Embora apoiassem inequivocamente a fluoretação da água de abastecimento, nenhum destes funcionários da saúde pública tinha alguma vez efectuado estudos sobre a água fluoretada, ou feito quaisquer experiências sobre os seus possíveis benefícios ou perigos. No entanto, em reunião após reunião em todos os Estados Unidos, eles se levantaram para garantir solenemente que não havia perigos, nem efeitos colaterais, apenas benefícios positivos para crianças menores de doze anos. A fluoretação, mesmo de acordo com os seus apoiantes mais entusiastas, não confere benefícios a ninguém com mais de doze anos. Nunca foi apresentada nenhuma razão sensata para que todos os abastecimentos de água devam ser fluoretados, a fim de beneficiar uma minoria da população. Será que estes funcionários públicos sabiam o que estavam a fazer? Claro que não. Estavam a seguir uma tradição da burocracia, que recebe ordens do monopólio médico. Como é que receberam essas ordens? Também essa é uma história interessante.[2]

O diretor do Serviço de Saúde Pública dos EUA durante toda a campanha de fluoretação foi Oscar Ewing. Formado pela Faculdade de Direito de Harvard, Ewing foi empreiteiro de aviões durante a Primeira Guerra Mundial. De seguida, entrou para a influente firma de advogados Sherman, Hughes and Dwight, uma prestigiada empresa de Wall Street. O "Hughes" não era outro senão Charles Evans Hughes, o recente candidato à Presidência dos Estados Unidos. Hughes perdeu a sua campanha contra Woodrow Wilson porque Wilson fez campanha com base no seu historial: "Ele manteve-nos fora da guerra". Assim que foi reeleito em segurança, Wilson declarou guerra. Mais tarde, Hughes

---

[2] O Serviço de Saúde Pública dos EUA continua a propagandear (às custas dos contribuintes) a expansão da fluoretação. O Washington Post observou a 20 de abril de 1988 que "O Serviço de Saúde Pública estima que todos os anos se poupam 2 mil milhões de dólares através da fluoretação da água." O nosso Serviço de Saúde Pública nega qualquer fundamento estatístico para esta afirmação. Será que os funcionários do Serviço de Saúde Pública estão a insinuar que os fabricantes de alumínio poupam 2 mil milhões de dólares por ano com a fluoretação da água?

tornou-se Presidente do Supremo Tribunal de Justiça. A firma era então Ewing e Hughes.

No final da Segunda Guerra Mundial, o próprio Ewing foi nomeado Procurador Especial do Departamento de Justiça; a nomeação foi feita exclusivamente para conduzir dois processos do Monopólio Rockefeller, os processos do governo contra dois radialistas, William Dudley Pelley e Robert Best. Estes dois escritores, activistas de longa data da America First, tinham feito campanha para manter os Estados Unidos fora do que se tinha revelado uma guerra muito lucrativa. Agora tinham de ser punidos pela sua ameaça aos monopolistas.

Ewing condenou-os a ambos e mandou-os para a prisão. Por este serviço, foi então nomeado presidente do Comité Nacional Democrata. No ano seguinte, em 1946, o Presidente Truman nomeou-o diretor da Agência Federal de Segurança. Nessa qualidade, ficou nominalmente responsável por outro radialista, Ezra Pound, que estava a ser mantido como prisioneiro político no Hospital de St. Elizabeth, uma instituição mental federal que também fazia parte da rede da Agência de Segurança Federal. Pound esteve preso durante mais de treze anos sem julgamento. Muito depois de Ewing ter partido, o governo retirou todas as acusações contra Pound, e ele foi libertado.

No entanto, Ewing não tinha sido nomeado Administrador da Agência Federal de Segurança apenas para processar Ezra Pound. Havia objectivos mais sérios em vista. O Congressista Miller acusou Ewing de ter recebido uma comissão de 750.000 dólares para deixar a sua lucrativa prática em Wall Street e dirigir a Agência de Segurança Federal. Este honorário tinha sido pago pelos interesses de Rockefeller. O objetivo era levar a cabo uma campanha nacional de fluoretação. Ewing foi nomeado diretor da Agência Federal de Segurança porque este cargo fazia dele o burocrata mais poderoso de Washington. Esta agência englobava o Serviço de Saúde Pública dos EUA, a Administração da Segurança Social e o Gabinete de Educação. Como diretor da FSA, era responsável pelos vastos programas de despesa do governo do pós-guerra, os programas federais de saúde, educação e assistência social. A partir deste cargo, Ewing fez campanha por um maior controlo do governo sobre os cidadãos dos Estados Unidos. Estava particularmente ansioso por aumentar o controlo da educação médica, um objetivo primordial dos interesses dos Rockefeller desde 1898. Em 17 de fevereiro de 1948, Ewing apelou publicamente a subsídios governamentais para bolsas de estudo de medicina e exigiu que as escolas de medicina funcionassem sob subsídios governamentais, com o inevitável controlo que os acompanhava. Em 30 de março de 1948, Ewing presidiu a uma Conferência das Crianças, destinada a coordenar todas as agências federais que lidavam com a juventude do país. Tornou-se também o líder nacional de uma campanha contra o cancro, resultado da sua longa associação com a Drug Trust - tinha sido secretário da gigante Merck Drug Company a partir dos seus escritórios em One Wall Street.

Uma das primeiras medidas de Ewing como chefe do Serviço de Saúde Pública foi expulsar o antigo Cirurgião Geral, Thomas Parran, substituindo-o por um comparsa de Ewing, o Dr. Leonard Scheele, do Instituto Nacional do Cancro. Em 1948, Ewing juntou-se à American Cancer Society numa Campanha Nacional Contra o Cancro, uma tentativa flagrante de forçar o Congresso a gastar mais em vários projectos contra o cancro do que a então modesta despesa de catorze milhões e meio de dólares por ano. Em 1 de maio de 1948, Ewing convocou uma Convenção Nacional de Saúde em Washington, com a presença de cerca de 800 delegados. A convenção aprovou por esmagadora maioria o apelo de Ewing para que os Estados Unidos se inscrevessem na Organização Mundial da Saúde das Nações Unidas. Ewing também fez uma campanha vigorosa pelo seguro nacional de saúde, ou medicina socializada, mas apesar do seu grande poder em Washington, não conseguiu vencer a oposição contínua de Morris Fishbein e da Associação Médica Americana. Em seguida, emitiu um relatório oficial da Agência Federal de Segurança, "The Nation's Health", um relatório de 186 páginas que apelava a um programa de dez anos de choque para atingir o seu objetivo de medicina socializada nos Estados Unidos. O clímax do seu poder político deu-se quando ele organizou a campanha bem sucedida de Harry Truman para a eleição para a Presidência em 1948 (Truman tinha anteriormente sucedido como herdeiro aparente após a estranha morte de Franklin D. Roosevelt (ver o livro do Dr. Emanuel Josephson com esse título). Ewing já tinha conseguido sozinho a nomeação de Truman para a campanha para vice-presidente na Convenção de Chicago de 1944 - pode dizer-se que colocou Truman na Casa Branca tão certamente como Bobst colocou mais tarde Richard Nixon. A eleição de Truman em 1948 garantiu a Ewing que podia ter tudo o que quisesse em Washington. O que ele queria, e para o que tinha sido pago, era a fluoretação nacional da nossa água potável.

Oscar Ewing é um nome totalmente desconhecido dos americanos de hoje.

Não deixou monumentos, porque era o epítome do século XX do estilo soviético de burocrata implacável e dedicado, responsável apenas perante os seus mestres e desdenhoso das massas sem rosto sobre as quais exercia poderes ditatoriais. Ele exercia um controlo absoluto sobre os componentes mais importantes da nova burocracia socialista que Roosevelt tinha construído em Washington, e preparou estes gabinetes para o estatuto de Gabinete. Dos seus muitos mandatos burocráticos, talvez nenhum tenha tido um efeito mais direto em todos os americanos do que a fluoretação do nosso abastecimento de água.

O Congressista Miller declarou que "O principal apoiante da fluoretação da água é o Serviço de Saúde Pública dos EUA. Este faz parte da Agência Federal de Segurança do Sr. Ewing. O Sr. Ewing é um dos advogados mais bem pagos da Aluminum Company of America". Não foi por acaso que Washington, D.C., onde Oscar Ewing era rei, foi uma das primeiras grandes cidades americanas a fluoretar o seu abastecimento de água. Ao mesmo tempo, os congressistas e outros políticos de Washington foram alertados em privado pelos lacaios de Ewing de que deviam ter cuidado com a ingestão de água fluoretada. Apareceram então em todos os gabinetes do Capitólio garrafas de água das nascentes das montanhas, que têm sido mantidas continuamente desde então, a expensas dos contribuintes. Um senador, que chegou ao ponto de levar consigo um pequeno frasco de água de nascente quando jantava nos restaurantes mais elegantes de Washington, assegurava aos seus companheiros de jantar que "nem uma gota de água fluoretada passaria pelos meus lábios". Estes são os guardiões da nossa nação.

Mesmo sem aditivos governamentais como o cloro e o flúor, a própria água pode representar uma séria ameaça à saúde. Os pioneiros americanos sofriam frequentemente de uma doença a que chamavam "doença do leite", que parece ter sido provocada pela água. O Dr. N. M. Walker adverte que, numa vida média de setenta anos, o sistema ingere cerca de 4.500 galões de água contendo cerca de 300 libras de cal. Esta ingestão de cal ossifica gradualmente a estrutura do esqueleto. Em 1845, um médico inglês alertou para o perigo de ossificação ao beber água natural ou de nascente.

Quando o congressista Miller informou no Congresso que Oscar Ewing estava a promover a fluoretação porque tinha sido advogado da Aluminum Company of America, ALCOA, e que tinha aceitado uma "taxa" de 750.000 dólares para o persuadir a empreender este programa de "serviço governamental", poder-se-ia pensar que esta exposição pública dos motivos de Ewing o teria envergonhado e talvez o tivesse influenciado a afastar-se e a deixar que outra pessoa tomasse conta da campanha do Serviço de Saúde Pública dos EUA para forçar a fluoretação ao povo americano. Isso seria subestimar a arrogância e a autoconfiança do burocrata do século XX. Ele ignorou as observações do congressista Miller e redobrou a pressão do Serviço de Saúde Pública dos EUA para acabar com a fluoretação. Teve o apoio voluntário dos seus subordinados, porque o Serviço de Saúde Pública dos EUA nunca esteve ao serviço do público. Pelo contrário, os seus funcionários estiveram sempre ao serviço do Drug Trust, promovendo as últimas modas do Monopólio Médico e mantendo os ideais de serviço público que compraram tantas propriedades no elegante bairro suburbano de Leesburg para aqueles que estiveram no sítio certo à hora certa. O poder político traduz-se em dinheiro; dinheiro para aqueles que usam os objectivos políticos para venda.

Depois de supervisionar a instalação de equipamento de fluoreto de sódio na maioria das grandes cidades do país, um interesse no qual o Chase Manhattan Bank demonstrou uma preocupação crucial, Oscar Ewing retirou-se para Chapel Hill, N.C., em 1953. Aqui, ocupou-se a construir um complexo de edifícios de escritórios com 7.800 acres, sob o nome de Research Triangle Corporation (sendo o triângulo um símbolo maçónico importante). Estes escritórios foram imediatamente arrendados a uma série de agências federais e estatais, muitas das quais, não surpreendentemente, com as quais ele já tinha feito negócios quando era o seu chefe em Washington. Um antigo chefe do Comité Nacional Democrata não tem normalmente dificuldade em alugar espaço a agências governamentais.

O antigo sócio de Ewing, Charles Evans Hughes, Jr., tornou-se Procurador-Geral dos Estados Unidos, enquanto o seu pai era ainda Presidente do Supremo Tribunal. Mais tarde, tornou-se diretor da New York Life Insurance Co., uma empresa controlada por J. P. Morgan, cujo escritório se situava em One Wall Street. Este era também o antigo endereço comercial de Oscar Ewing.

Os fluoretos são, desde há muito, uma fonte de contaminação nos Estados Unidos. Grandes quantidades deste produto químico são também produzidas pelas empresas químicas gigantes, American Agricultural Products Corporation e Hooker Chemical. A Hooker Chemical passou a fazer parte da rede Rockefeller quando Blanchette Hooker se casou com John D. Rockefeller III, pertencente à família Rockefeller. A fábrica da American Agricultural na Florida produz enormes quantidades de resíduos de fluoretos na preparação de fertilizantes a partir de rocha fosfática.

Alguns dos resíduos de flúor tinham sido utilizados em pesticidas, até que o Ministério da Agricultura proibiu a sua utilização por ser demasiado perigosa para o público. Os resíduos foram então despejados no oceano, apesar das decisões específicas do Departamento de Agricultura que o proibiam. A Hooker Chemical é conhecida pela maioria dos americanos pelos resíduos químicos perigosos para a vida, encontrados no Love Canal.

Estudos da Academia Nacional de Ciências mostram que as indústrias dos Estados Unidos, como a Hooker Chemical, bombeiam 100.000 toneladas de fluoretos para a atmosfera todos os anos; canalizam outras 500.000 toneladas de fluoretos para o abastecimento de água das nações todos os anos (isto para além da quantidade de fluoretos utilizados no "tratamento" da nossa água potável). Este relatório científico analisa mais pormenorizadamente os efeitos destes fluoretos no sistema humano. O seu efeito mais perigoso é o de abrandar a atividade das enzimas de reparação do ADN, de importância vital para o sistema imunitário. Os fluoretos têm este efeito mesmo em concentrações tão baixas como uma parte por milhão, a dosagem padrão que o Serviço de Saúde Pública dos EUA estabeleceu para a nossa água potável. Nesta concentração, os fluoretos causam graves danos cromossómicos. A parte por milhão recomendada pelos nossos conscienciosos funcionários públicos também demonstrou, em experiências laboratoriais, transformar células normais em células cancerígenas. Estudos efectuados pela Academia Americana de Ciências em 1963 mostraram que estes níveis "baixos" de fluoretos resultaram num aumento acentuado de tumores melanóticos, de 12% para 100% em animais de laboratório experimentais. Também causou interferência na produção de neurotransmissores importantes pelo organismo e reduziu o seu nível no cérebro. Estes neurotransmissores têm a função vital de proteção contra convulsões, abrindo assim a possibilidade de um aumento significativo de acidentes vasculares cerebrais e danos cerebrais devido aos fluoretos na água. Os efeitos menos graves dos fluoretos que foram observados em testes laboratoriais são alterações súbitas de humor, dores de cabeça fortes, náuseas, alucinações, respiração irregular, espasmos noturnos, danos nos fetos e várias formas de cancro.

As objecções do governo a estas descobertas laboratoriais foram levantadas pelo burocrata por excelência, o Dr. Frank J. Rauscher, diretor do Instituto Nacional do Cancro, quando afirmou que "os cientistas, dentro e fora do Programa Nacional do Cancro, descobriram novamente que a fluoretação da água potável não contribui para a incidência de cancro nas pessoas". Esta afirmação, para a qual não ofereceu qualquer verificação científica, foi fortemente contestada por um estudioso de longa data da controvérsia da fluoretação, o Dr. John Yiamouyiannis, Dean Burk e outros cientistas. Na sua obra de referência, "Fluoride: The Aging Fator", que nunca foi refutado por qualquer estudo científico, o Dr. Yiamouyiannis conclui que de trinta mil a cinquenta mil mortes por ano são diretamente atribuíveis à fluoretação, sendo que de dez a vinte mil dessas mortes são de cancros induzidos pelo flúor.

Embora algumas comunidades tenham, desde então, revogado os seus acordos para permitir a fluoretação dos seus abastecimentos públicos de água potável, a campanha nacional continua inabalável. Nenhum funcionário do governo jamais admitiu que poderia haver perigos associados ao suborno de Ewing, que resultou na fluoretação da água potável do país. A Alemanha Ocidental proibiu a fluoretação a 18 de novembro de 1971, o que foi surpreendente porque esta é uma nação militarmente ocupada, que é gerida pelo ultrassecreto Fundo Marshall Alemão e pela Fundação John J. McCloy. Aparentemente, não podiam continuar a silenciar os cientistas alemães que provaram que a fluoretação é uma ameaça mortal para a população. A Suécia seguiu a Alemanha Ocidental na proibição da fluoretação, e os Países Baixos proibiram-na oficialmente a 22 de junho de 1973, por ordem do seu tribunal superior.

É de algum interesse contemplar o processo através do qual os burocratas do governo chegaram à dose recomendada para a fluoretação da água potável pública, ou seja, uma parte por milhão.

Devem ter sido feitos estudos exaustivos, deliberações tomadas por cientistas ilustres durante anos, antes de se determinar finalmente que esta era a dosagem correta. De facto, nunca foram feitos tais estudos. Aparentemente, o valor de uma parte por milhão foi selecionado arbitrariamente. Sabia-se que dez partes por milhão era demasiado forte; após vários anos de utilização da dosagem de uma parte por milhão, os burocratas do governo aperceberam-se de que tinham cometido um erro terrível. A dosagem era pelo menos duas vezes mais forte do que deveria ser. As taxas de mortalidade entre os idosos devido a doenças renais e cardíacas começaram a aumentar de forma constante nas primeiras cidades a começar a fluoretar a água. Um crítico acredita que esta foi uma decisão deliberada, a "solução final" para o problema dos pagamentos da Segurança Social. Quando os cientistas descobriram que a dosagem de uma parte por milhão de fluoretação transforma células normais em células cancerosas, o programa de fluoretação deveria ter sido interrompido imediatamente. As agências governamentais perceberam que, se o fizessem, abririam a porta a milhares de acções judiciais contra o governo.

Por conseguinte, o envenenamento furtivo da nossa geração mais velha continua. O próprio Oscar Ewing, quando lhe foram dadas várias dosagens para escolher, desde uma alta de dez partes por milhão até uma baixa de 0,5 partes por milhão, pensou que estava a ser seguro ao escolher uma dosagem na gama mais baixa. Afinal, ele estava errado. O monopólio médico, talvez por estar a lucrar com o aumento constante de mortes entre os idosos devido ao consumo de água fluoretada, recusa-se a ceder nesta questão. A fluoretação continua a ser uma das Quatro Águas Santas da Igreja da Medicina Moderna.

Ewing e os seus lacaios também tinham conhecimento de estudos soviéticos que mostravam que os fluoretos eram extremamente importantes na introdução de uma obediência dócil, semelhante à das ovelhas, na população em geral. Era sabido que, durante anos, os criadores de touros de raça pura utilizaram doses de fluoretos para acalmar os seus touros mais intratáveis, tornando-os muito mais seguros de manusear. A União Soviética manteve os seus campos de concentração desde 1940, administrando doses crescentes de fluoretos à população prisional do seu vasto império, o Arquipélago Gulag, a maior rede de campos de concentração do mundo e a inveja de todos os burocratas de Washington. Os totalitários americanos, em tudo semelhantes aos seus congéneres soviéticos, também querem toda a dissensão abafada, toda a resistência terminada e uma população escrava que pague cada vez mais impostos sem ter voz no seu próprio governo. A campanha de fluoretação foi um passo importante para atingir esse objetivo. Pode ainda vir a revelar-se o passo crucial para a completa sovietização da América. Sabemos que, durante os últimos anos, o povo americano tem sido afetado por uma estranha passividade, ignorando cada novo ultraje que lhe é infligido pelos vorazes agentes federais que descem em hordas à sua propriedade privada, brandindo armas automáticas que não têm necessidade de usar, reunindo as vítimas assustadas em currais e degradando-as de uma forma que nenhum americano alguma vez pensou ver. Esta passividade e falta de vontade de desafiar qualquer autoridade é apenas a primeira conquista da campanha de fluoretação. Este é o seu efeito inicial sobre o sistema nervoso central. Infelizmente, os outros efeitos mortais sobre os rins, o efeito cumulativo sobre o coração e outros órgãos, bem como o desenvolvimento generalizado de novos cancros de rápida propagação, ainda estão para vir. Para acelerar este objetivo, não só as crianças americanas estão a receber água fluoretada, como também lhes é dito para escovarem os dentes pelo menos três vezes por dia com pasta de dentes fortemente fluoretada, que contém sete por cento de fluoreto de sódio. Estudos mostram que as crianças ingerem habitualmente cerca de dez por cento desta solução durante cada escovagem, o que lhes dá uma dose diária de 30% da solução de sete por cento contida na pasta de dentes.

Sem dúvida que isto irá acelerar o objetivo soviético. Para combater este ultraje, um empresário planeia comercializar em breve uma pasta de dentes sem flúor, que se chamará Morgan's Guaranty Toothpaste - "Pode confiar na nossa garantia de que esta pasta de dentes não contém fluoretos nocivos".

A fonte de grande parte desta substância é a Aluminum Company of America, uma empresa de cinco biliões de dólares por ano. O seu atual presidente é Charles W. Parry, um diretor do grupo de reflexão supostamente de "direita", o American Enterprise Institute, do qual Jeane Kirkpatrick é o membro mais elogiado e o principal ornamento. O antigo presidente e ainda diretor da ALCOA, William H. Krome George, é um diretor ativo do muito publicitado United States USSR Trade and Economic Council, que se destina a salvar a União Soviética do esquecimento económico.

George é também diretor de uma série de empresas líderes no sector da defesa, como a TRW, a Todd Shipyards, a International Paper e a Norfolk and Southern Railway. O presidente da ALCOA é William B. Renner, que é diretor da Shell Oil Company, uma empresa agora controlada pelos interesses dos Rothschild. Outros diretores da ALCOA são William R. Cook, presidente da Union Pacific Railroad, a base da fortuna dos Harriman; Alan Greenspan, atual presidente do Conselho de Governadores da Reserva Federal, cuja ação de aumentar a taxa de juro poucos dias depois de ter tomado posse precipitou a Segunda-Feira Negra, o pior crash da bolsa de valores da história americana. O nome de Greenspan não é familiar para a maioria dos americanos, embora devesse ser; ele foi o presidente de uma Comissão Especial sobre a Segurança Social, que conseguiu um aumento horrendo do montante do imposto retido na fonte para todos os trabalhadores americanos. Greenspan foi capaz de o fazer porque era um "consultor" de Wall Street muito bem pago, o que significa que podia fazer malabarismos com números para chegar a qualquer resultado que o Monopólio Rockefeller desejasse. Conduziu uma campanha ilusória para persuadir o povo americano de que o programa da Segurança Social estava falido, quando na verdade tinha fundos de reserva de 22 mil milhões de dólares, mais 25 mil milhões de dólares que o Congresso tinha pedido emprestado diretamente ao sistema, e que era um ativo cobrável. Greenspan também baseou a sua exigência de um enorme aumento do imposto de retenção na fonte, que não passava de um imposto, num aumento projetado de 9,6% da taxa de inflação, quando na realidade era apenas um aumento de 3,5%. O público alarmado, assustado com as afirmações absurdas do Presidente Reagan de que os principais beneficiários do Sistema de Segurança Social eram os ricos ociosos, foi enganado de modo a deixar cair as suas objecções ao aumento do imposto. No entanto, os números reais disponíveis na altura mostravam que apenas 3% dos idosos tinham rendimentos superiores a 50 mil dólares por ano, o que, por si só, não era uma soma principesca nos dias de inflação, uma inflação que, por sua vez, foi em grande parte criada pelas políticas fiscais do governo. Greenspan foi a estrela da grande "crise" da Segurança Social de 1983, capitalizando astutamente a propaganda de que o sistema de Segurança Social estava a falir rapidamente. A sua primeira conclusão foi que os fundos da Segurança Social estariam no vermelho de 150 a 200 mil milhões de dólares em 1990; ao mesmo tempo, ele dizia aos seus clientes empresariais bem pagos que seria apenas um terço desse montante. O aumento final foi o que ele tinha dito aos seus clientes. Também "previu" que o índice de preços no consumidor subiria para 9,2% em 1985; ao mesmo tempo, estava a informar os seus clientes empresariais de que seria apenas um terço desse valor. O aumento efetivo foi de 3,6%. Este desempenho valeu a Greenspan uma posição de prestígio como sócio da J. P. Morgan Company. Atualmente, é presidente do Conselho de Governadores da Reserva Federal. A New Republic definiu a função deste órgão em 25 de janeiro de 1988, afirmando claramente: "O Conselho da Reserva Federal protege os interesses dos ricos." Ninguém ainda contestou essa afirmação. Greenspan é também diretor do conglomerado gigante dos media, Capital Cities ABC Network, bem como administrador do reputado think tank de direita, Hoover Institution, que forneceu a força por detrás da "Revolução Reagan", e que é dominado pela Liga Trotskista para a Democracia Industrial, um grupo de agitprop financiado pelos Rockefeller. O vice-presidente da ALCOA é Forrest Shumway, que também é diretor da Transamerica, Ampex Corporation, Garrett Corporation, Mack Trucks, The Wickes Companies, Gold West Broadcasters, United California Bank, e Natomas, Inc.; uma mistura inebriante de interesses bancários, indústria pesada e participações nos meios de comunicação social, o que é típico dos monopolistas de hoje; eles descobriram que o melhor modus operandi é controlar os meios de comunicação social, a banca e as indústrias de defesa numa combinação gigante. Outros diretores da ALCOA são Paul H. O'Neill, que é membro do influente Conselho de Visitantes da Universidade de Harvard, presidente da International Paper e diretor do National Westminster Bank, um dos "Cinco Grandes" de Inglaterra. O'Neill foi Chefe dos Recursos Humanos do Governo dos EUA de 1971 a 1977; Paul H. Miller, conselheiro sénior do prestigiado First Boston Investment Group, diretor da Celanese Corporation, Cummins Engine, Congoleum Corporation, Seamans Bank for Savings, Nova Iorque, e Ogilvy & Mather, Inc., uma das principais empresas de publicidade do país, uma das principais empresas de publicidade do país; Franklin H. Thomas, o negro simbólico que foi Procurador-Geral dos EUA em Nova Iorque e, depois, Procurador-Geral dos EUA em Nova Iorque. Thomas, o negro simbólico que foi procurador dos Estados Unidos para Nova Iorque e depois foi nomeado diretor da Fundação Ford; é também diretor da Citicorp, Citibank, Allied Stores e Cummins Engine; Sir Arvi Parbo, um magnata australiano que é presidente da Western Mining Company; é também diretor da Zurich Insurance, a segunda maior empresa da Suíça, da Munich Reinsurance e do Chase Manhattan Bank; Nathan Pearson, que durante muitos anos foi o guardião financeiro da família Mellon, tratando dos seus principais investimentos; John P. Diesel, presidente do gigantesco conglomerado Tenneco; é também diretor do US-USSR Trade & Economic Council com Armand Hammer, e diretor do First City Bancorp, um dos três bancos Rothschild nos Estados Unidos; John D. Harper, diretor do Paribas New York, Metropolitan Life e presidente da Coke Enterprises e outras empresas de combustíveis; John A. Mayer, diretor da H. J. Heinz Company, do Mellon Bank e da Norfolk and Western Railway - seu filho, John, Jr, é diretor-geral dos banqueiros da Morgan Stanley em Inglaterra e vice-presidente da Morgan Guaranty International.

Assim, vemos que a origem da controvérsia sobre o fluoreto de sódio provém de aliados próximos do Chase Manhattan Banks e de outros interesses dos Rockefeller.

O funcionamento do fundo de alumínio deu origem a uma nova epidemia nos Estados Unidos. Dois milhões e meio de americanos são atualmente afectados por uma doença estranha e incurável chamada doença de Alzheimer. As suas vítimas necessitam atualmente de mais de 50 mil milhões de dólares de cuidados médicos por ano, e o prognóstico é sempre mais sombrio, devido à natureza progressiva desta doença. Atinge os neurotransmissores do cérebro, que, como já foi referido, são afectados negativamente pelo flúor; no entanto, o principal agente parece ser a acumulação de depósitos de alumínio nos principais nervos do cérebro. Cerca de 70% dos custos desta doença são suportados pelas famílias dos afectados, porque a maioria dos programas da Medicare e dos seguros de saúde privados se recusam a pagá-los. O monopólio médico tem tentado freneticamente encontrar um outro agente para esta doença, gastando milhões para estudar factores como a predisposição genética, vírus lento, toxinas ambientais e alterações imunológicas, apesar de as suas origens terem sido atribuídas às grandes quantidades de alumínio que a maioria dos americanos começou a ingerir com os alimentos a partir da década de 1920. A doença de Alzheimer está agora a causar mais de 100.000

mortes por ano e é a quarta causa de morte de adultos nos Estados Unidos, mas, significativamente, não tem havido nenhuma fundação nacional, como a American Cancer Society ou a Arthritis Foundation, para investigar as suas causas, porque o Monopólio Médico já sabe a resposta.

A incidência crescente da doença de Alzheimer foi inicialmente descartada como "envelhecimento"; mais tarde, foi diagnosticada como "senilidade prematura" (frequentemente atinge os cinquenta anos). Estes eram os homens e mulheres que tinham crescido na América durante a década de 1920, um período em que os tradicionais utensílios de cozinha de ferro fundido e de barro foram quase universalmente substituídos pelos mais modernos e aparentemente mais cómodos utensílios de cozinha de alumínio. Os pais do presente escritor cresceram ambos em quintas nas zonas rurais da Virgínia. A sua comida, quase inteiramente cultivada em casa, era preparada em panelas de ferro em fogões a lenha. Os americanos nascidos depois de 1920 preparavam a sua comida em panelas de alumínio, que eram normalmente aquecidas a gás, mais tarde eléctricas. A mãe deste escritor comentava frequentemente que a comida cozinhada a gás nunca sabia a comida cozinhada a lenha. A razão é que a combustão de combustível venenoso liberta inevitavelmente algumas toxinas para o ar e para os alimentos. Também se diz que o calor elétrico afecta materialmente os alimentos, devido às vibrações eléctricas emitidas pelo calor.

Na década de 1930, as donas de casa americanas tinham aprendido que era potencialmente perigoso deixar muitos alimentos em panelas de alumínio por mais de alguns minutos. Verduras, tomates e outros vegetais eram conhecidos por descolorirem e se tornarem venenosos em pouco tempo.

Os tomates podiam, de facto, furar e corroer o interior das panelas de alumínio num curto espaço de tempo; muitos alimentos tornavam as panelas pretas. Estranhamente, ninguém considerou estes sinais de aviso óbvios como uma indicação de que cozinhar alimentos em panelas de alumínio, mesmo que por alguns minutos, poderia produzir resultados infelizes. Sabe-se agora que cozinhar qualquer alimento numa panela de alumínio, particularmente com água fluoretada, forma rapidamente um composto altamente venenoso. O testemunho do Dr. McGuigan numa famosa audiência em tribunal sobre os efeitos do alumínio, o caso Royal Baking Powder, revelou que uma extensa investigação tinha mostrado que ferver água em panelas de alumínio produzia venenos de hidróxido; ferver vegetais em alumínio também produzia um veneno de hidróxido; ferver um ovo em alumínio produzia um veneno de fosfato; ferver carne numa panela de alumínio produzia um veneno de cloreto. Qualquer alimento cozinhado em recipientes de alumínio neutralizava os sucos digestivos, produzia acidose e úlceras. Talvez o uso de panelas de alumínio tenha produzido a indigestão generalizada na América, que depois exigiu a ingestão de grandes quantidades de antiácidos contendo ainda mais alumínio!

Depois de consumirem alimentos cozinhados em panelas de alumínio durante um período de vinte a quarenta anos, muitos americanos começaram a sofrer graves perdas de memória; as suas capacidades mentais deterioraram-se rapidamente, até ficarem totalmente incapazes de se defenderem sozinhos ou de reconhecerem os seus cônjuges de muitos anos. Descobriu-se então que as concentrações de alumínio em certas zonas do cérebro tinham causado uma deterioração permanente das células cerebrais e das ligações nervosas; os danos não só eram incuráveis, como também eram progressivos e não respondiam a qualquer tratamento conhecido. Esta epidemia ficou rapidamente conhecida como doença de Alzheimer. Atualmente, sete por cento de todos os americanos com mais de 65 anos foram diagnosticados com esta doença. Muitos outros não foram diagnosticados; são simplesmente descartados como senis, incompetentes ou doentes mentais.

O Dr. Michael Weiner e outros médicos descobriram que a epidemia foi causada não apenas pelas panelas de alumínio, mas pela crescente ingestão diária de alumínio de muitos produtos de uso doméstico comum. Os insaciáveis comerciantes de alumínio têm expandido anualmente o seu uso em muitos produtos, cujos consumidores não fazem ideia de que estão a ingerir qualquer tipo de alumínio. As duchas higiénicas para mulheres contêm agora soluções de alumínio, o que o introduz diretamente no sistema. Os analgésicos mais utilizados, como a aspirina tamponada, contêm quantidades impressionantes de alumínio; o Ascriptin A/D (Rorer) tem 44 mg de alumínio por comprimido; o Cama (Dorsey) tem 44 mg de alumínio por comprimido. No entanto, a maior fonte individual de alumínio ocorre com a ingestão diária de produtos antiácidos, prescritos e não prescritos, para problemas de estômago.

Amphojel (Wyeth) tem 174 mg por dose de hidróxido de alumínio; Alternagel (Stuart) tem 174 mg de hidróxido de alumínio por dose; Delcid (Merrel National) 174 mg de alumínio por dose; Estomil-M (Riker) 265 mg de alumínio por dose; Mylanta II (Stuart) 116 mg de alumínio por dose. Um estudo sobre as actuais vítimas da doença de Alzheimer descobriria provavelmente que a maioria delas, a conselho dos seus médicos, ingeriu grandes quantidades destes antiácidos diariamente durante anos.

Os medicamentos antidiarreicos não sujeitos a receita médica também contêm quantidades significativas de alumínio; o Essilad (Central) tem 370 mg de sais de alumínio por ml; o Kaopectate Concentrate (Upjohn) tem 290 mg de alumínio por ml.

O sulfato de alumínio e amónio é amplamente utilizado como tampão e agente neutralizante pelos fabricantes de cereais e fermento em pó. O sulfato de potássio de alumínio, conhecido como farinha de alumínio ou farinha de alumínio, é amplamente utilizado em fermento em pó e açúcar clarificante.

O uso anual de fosfato de alumínio e sódio atingiu agora a quantidade de 19 milhões de quilogramas por ano; é usado em grandes quantidades em misturas para bolos, massa congelada, farinha com fermento e alimentos processados, numa quantidade média por produto de três a três e meio por cento. Cerca de 300.000 kg de sulfatos de alumínio e sódio são utilizados anualmente em pós para panificação doméstica, numa média de vinte e um a vinte e seis por cento do volume destes produtos.

As embalagens de alumínio estão agora por todo o lado; a pasta de dentes é embalada em tubos revestidos a alumínio; há selos de alumínio em muitos produtos alimentares e bebidas; e os refrigerantes são agora embalados em latas de alumínio. Embora a quantidade de alumínio ingerida num determinado dia a partir de todas estas fontes possa ser infinitesimal, o desfile de produtos revestidos ou misturados com alumínio disponíveis diariamente é assustador. Os seus efeitos são equivalentes aos de um vírus lento, uma vez que o metal se acumula em pontos vitais do sistema, particularmente no cérebro humano. Assim, o número de vítimas da doença de Alzheimer é provavelmente superior ao número de potenciais vítimas, que mais tarde serão afectadas pelos seus terríveis sintomas.

CAPÍTULO 6

PARA ONDE VAI A SIDA?

O fenómeno médico mais falado da década de 1980 é a SIDA, a "síndrome da imunodeficiência adquirida". O nome tem algum interesse. Em primeiro lugar, diz-se que é "adquirida", o que pressupõe uma ação por parte da vítima ao contrair esta doença. Em segundo lugar, resulta ou é caracterizada por uma "deficiência imunitária", o que significa que o sistema humano perde a capacidade de lutar contra e ultrapassar estas presenças inimigas. O resultado é que o sistema se torna presa de uma variedade de infecções, algumas das quais podem ser fatais. A prevalência destas infecções ocorre através de duas doenças dominantes, o sarcoma de Kaposi, evidenciado por grandes feridas na pele, e uma forma de pneumonia. É de salientar que a pneumonia, que tinha sido uma doença fatal, foi em grande parte vencida. Era chamada "a amiga dos velhos", porque levava muitos idosos que, presumivelmente, já não tinham vontade de viver.

A classe de infecções que se generalizaram através da chamada SIDA foi reconhecida pela primeira vez por médicos, veterinários e biólogos há cerca de cinquenta anos. Nessa altura, muitas ovelhas na Irlanda foram afectadas por uma epidemia mortal chamada Maedi-Visma. Os biólogos determinaram que a Maedi-Visma era causada por uma nova classe de vírus. Devido ao tempo necessário para se tornarem virulentos, estes vírus foram designados por "vírus lentos". O aparecimento destes vírus lentos pressagia uma nova era na história médica da humanidade. Os seres humanos até agora não foram afectados por vírus lentos, embora tenham sido encontrados entre os animais, sendo transmissíveis entre macacos e símios. Os vírus lentos são também um tipo conhecido como "retrovírus". Quando entram numa célula infetada, assimilam-se à estrutura genética da célula, aparentemente durante o processo celular de mitose, ou divisão celular, sendo esta divisão um processo normal de crescimento saudável. A mitose é uma das duas alternativas que todas as células do corpo humano enfrentam: ou se dividem e crescem através da mitose como um processo vital, ou se submetem à replicação viral e à consequente morte celular como parte de um processo de doença. Assim, encontramos no cerne do problema da SIDA a questão última da vida ou da morte de todo o organismo. É por isso que se diz que a SIDA, quando atinge a fase virulenta, é incurável, resultando na morte do corpo do hospedeiro.

Num corpo saudável, cerca de dez milhões de células morrem a cada segundo; nesse mesmo segundo, são normalmente substituídas pelo processo do corpo. Esta substituição imediata não pode ser orquestrada pelos processos corporais habituais das teorias da informação genética, dos cromossomas, das enzimas ou dos sinais de impulsos nervosos. A natureza instantânea do processo exige que ele seja comandado por fenómenos de biorradiação. Estes são desencadeados por emissões coerentes de fotões ultra-fracos de tecidos vivos de diferentes comprimentos de onda. Estas emissões de fotões, de acordo com os seus comprimentos de onda, controlam funções biológicas em constante atividade, como a foto-reparação, o fotoaxismo, os relógios fotoperiódicos, a mitose e os eventos multifotónicos. As emissões de fotões ultra-fracos das células vivas apresentam uma distribuição espetral desde o infravermelho (900 nm) até ao ultravioleta (200 nm). Esta intensidade de fotões está correlacionada com os estados conformacionais do ADN, durante cuja atividade as intensidades espectrais dos biofótons atingem magnitudes de cerca de 10/40 vezes superiores às do equilíbrio térmico a temperaturas fisiológicas. A biomolécula com a maior densidade de informação, o ADN, parece ser a fonte da radiação reguladora dos biofótons, funcionando como um laser "exciplex", e comparando-se favoravelmente com os campos dos lasers artificiais.

Assim, o problema da SIDA leva-nos às propriedades mais básicas do funcionamento celular. A capacidade da célula viva para responder a micro-ondas sem variação discernível da temperatura indica aparentemente um mecanismo não térmico, como um cristal ativado. Assim, a SIDA pode ajudar-nos a compreender o mecanismo de sintonização das células, que indica o seu estado de saúde ou de doença, melhorando assim a nossa compreensão de todas as doenças que afectam o organismo. Um estudo alargado das células vivas, desde as bactérias primitivas até às do homem, mostra que estas células produzem campos naturais de corrente alternada (CA) que, em gamas de frequência inferiores a 100 MHz, mostram uma oscilação eléctrica máxima na mitose ou perto dela. Também aqui, os sistemas sintonizados desencadeiam acções biológicas de uma forma que ainda não é totalmente compreendida. Assim, a morte de Rock Hudson, um dos psicopatas homossexuais mais promíscuos de Hollywood, pode ter o feliz resultado de inspirar novos avanços na nossa compreensão das funções celulares mais básicas. Infelizmente, os especuladores do cancro e o monopólio médico insistem em tratar a SIDA como um mau funcionamento da própria célula, o que, evidentemente, exige a "bala mágica", a quimioterapia, que será fornecida a um preço pelo Drug Trust. Na realidade, a quimioterapia ataca o sistema imunitário, aumentando assim a mortalidade da doença. A abordagem do Establishment consiste em atacar o vírus e não em ajudar o sistema a superá-lo, não só contornando assim o sistema imunitário que já está a ser atacado por esta doença, mas também ajudando à sua conquista.

Tem havido repetidas alegações de que a SIDA é, na verdade, um vírus criado pelo homem; parece ter sido desconhecido antes de 1976, quando foram descobertos vestígios ligeiros do mesmo em bancos de sangue africanos. As provas disponíveis indicam que começou então a espalhar-se por toda a África e, subsequentemente, pelos Estados Unidos, em meados dos anos 70. Uma possível referência a este ou a outro vírus criado aparece no *Boletim da OMS*, v.47, página 251, em 1972. "Deve-se tentar verificar se os vírus podem, de facto, exercer efeitos selectivos sobre a função imunitária. Deve ser estudada a possibilidade de a resposta imunitária ao próprio vírus poder ser prejudicada se o vírus infetante danificar, de forma mais ou menos selectiva, a célula que responde ao vírus."

Carlton Gadjuske, diretor do Instituto Nacional de Saúde de Ft. Detrick, observou: "Nas instalações, tenho um edifício onde trabalham mais comunistas bons e leais, cientistas da URSS e da China continental, com chaves de acesso a todos os laboratórios, do que americanos. Até a unidade de doenças infecciosas do Exército está cheia de trabalhadores estrangeiros, nem sempre cidadãos amigos".

Isto alimenta a especulação de que tal vírus poderia ter sido criado por cientistas alienígenas e hostis que trabalham no coração dos nossos próprios laboratórios de defesa, quer como um plano para dizimar a nossa população, quer como mais um passo para o domínio final do mundo.

De 1976 a 1981, a SIDA foi quase exclusivamente identificada publicamente como uma doença dos homossexuais; assim, a população em geral não se alarmou com os problemas confinados a um grupo relativamente pequeno. Os poucos não-homossexuais que contraíram SIDA adquiriram-na em bancos de sangue públicos, através de homossexuais que venderam o seu sangue. A SIDA era então designada por "cancro gay" pelos médicos que informavam os doentes que tinham a doença. A doença era geralmente inconfundível devido às grandes manchas arroxeadas que desfiguravam a pele, prova da presença do sarcoma de Kapsi. Nesta altura, muitos médicos acreditavam que a doença tinha origem nos factores físicos peculiares da atividade homossexual, com provas consideráveis que apontavam para o uso de lubrificantes gordos no coito rectal. Estes lubrificantes, introduzidos na área intestinal desta forma invulgar, aparentemente constituíam um terreno fértil para o ataque da infeção. O Dr. Lawrence Burton, um conhecido especialista em cancro, levantou a questão: "Que efeito tem a introdução repetida e sustentada de lubrificantes na cavidade anal sobre o sistema imunitário?" Verificou-se que este causava depressão imunitária em animais de teste. O advogado de Burton, W. H. Moore, sugeriu que as gorduras hidrogenadas, quer consumidas por via oral, quer usadas por via anal, poderiam causar SIDA. Isto remete-nos novamente para o papel que a nutrição desempenha em qualquer doença, como no caso das vítimas da radiação atómica no Japão; as pessoas que seguiram uma dieta tradicional com baixo teor de gordura sofreram substancialmente menos mortes do que as que seguiram a dieta moderna com alto teor de gordura. Isto também levanta de novo a questão das gorduras hidrogenadas e do seu possível efeito deletério no sistema humano, quer aquecidas, o que produz alterações químicas perigosas, quer ingeridas frias.

A reação inicial de muitos homossexuais, ao serem informados de que tinham SIDA, foi aquilo a que os psicólogos chamam "fúria homossexual", uma demência em que o doente é possuído por um desejo louco de vingança. O fenómeno deste tipo de "demência da SIDA" foi observado em cerca de 60 por cento dos doentes com SIDA, reforçando a convicção de alguns médicos de que a SIDA é apenas uma nova variante da antiga infeção por sífilis. A sífilis é frequentemente caracterizada por paresia, deterioração do cérebro até ao aparecimento da esquizofrenia.

Outros médicos relacionaram a demência da SIDA com a toxoplasmose, um parasita transmitido por gatos que causa o mesmo tipo de demência que aflige os doentes com SIDA. O problema de seguir qualquer uma destas pistas é que não só o monopólio médico está à espera de colher mais milhares de milhões de dólares de lucros com esta nova epidemia, como os libertários civis estão a impedir as investigações sobre a SIDA, defendendo a "privacidade" das suas vítimas. Tal como outros grupos que ofenderam a sociedade ou se isolaram propositadamente do que se chama "sociedade", os homossexuais desenvolveram uma lealdade de grupo fanática. Muitos activistas homossexuais vêem na SIDA mais uma representação das diferenças fundamentais que criam uma barreira intransponível entre eles e os outros seres humanos. Como tal, exploram-na e talvez estejam relutantes em ver qualquer solução para a SIDA.

Esta lealdade de grupo manifestou-se de uma forma reveladora, a determinação de muitos homossexuais com SIDA em infetar o maior número possível de pessoas, não só através do alargamento dos seus já volumosos contactos sexuais, mas também infectando outros através do seu sangue trocado. Em Los Angeles, James Markowski, que estava na fase final da SIDA, foi preso a 23 de junho de 1987 por vender o seu sangue à Los Angeles Plasma Production Associates. Ele admitiu que queria infetar o maior número possível de pessoas antes de morrer. Em 7 de janeiro de 1987, um famoso ativista homossexual, Robert Schwab, que também estava a morrer de SIDA, lançou um apelo público a todos os seus confrades, para que os "homens homossexuais" dessem imediatamente sangue se lhes tivesse sido diagnosticada SIDA. "Qualquer ação necessária para chamar a atenção nacional é válida", declarou. "Se isso inclui terrorismo de sangue, que assim seja". Notou-se que, na sequência do apelo público amplamente publicitado por Schwab, as doações de sangue aumentaram em trezentos por cento em Nova Iorque e São Francisco, os dois centros rainhas da homossexualidade americana.

Ninguém menos que Rock Hudson, quando foi informado de que tinha SIDA, ficou dominado por uma "fúria homossexual". Lançou-se imediatamente numa campanha frenética para infetar o maior número possível de pessoas, concentrando-se nos adolescentes que não faziam ideia dos perigos que corriam. Na sua determinação insana de deixar este mundo num Gotterdammerung sexual, Hudson deve ter infetado dezenas, se não centenas, de jovens desprevenidos. Ainda hoje há processos judiciais pendentes contra o seu património, em resultado da sua orgia de medo e ódio.

Enquanto os Rock Hudsons morriam de forma lenta e agonizante, a maior parte do público americano via-os com um misto de aprovação e desprezo. Não havia medo, porque ainda não havia qualquer indicação de perigo para a população em geral.

No entanto, já em 16 de setembro de 1983, numa conferência sobre saúde em Washington, D.C., o Dr. John Grauerholz levantou a questão: "Será que a SIDA se tornará outra peste bubónica?" A conferência forneceu a conclusão de que a SIDA "pode ser o prenúncio de uma série de epidemias holocaustais". Em 26 de setembro de 1985, o Dr. William Haseltine, da Harvard Medical School, informou que cerca de dez milhões de africanos estavam agora infectados com o vírus da SIDA. No entanto, as autoridades governamentais continuaram a garantir ao público que a SIDA estava limitada a quatro grupos: homossexuais, haitianos, consumidores de drogas por via intravenosa e negros. Como a maioria dos cidadãos americanos nunca entraria em contacto direto com nenhum destes grupos, uma subclasse fétida que existia no seu próprio mundo crepuscular de imundície e degenerescência, parecia que a epidemia de SIDA nunca se tornaria uma ameaça para a classe média americana.

A agência governamental, o Centro de Controlo de Doenças, em Atlanta, os heróis do Grande Massacre da Gripe Suína, fez agora o seu melhor para manter o povo americano na ignorância quanto a uma possível propagação da SIDA. Emitiam periodicamente declarações de que a SIDA não podia ser transmitida por insectos; a SIDA não podia ser contraída através de beijos, embora admitissem que o vírus da SIDA estava presente na saliva; e outras garantias cuja validade científica parece ter sido retirada diretamente das páginas dos Contos de Fadas de Grimm. Mesmo assim, o CDC estimava que, em 1988, entre um milhão e um milhão e meio de americanos estariam infectados com o vírus da SIDA; já havia 5.890 membros do exército americano infectados com SIDA. O Dr. David Axelrod, Comissário da Saúde do Estado de Nova Iorque, avisou solenemente que todos os que tinham o vírus da SIDA estavam condenados: "Praticamente todos os infectados estão condenados".

O Dr. John Seale, de Richmond, Virgínia, presidiu a uma conferência a 11 de junho de 1987, na qual afirmou positivamente que "a SIDA não é uma doença sexualmente transmissível. É uma doença contagiosa que também se transmite pelo sangue". Denunciou o Cirurgião Geral dos Estados Unidos, Dr. Everett Koop, por ter deliberadamente espalhado desinformação sobre a doença, afirmando que, a juntar-se a Koop nesta campanha de "desinformação científica", estavam Sir Donald Acheson, Chefe Médico do Reino Unido; Dr. Halfdan Mahler, diretor geral da Organização Mundial de Saúde; Dr. Robert Gallo do Instituto Nacional de Saúde; e o Prof. Viktor Zhdanov, diretor do Instituto Ivanovsky de Virologia em Moscovo.

O Dr. Seale não foi o primeiro a apontar o dedo ao Dr. Gallo, cientista residente do Instituto Nacional de Saúde, que ficou famoso por ter descoberto o vírus da imunodeficiência humana, o VIH, que alegava ser a causa da SIDA. Após a descoberta de Gallo, o NIH, que distribui fundos para a investigação sobre a SIDA, bem como para muitas outras categorias, negou sistematicamente fundos a qualquer cientista cujo trabalho não comprovasse a afirmação de Gallo. O Presidente Reagan nomeou então uma Comissão Presidencial Especial sobre a SIDA, que tinha por objetivo resolver o problema. Tentou fazê-lo reunindo-se em grande segredo e sem quórum, de modo a que não pudessem ser tomadas notas dos trabalhos. O Almirante James D. Watkins dirigia estas reuniões, que foram muito criticadas, apenas porque o público americano queria saber o que estava a ser feito.

Um dos investigadores que viria a entrar em conflito com o Dr. Gallo sobre a controvérsia do "VIH" é o Dr. Peter Duesberg, professor de virologia na Universidade da Califórnia em Berkeley. Duesberg é também membro da Academia Nacional de Ciências. Foi trazido para o laboratório do próprio Gallo para trabalhar ao abrigo de uma bolsa de estudo. Depois de estudar o VIH no mesmo laboratório onde Gallo tinha afirmado ter feito as suas descobertas monumentais, o Dr. Duesberg concluiu que o vírus VIH não satisfazia os critérios padrão exigidos a um agente causador de doenças. Publicou as suas conclusões na revista médica *Cancer Research*, em março de 1987," e ficou à espera que o Dr. Gallo justificasse as suas conclusões. Tanto ele como o editor da *Cancer Research*, Dr. Peter McGee, ficaram espantados quando o Dr. Gallo não respondeu, nem nessa altura nem nos meses seguintes. O Dr. Gallo também se recusou a responder a telefonemas para tentar obter alguma reação às conclusões de Duesberg. Aparentemente, tratava-se de uma daquelas famosas "investigações" do tipo "Facto ou Ficção", em que o Dr. Gallo afirmava apontar o vírus HIV como a única causa da SIDA. Este tipo de coisas ocorre mais frequentemente do que se pensa no mundo académico e científico, que está repleto de ciúmes mesquinhos, enganos calculados e negação de fundos a qualquer pessoa que possa expor a sua investigação falsa. Como mencionámos anteriormente, a maioria dos cientistas, quando lhes pedem as suas notas de investigação, respondem normalmente que foram "acidentalmente queimados". Não se sabe se alguém chegou a ver algum dos trabalhos do Dr. Gallo sobre o isolamento do vírus VIH. No entanto, desde então, o Dr. Gallo decidiu suspender todos os estudos sobre o vírus VIH.

O Dr. Harvey Baily, editor de investigação da revista médica *Bio/Technology,* tinha organizado um seminário na Casa Branca sobre o tema "Como é que o VIH causa a SIDA?". Seria coorganizado por Jim Warner, um analista sénior de política interna da Casa Branca. Esperava-se que o Dr. Gallo participasse nesta conferência e apresentasse alguma fundamentação das suas afirmações. Warner já se tinha tornado muito cético em relação a Gallo depois de ter analisado as descobertas do Dr. Duesberg. Mas Gallo nunca apareceu. Em vez disso, a Conferência da Casa Branca, que estava marcada para 19 de janeiro de 1988, foi abruptamente cancelada sem qualquer explicação. Centenas de milhões de dólares continuam a ser concedidos todos os anos para prosseguir a afirmação questionável de Gallo de que o vírus

HIV causa a SIDA. No entanto, não são atribuídos fundos aos que desejam contestar as suas afirmações.

O Dr. Duesberg tem tido algumas experiências interessantes desde que, sem querer, desafiou um dos principais cientistas burocráticos do país. O Comité Presidencial sobre a Epidemia do Vírus HIV convidou-o para uma reunião especial em Nova Iorque, que foi coberta pela escritora científica *do Wall Street Journal*, Katie Leishman. Um membro da equipa desta reunião admitiu que Duesberg foi convidado a comparecer "para o desacreditar". Este objetivo foi frustrado quando nenhum dos membros da Comissão Presidencial conseguiu responder a nenhuma das conclusões do Dr. Duesberg. Eles consolaram-se repreendendo-o severamente por ter desafiado o trabalho de Gallo. O Dr. William Walsh, que é presidente do Projeto Esperança e porta-estandarte perene dos valores do Establishment, admoestou fortemente Duesberg: "Não confunda o público. Não confundas as pessoas pobres que sofrem desta doença". O próprio Duesberg ficou confuso com esta abordagem, pois nunca procurou confundir ninguém. Limitou-se a adotar uma abordagem científica que desacreditou o principal cientista do governo. Se isto perturbou uma Comissão Presidencial, cuja única função parecia ser a de proteger o Dr. Gallo, a culpa não pode ser do Dr. Duesberg. Como comentámos, todo o imbróglio tipifica o que passa por trabalho científico sério na América.

A Sra. Leishman caracterizou o episódio como o da "ortodoxia instantânea que resiste à revisão".

Entretanto, devido à falta de verificação científica real de uma causa única, surgiram várias teorias sobre a origem da SIDA. Estas vão desde a já mencionada sugestão de que se trata de uma nova variação da espiroqueta da sífilis, a uma variação do vírus da hepatite, que tem sido endémica há alguns anos, até ao seu parentesco com o vírus Epstein-Barr, um membro do Herpes Viradae. Este é provavelmente o vírus humano mais disseminado atualmente, afectando cerca de 95% da população mundial. É geralmente transmitido através da saliva. Os jovens contraem-no sob a forma de mononucleose infecciosa; as suas consequências incluem hepatite e esplenomegalia, com complicações de síndrome de Reye, síndrome de Guillain-Barre, paralisia de Bell, febre crónica e fadiga. Os seus efeitos são frequentemente confundidos pelos médicos com esclerose múltipla, doença de Hodgkins, leucemia e lúpus.

O Dr. Stephen Caizza, de Nova Iorque, é um dos que identificam a SIDA como a última manifestação da sífilis, uma determinação lógica, tendo em conta o facto de esta ocorrer frequentemente entre homossexuais e prostitutas muito promíscuos. Durante o primeiro trimestre de 1987, os casos registados de sífilis aumentaram vinte e três por cento, o maior aumento numa década. O Dr. Peter Duesberg está tão convencido de que existe outro agente para a SIDA que se ofereceu para ser injetado publicamente com o vírus da SIDA. Chuck Ortleb dá voz a outro conceito amplamente difundido, o de que a SIDA não é mais do que uma variação da síndrome de fadiga crónica, a síndrome de Epstein-Barr, que é agora mundial. Outros investigadores estão certos de que a SIDA é apenas mais uma consequência do Grande Massacre da Gripe Suína, quando a população foi injectada com a vacina da "gripe suína".

Foram agora estabelecidas correlações entre a SIDA e a verdadeira "gripe suína", ou seja, uma versão desta doença que foi observada nos suínos. Outros investigadores atribuíram a culpa a uma variação mais dramática ou acidental de um soro de hepatite que foi amplamente distribuído há alguns anos. No entanto, nenhuma destas teorias se compara, em termos de valor narrativo, à teoria do "macaco verde".

De acordo com esta teoria, que foi durante muito tempo a explicação favorita avançada pelo grupo de propaganda governamental, o Centro de Controlo de Doenças, durante anos uma tribo de pequenos macacos verdes vagueou pela África Central. Mostrando pouco medo dos seres humanos, eles têm-se frequentemente desviado para as aldeias nativas. Estes macacos verdes transportam na sua corrente sanguínea um tipo de vírus da SIDA, ao qual são aparentemente imunes. No entanto, os macaquinhos verdes morderam mulheres nativas ou tiveram relações sexuais com elas, dependendo da história em que se queira acreditar; os sistemas das mulheres nativas activaram então o vírus da SIDA e mais tarde infectaram os seus maridos, que foram então para o Haiti, onde foram pagos para atuar como prostitutos masculinos por membros da população homossexual americana que visitavam frequentemente o Haiti para se divertirem. Estes homossexuais regressaram então a Nova Iorque, infectando a comunidade nova-iorquina e deslocando-se para São Francisco, onde espalharam a doença na Costa Oeste. Afirma-se que este cenário se desenrolou em poucas semanas, desde o macaco verde até aos homossexuais que morreram com SIDA em São Francisco; no entanto, a maioria dos investigadores acredita que a doença demorou alguns anos a atingir a sua atual fase epidémica.

A resposta à epidemia de SIDA foi dificultada pelo facto de estar confinada aos homossexuais, aos negros pobres e aos consumidores de drogas intravenosas, conhecidos pelo slogan "Nada de degenerado me é estranho". A doença se tornou predominante ao mesmo tempo em que o movimento homossexual emergia como uma poderosa força política.

Aliando-se aos negros, os homossexuais militantes tomaram praticamente conta do Partido Democrata, para desgosto dos heterossexuais activos como o senador Teddy Kennedy. Os líderes tradicionais do Partido Democrata começaram agora a recear que a publicidade sobre a SIDA viesse do Partido Republicano, que poderia apresentar-se como "o partido da normalidade sexual". Há poucas dúvidas de que a conquista do Partido Democrata pelos malucos, arrancando-o ao seu controlo mafioso de longa data, foi uma bênção para os republicanos. O resultado foi que os democratas lutaram desesperadamente para manter a SIDA no armário, lutando contra quaisquer propostas de testes de SIDA ou outras medidas governamentais para controlar a sua propagação. Em São Francisco, um plano para encerrar as casas de banho, os bordéis homossexuais mais famosos da nação, teve origem em alguns dos homossexuais mais assustados, que já tinham visto os seus "amantes" definharem e morrerem devido à doença. A sua sugestão foi recebida com um coro de indignação por parte dos homossexuais mais radicais, que eram lealmente apoiados pelos líderes políticos de São Francisco. Há muito que tinha sido estabelecido que o voto homossexual era o voto decisivo para a vitória em São Francisco e eles não estavam dispostos a abdicar do seu poder político. A nível nacional, os esforços do governo para lidar com a SIDA têm-se limitado a programas patéticos e risíveis de distribuição gratuita de preservativos e agulhas de droga aos marginais suicidas entre os degenerados. De facto, com estas tácticas, as próprias agências governamentais tornaram-se patrocinadoras oficiais da degenerescência homossexual e do consumo de estupefacientes, um desenvolvimento estranho para os defensores dos estatutos. Reflectindo a nova e mais esclarecida abordagem do governo, a Bird's Florist, na capital do país, celebrou o Dia de S. Valentim de 1988 oferecendo um Especial de S. Valentim, composto por uma dúzia de rosas American Beauty e uma dúzia de preservativos. O pacote, que se chamava "The Safe Sex Bouquet", foi recebido com entusiasmo pela burocracia governamental.

Durante toda esta epidemia, o governo não fez praticamente nada, enquanto a SIDA continuava a propagar-se. O Centro de Controlo de Doenças, no quintal de Jimmy Carter, continuou a ser dominado por políticos democratas da velha linha; qualquer cooperação com o regime "fascista" de Ronald Reagan foi recusada. Desde o início da epidemia de SIDA, o Centro de Controlo de Doenças travou uma ação desesperada de retaguarda para esconder ou minimizar a epidemia. No verão de 1985, as autoridades do CDC recusaram-se terminantemente a considerar os piolhos da cabeça ou os piolhos púbicos como possíveis transmissores do vírus da SIDA. Os funcionários do CDC rejeitaram a ideia com horror, dizendo que a própria noção era "impraticável" e "assustadora". De facto, é sabido que muitos vírus são transportados por insectos, especialmente os arbovírus, "arthpod-borne-viruses"; cerca de quinhentos destes arbovírus já foram identificados. Alguns investigadores têm a certeza de que o percevejo é um dos principais portadores do vírus da SIDA, que se está a propagar tão rapidamente em África; o percevejo encontra-se em quase todas as cabanas africanas. Os cientistas acreditam agora que os mosquitos, a mosca tsé-tsé, a formiga-leão e os escaravelhos negros podem também estar a transmitir o vírus da SIDA em África. Isto oferece uma explicação racional para a rápida propagação da SIDA em muitos países africanos diferentes. Nenhum destes insectos pode ser encontrado em todos os países africanos, mas um ou mais estão presentes em grande número em todas as regiões de África.

Em 1900, o Dr. Walter Reed provou que o mosquito Aedes aegypti era o vetor da febre amarela. Sabe-se agora que alguns macacos são portadores de um tipo de vírus da SIDA, mas, como o Dr. Duesberg descobriu, o vírus HIV, ao qual o Dr. Gallo dos NIH atribui a responsabilidade exclusiva pela infeção da SIDA, só está presente em cerca de metade dos casos de SIDA, um fator que o Dr. Gallo se recusa a explicar. A questão é saber qual é o agente infecioso na outra metade dos casos de SIDA, ou, como afirma o Dr. Duesberg, o vírus HIV não é o agente infecioso em nenhum deles. Se for este o caso, então os programas governamentais de testes maciços para detetar a presença do vírus VIH são um chorrilho de milhões de dólares de pistas falsas.

Embora o Centro de Controlo de Doenças tenha continuado a insistir que a pobreza, o ambiente e os insectos não têm absolutamente nada a ver com a transmissão da SIDA, em maio de 1987 apareceu um anúncio na revista Science à procura de um entomologista investigador que estudasse "o possível papel dos antropodes que picam na transmissão do vírus da imunodeficiência humana (SIDA). Candidatar-se ao Centro de Controlo de Doenças".

Os perigos de ofender as teorias preconcebidas sobre a SIDA continuam a perseguir os investigadores. Quando o Instituto de Medicina Tropical apresentou os resultados da investigação que aí tinha concluído e que indicava a existência de uma relação arboviral com a SIDA, a Universidade de Michigan, sob pressão considerável do Centro de Controlo de Doenças, cortou imediatamente todo o seu financiamento. Em Oxford, a 25 de agosto de 1986, o Prof. Jean-Claude Cermann, do Instituto Pasteur de Paris, informou que a SIDA tinha sido encontrada em insectos africanos; o vírus tinha sido isolado em mosquitos, baratas, formigas e moscas tsé-tsé. Isto contradizia diretamente as afirmações do CDC de que o vírus da SIDA não podia ser transportado por mosquitos ou outros insectos.

O médico californiano Bruce Halstead, M.D., afirma que a medicina moderna não tem cura para a SIDA, o cancro ou a doença das radiações. Salienta também que a sua investigação estabelece que o vírus da SIDA é capaz de um trilião de mutações. Entretanto, os doentes com SIDA que estão a ser tratados por oncologistas (especialistas em cancro) estão a morrer a uma taxa muito mais elevada do que os doentes com SIDA que estão a ser tratados por métodos holísticos. Muitos deles estão a surpreender as estatísticas médicas ao sobreviverem mais do que o período de dois anos previsto após o diagnóstico da doença. Um paciente de quarenta anos de idade em São Francisco, Dan Turner, é agora a vítima da SIDA que sobrevive há mais tempo. Diz que foi infetado durante uma viagem a Nova Iorque em junho de 1981 e, a 12 de fevereiro de 1982, foi informado por um médico que tinha "cancro gay", depois de ter desenvolvido os sintomas inconfundíveis do sarcoma de Kaposi. Tinha seguido um regime de vitamina C, alimentos naturais, meditação, acupunctura e levantamento de pesos.

Laurence Badgley, M.D., na sua obra pioneira, "Healing AIDS Naturally", propõe uma série de tratamentos, tendo um típico demonstrado bons resultados com uma dieta vegetariana de vegetais, vitaminas, erva de trigo, sumos e ervas, acompanhada de oito ou nove dentes de alho cru por dia.

Enquanto o governo se entretém, o público americano continua a arder com a ideia de ser infetado com SIDA, uma doença fatal. Os árbitros dos combates de boxe e de outros desportos sangrentos usam agora luvas médicas, para evitarem ser infectados por salpicos de sangue dos concorrentes. Os funcionários judiciais usam vestuário de proteção, como luvas e máscaras cirúrgicas, quando são obrigados a comparecer em tribunal com vítimas de SIDA doentes. Estes acessórios suscitam a ira e o horror dos libertários civis, que afirmam que estas técnicas de proteção criam uma "atmosfera nociva" para o doente com SIDA. Uma vez que, provavelmente, ele já está a morrer, o argumento parece ser discutível.

O facto comprovado de que, desde o início, a epidemia de SIDA se confinou aos grupos bem identificados de homossexuais, haitianos, consumidores de drogas por via intravenosa e negros, também criou um furor na União Americana das Liberdades Civis, sendo um preceito da sociedade igualitária que uma doença não deve ser tão intolerante na escolha das suas vítimas. Nas prisões do Estado de Nova Iorque, entre 1984 e 1986, o número de vítimas da SIDA era de 45% de hispânicos,

43% de negros e 97% de consumidores de drogas por via intravenosa *(New York Times*, 7 de fevereiro de 1988).

Tendo este escritor estabelecido anteriormente em "The Curse of Canaan" que a homossexualidade, desde o tempo do próprio Canaã até aos dias de hoje, teve as suas origens na poluição da raça original, sendo a confusão da identidade sexual uma consequência direta da confusão resultante da identidade racial, confundindo o padrão de ADN da estrutura genética, não é surpreendente encontrar no útil livro de Joy Schulenberg, "Complete Guide to Gay Parenting", Doubleday 1985, que os casais "gay" que são brancos adoptam quase exclusivamente crianças negras. Isto é injusto para os adoptados negros, que, sem culpa sua, ficarão expostos à possibilidade de contrair SIDA de um ou outro dos seus pais adoptivos "homossexuais". Parece que os brancos "gay" não estão dispostos a expor outros brancos aos perigos do "estilo de vida alternativo".

CAPÍTULO 7

FERTILIZANTE

Uma das grandes mudanças no nosso mundo durante os últimos cinquenta anos foi a "revolução verde", a chamada revolução agrícola em muitas partes do Terceiro Mundo. Era suposto esta revolução trazer rapidamente os países do Terceiro Mundo para o século XX e permitir-lhes competir em pé de igualdade com as nações ocidentais mais avançadas. À medida que o século XX recua na história, é evidente que este objetivo não foi alcançado. Os países asiáticos e latino-americanos estão a oferecer mais concorrência na produção de produtos acabados a um custo de mão de obra muito mais barato, mas na agricultura, apesar de terem sido criados novos e vastos mercados para as operações químicas dos Rockefeller, o alívio da pobreza, que supostamente era o objetivo da "revolução verde", continua a ser uma quimera. De facto, as regiões do mundo há muito assinaladas nos mapas como "subdesenvolvidas" não tinham qualquer indicação de que se tratava de uma palavra de código para "inexploradas", ou seja, ainda não exploradas pelos vorazes conspiradores internacionais. O único interesse real dos financiadores é desenvolver mercados para os seus produtos que possam dar lucro. Dado que a maioria dos países do Terceiro Mundo não tem capacidade para pagar as mercadorias, foi desenvolvido um sistema complexo através do qual o contribuinte americano envia "ajuda" para o Terceiro Mundo. O trabalhador trabalha numa fábrica para fazer um trator; o trator é depois enviado para a Bolívia e o seu pagamento é extorquido do salário do trabalhador. Um refinamento adicional é um sistema em que os bancos americanos ou internacionais "emprestam" o dinheiro a estes países para que possam pagar os bens; o Sistema da Reserva Federal "garante" então estes empréstimos incobráveis com fundos dos contribuintes americanos. Mais uma vez, o trabalhador tem o dinheiro extorquido do seu ordenado para cobrir o custo dos bens que produz. Os autores da Constituição nunca previram tal desenvolvimento, o que leva a que, quando o trabalhador invoca a Constituição para se libertar da extorsão, o juiz o atire indignado para a prisão por testemunho "irrelevante" e "confuso". O mundo é agora um Arquipélago Gulag, dirigido pelos lacaios impiedosos do conglomerado Rockefeller-Rothschild. Os seus deuses são o dinheiro e o poder; o seu único inimigo é o defensor da liberdade.

O atual herói dos interesses Rockefeller é Norman Borlaug, que recebeu o Prémio Nobel da Paz em 1970. Agricultor do Iowa, Borlaug foi enviado para o México pelos interesses da Rockefeller em 1944 para desenvolver novos tipos de cereais. Durante as suas experiências, acasalou 60.000 espécies diferentes de trigo, o que resultou na criação de uma raça tropical de anões, anões duplos e anões triplos em 1964. Este facto foi aclamado como "a revolução verde". O "super-trigo" resultante produziu maiores colheitas, mas isso foi feito "aumentando" o solo com enormes quantidades de fertilizante por acre, sendo o fertilizante o produto de nitratos e petróleo, mercadorias controladas pelos Rockefellers. Foram também utilizadas enormes quantidades de herbicidas e pesticidas, criando mercados adicionais para o império químico dos Rockefeller. De facto, a "revolução verde" foi apenas uma revolução química. Em momento algum se poderia esperar que os países do Terceiro Mundo pagassem as enormes quantidades de fertilizantes e pesticidas químicos. Isso foi novamente resolvido pelo sistema de "ajuda externa" que já estava em vigor.

Os interesses de Rockefeller também enviaram Robert Chandler às Filipinas para desenvolver um "Arroz Milagroso"; o resultado foi um arroz que utilizava três vezes a quantidade anterior de fertilizante. Este arroz amadurecia em quatro meses em vez dos seis meses anteriores, produzindo três colheitas por ano em vez de duas. Quando dois grupos filipinos de empresários ricos começaram a disputar entre si os lucros locais do "Arroz Milagroso", os Rockefeller decidiram expulsar um dos grupos, o grupo de Marcos, substituindo-o pela fação de Aquino, que tinha laços estreitos com o Chase Manhattan Bank, e com o qual se podia contar para pagar os juros dos empréstimos. Como de costume, a "filantropia" de Rockefeller estava intimamente ligada aos mercados, aos lucros e ao controlo político. O fertilizante moderno é uma indústria baseada no petróleo.

No final da Segunda Guerra Mundial, os fabricantes de munições viram-se confrontados com enormes stocks de nitratos. Devido ao início da paz, que é sempre visto com horror pelas fundações filantrópicas, foi necessário encontrar rapidamente novos mercados para estes produtos. O azoto e os nitratos eram ingredientes essenciais para o fabrico de bombas e obuses. Era necessário desenvolver um mercado comparável em tempo de paz. Seguindo o preceito que tinham estabelecido após a Primeira Guerra Mundial, quando os monopolistas, confrontados com uma enorme reserva de cloro, que tinha sido fabricado a grande custo para causar sofrimento e morte intensos, descobriram que o único mercado possível era vendê-lo às comunidades americanas, que o despejariam nas suas reservas de água, foi decidido em 1945 que o único escoamento para o enorme stock de nitratos era colocá-lo na cadeia alimentar, como fertilizante.

O aumento da taxa de mortes por ataques cardíacos nos Estados Unidos nos últimos cinquenta anos tem sido ingenuamente explicado pelos apologistas do monopólio médico como mais uma ilustração do "facto" de os americanos viverem mais tempo, o que os torna mais susceptíveis a doenças "degenerativas" como o cancro e os problemas cardíacos. Esta era a desculpa habitual do establishment médico, que convenientemente ignorava importantes avanços no estilo de vida americano. Durante vários anos, no século XIX, epidemias de cólera e febre tifoide devastaram os habitantes das grandes cidades americanas, devido à falta de saneamento e à contaminação da água. Quando os monopolistas despejaram o seu excesso de cloro no abastecimento de água, após a Primeira Guerra Mundial, o resultado foi amplamente aclamado como tendo acabado com as epidemias de cólera e febre tifoide. De facto, a cloração não foi responsável por esta evolução. A febre tifoide deveu-se em grande parte à contaminação das ruas das cidades por grandes quantidades de excrementos de cavalos, que apodreciam e atraíam moscas.

Quando chovia, esta contaminação era arrastada para o abastecimento de água. Com o advento do automóvel e o desaparecimento dos cavalos das ruas das cidades como principal meio de transporte, a febre tifoide desapareceu quase de um dia para o outro. Isso ocorreu durante a década de 1920, quando os automóveis substituíram os cavalos nas ruas.

O despejo deste material de guerra no nosso abastecimento de água teve um efeito imprevisto. Provocou uma nova epidemia, uma epidemia de ataques cardíacos. O cloro da água combinou-se com as gorduras animais da dieta para formar uma amálgama química, que depois formou uma substância gomosa nas artérias; isto criou uma condição médica chamada aterosclerose. A acumulação desta substância gomosa nas artérias interferiu gradualmente com a circulação do sangue, acabando por fechar as artérias principais do coração e provocando os ataques de angina de peito e os ataques cardíacos coronários. Mais uma vez, um aparente "avanço" no domínio da higiene revelou-se mais um benefício para o monopólio médico, pois os consultórios dos médicos encheram-se de americanos que sofriam de doenças cardíacas.

No final da Segunda Guerra Mundial, os monopolistas iniciaram um esforço concertado para despejar os seus excedentes de nitratos na cadeia alimentar americana. Os agentes dos condados de todos os Estados Unidos foram instruídos a aconselhar os agricultores das suas áreas a aumentarem a utilização de fertilizantes, herbicidas e pesticidas. Este conselho serviu para tornar a agricultura ainda mais intensiva em capital, forçando os agricultores a recorrer aos bancos para pedir mais dinheiro emprestado e abrindo caminho para o programa de forçar os agricultores individuais a abandonar a terra, criando grandes monopólios agrícolas, semelhantes ao Agricultural Trust soviético. Os agricultores também pediram empréstimos avultados para comprar tractores caros que funcionavam a gasolina, aumentando grandemente as receitas dos Rockefeller e, ao mesmo tempo, privando-os do fertilizante que anteriormente podiam obter dos seus cavalos. Não foi coincidência o facto de os bancos, que tão alegremente se dispuseram a conceder os empréstimos de que necessitavam os agricultores que seguiam fielmente as instruções dos seus agentes distritais, serem bancos que obtinham os seus fundos do Sistema da Reserva Federal. Este monopólio do dinheiro e do crédito da nação tinha sido planeado numa reunião secreta de conspiradores em Jekyl Island, na Geórgia, em novembro de 1910, uma reunião presidida pelo Senador Nelson Aldrich, cuja filha tinha casado recentemente com John D. Rockefeller, Jr.

O valor nutricional dos alimentos cultivados em solos altamente fertilizados e o facto de estes alimentos serem depois submetidos a um extenso "processamento" para os tornar mais convenientes para o armazenamento, transporte e venda a retalho em grande escala, tem sido encoberto pelo Monopólio Médico. Uma voz de protesto foi ouvida quando o Dr. H. M. Sinclair, um importante nutricionista e diretor do Laboratório de Nutrição Humana, Magdalen College, Oxford, fez um discurso no Dia Mundial da Saúde de 1957, que foi reimpresso no *British Medical Journal, em* 14 de dezembro de 1957. O Dr. Sinclair recordou que, desde os seus primeiros dias como estudante de medicina, "os meus professores de clínica não conseguiam responder à razão pela qual a expetativa de vida neste século do homem de meia-idade é pouco diferente do que era no início deste século, ou mesmo há um século atrás. Isto significa que, apesar dos grandes avanços da medicina - a pneumonia quase abolida, a tuberculose comparativamente rara, os magníficos avanços da cirurgia, da endocrinologia e da saúde pública - um homem de meia-idade não pode esperar viver mais de quatro anos do que vivia há um século - e, de facto, na Escócia, a esperança de vida está agora a diminuir".

Em 1893, um químico agrícola alemão, Dr. Julius Hensel, escreveu no seu livro "Bread From Stones": "A agricultura entrou no signo do cancro... não podemos ser indiferentes ao tipo de culturas que cultivamos para a nossa alimentação ou às substâncias com que os nossos campos são fertilizados. Não basta que sejam colhidas grandes quantidades, mas essa grande quantidade deve ser também de boa qualidade. É indiscutível que, com a adubação apenas com marga, isto é, com carbonato de cal, se pode obter um rendimento tão grande que faz com que o homem se sinta inclinado a contentar-se sempre com marga, mas com uma adubação tão unilateral, lenta mas seguramente, desenvolver-se-ão efeitos maléficos de vários tipos; estes deram origem ao axioma da experiência: "A adubação com cal faz pais ricos, mas filhos pobres". Como a nossa atual farinha fina, livre de farelo, é quase totalmente desprovida de nutrientes, não é de admirar o grande número de doenças modernas." Isto foi escrito em 1893, antes dos interesses dos Rockefeller inundarem o mundo com os seus fertilizantes à base de petróleo.

Para contrariar a crescente variedade de alimentos inertes e deficientes em termos nutricionais, os lacaios do Monopólio Médico não têm estado inactivos. Enquanto conduzem guerras de atrito contra os principais expoentes de uma melhor nutrição, a Food and Drug Administration e a American Medical Association têm defendido valentemente o uso de fertilizantes químicos. A revista de grande circulação da AMA, *Today's Health, que* se encontra em todas as escolas públicas e bibliotecas, em setembro de 1958, afirmava: "Uma extensa pesquisa conduzida pelo Governo Federal mostrou que o valor nutricional das colheitas não é afetado pelo solo dos fertilizantes usados..." Esta afirmação foi desmentida pelo próprio Dr. Alexis Carrel, da Fundação Rockefeller, que escreveu: "Os adubos químicos, ao aumentarem a abundância das colheitas sem substituírem todos os elementos esgotados do solo, contribuíram indiretamente para alterar o valor nutritivo dos cereais e dos legumes. As galinhas foram obrigadas, através de uma alimentação e de um modo de vida artificiais, a entrar nas fileiras dos produtores em massa. Não terá a qualidade dos seus ovos sido alterada? A mesma pergunta pode ser feita em relação ao leite, porque as vacas estão agora confinadas ao estábulo durante todo o ano e são alimentadas com ração manufacturada. Os higienistas não prestaram atenção suficiente à génese das doenças. Os seus estudos sobre as condições de vida e de alimentação, e sobre o seu efeito no estado fisiológico e mental do homem moderno, são superficiais, incompletos e de duração demasiado curta."

Apesar das afirmações dos investigadores governamentais, a importância do solo é demonstrada pelo facto de a proporção de ferro na alface poder variar de 1 mg por cem a 50 mg por cem, de acordo com as condições do solo em que é cultivada. O Centro-Oeste foi durante muito tempo conhecido como "a cintura do bócio", devido a uma deficiência generalizada de iodo no solo. As Ilhas Britânicas, que foram objeto de uma agricultura intensiva durante quase dois mil anos, têm tais deficiências de minerais no solo que os britânicos são conhecidos em todo o mundo pelos seus dentes estragados.

O atual sistema de química agrícola foi criado pelo Dr. Justus von Liebig, um professor de química alemão que sugeriu que se adicionassem minerais ao solo e ácidos para os tornar mais disponíveis para as plantas. A agricultura química utiliza produtos químicos solúveis que são ácidos ou básicos, sendo o seu efeito final a acidificação do solo, enquanto a utilização de minerais químicos torna o solo inútil. Tem sido sugerido que ainda estamos a viver dos benefícios conferidos pela última Era Glaciar, e que a única forma de remineralizar o solo é passar por outra Era Glaciar, como tem acontecido anteriormente a cada 100.000 anos.

O Dr. W. M. Albrecht, presidente do Departamento de Solos da Escola de Agricultura da Universidade do Missouri, afirma: "Embora tenha sido durante muito tempo crença comum que a doença é uma inflição que nos é infligida do exterior, há um reconhecimento crescente de que possivelmente tem origem no interior, devido a deficiências e à incapacidade de nos alimentarmos completamente. O conhecimento mais aprofundado da nutrição está a revelar um número crescente de casos de doenças causadas por carências. Estas tendem a ser rastreadas, não só até aos abastecimentos nos supermercados e lojas onde o orçamento familiar as pode fornecer, mas um pouco mais longe, e mais perto da sua origem, nomeadamente, a fertilização do solo, o ponto em que toda a produção agrícola arranca. Estes casos crescentes classificados como carências estão a reforçar a verdade daquele velho ditado que nos dizia que "estar bem alimentado é estar saudável". "

Muitas das novas e estranhas doenças que surgiram para nos atormentar nos últimos anos têm uma origem nutricional. O Dr. Josephson identifica a miastenia gravis como uma doença endócrina resultante de uma deficiência de manganês, que pode ser causada quer por uma assimilação defeituosa do manganês, quer por um metabolismo defeituoso. A necessidade de fertilizantes químicos pode ter tido origem numa falha de longa data no método de cultivo, a utilização do arado de aiveca. Edward H. Faulkner, professor da Universidade de Oklahoma, descobriu que o arado moldbord estava a destruir a fertilidade do solo. Ele contrariou este efeito espalhando o adubo verde à superfície e eliminando o arado, um instrumento que ensanduicha praticamente todo o adubo verde (matéria vegetal em decomposição e resíduos vegetais encontrados à superfície do solo) cerca de 15 a 20 cm abaixo da superfície, onde forma uma barreira à água, que deve subir do lençol freático. As seis polegadas superiores ficam então secas, pois a ação capilar do movimento da água é bloqueada. As plantas cultivadas neste solo empobrecido pelo arado atraem insectos, enquanto o seu conteúdo em vitaminas e minerais se esgota. As plantas ficam doentes e morrem.

Ao ver este resultado, o agricultor decide então que o problema é a falta de algum elemento no solo, sem perceber que foi o arado que interferiu com a ação capilar da água no solo. Torna-se então um cliente pronto para grandes quantidades de fertilizantes químicos. Um dos principais produtores destes fertilizantes era a American Agricultural and Chemical Company, controlada pelos Rockefeller. Não surpreende que um dos seus diretores, John C. Traphagen, fosse também diretor do Federal Reserve Bank de Nova Iorque e do Rockefeller Institute of Medicine. Um dos principais impulsionadores e diretor da American Cancer Society, Traphagen foi presidente do Bank of New York e diretor do Fifth Avenue Bank. Foi também diretor da Wyandotte Chemicals, Hudson Insurance, Brokers and Shippers Insurance, Caledonian American Insurance, Foreign Bondholders Protective Association, Sun Insurance, Ltd. (uma das três principais firmas Rothschild), Atlantic Mutual Insurance, Eagle Fire Insurance, Norwich Union Fire Insurance, Ltd., International Nickel, Royal Insurance Company, Royal Liverpool Insurance e muitas outras firmas de seguros de Londres, a maioria das quais pertencia à órbita Rothschild.

Também fazia parte do conselho de administração da American Agricultural and Chemical John Foster Dulles, da firma de advogados de Wall Street, Sullivan and Cromwell; foi Secretário de Estado de Eisenhower, enquanto o seu irmão Allen era diretor da Central Intelligence Agency. Dulles foi também diretor da International Nickel, do Bank of New York, da American Banknote Company (que fornecia o papel utilizado pelo Sistema da Reserva Federal para imprimir o seu papel-moeda, que era apoiado por títulos de papel) e presidente do Carnegie Endowment for International Peace, do qual Alger Hiss era presidente, diretor da Biblioteca Pública de Nova Iorque, do Union Theological Seminary e do New York State Banking Board. Dulles tinha sido secretário na Conferência de Paz de Haia em 1907 e foi secretário do seu tio na Conferência de Paz de Paris em 1918, Robert Lansing, Secretário de Estado de Wilson. Mais tarde, Dulles fez parte da Comissão de Reparações e do Conselho Económico Supremo com Bernard Baruch, em 1919; participou na Conferência da Dívida de Berlim, em 1933, e foi delegado americano nas Nações Unidas, em São

Francisco, quando Alger Hiss redigiu a Carta das Nações Unidas, em 1945. Tanto Dulles como o seu irmão Allen participaram numa conferência histórica com o Barão Kurt von Schroder e Adolf Hitler, em Colónia, em 1933, quando os irmãos Dulles garantiram a Hitler que os banqueiros de Wall Street lhe dariam o dinheiro necessário para lançar o seu regime nazi na Alemanha.

Também no conselho da American Ag & Chem estava George C. Clark, dos banqueiros de investimento, Clark e Dodge; John R. Dillon, presidente da Unexcelled Chemical Company, Lone Start Cement, e era também um magnata do teatro, diretor da National Theatres, Twentieth Century Fox, Skouras Theatres, e também um magnata da aeronáutica, como diretor da Curtiss-Wright e Wright Aeronautical; também no conselho estava o banqueiro Robert Stone, sócio da Hayden Stone, diretor da Rockefeller's Mesabi Iron Ore e Island Greek Coal Company, Punta Alegre Sugar Company, U.S. Envelope, John P. Chase Company, Philadelphia and Norfolk Steamship Company, Amoskeag Company e William Whitmore Company.

Outro membro da Ag & Chem era Elliott V. Bell, que era também diretor da American Cancer Society. Tinha sido redator financeiro do *New York Times* de 1929 a 1939, o que lhe deu acesso aos mais altos círculos financeiros. Tornou-se conselheiro económico de Thomas Dewey em 1940, Superintendente dos Bancos do Estado de Nova Iorque de 1947 a 1949, diretor da McGraw Hill, editor da revista de negócios *Business-week*, diretor do Chase Manhattan Bank de Rockefeller, da New York Life, da New York Telephone Company, da Tricontinental Corporation, da Revere Copper and Brass e de outras empresas. Foi também nomeado para o Comité de Finanças da Segurança Social da HEW e administrador da Fundação John S. Guggenheim e da Fundação Roger Straus. A sua filha é uma importante socialite de Nova Iorque, a Sra. Thomas Hoving, uma das "pessoas bonitas".

A utilização de adubos químicos fez com que o teor de proteínas dos produtos hortícolas diminuísse constantemente ao ritmo de dez por cento ao ano.

No entanto, o efeito mais perigoso, e a causa provável de muitas doenças induzidas pela nutrição, foi o facto de os fertilizantes químicos reduzirem a quantidade de potássio no solo, enquanto aumentavam a quantidade de sódio. O potássio e o sódio são os líderes dos dois grupos eletricamente opostos. O potássio inativo no sistema precipita a doença, especialmente o cancro. O aumento do sódio pode explicar o aumento dramático da incidência de hipertensão arterial nos Estados Unidos, porque a nossa população está a ingerir quantidades cada vez maiores de sódio proveniente de alimentos cultivados em solos quimicamente fertilizados, ao mesmo tempo que sofre os efeitos dos níveis cada vez mais baixos de potássio no sistema humano. O potássio é especialmente necessário para a regulação do batimento cardíaco; a sua falta no corpo torna o sistema propenso a ataques cardíacos súbitos.

Os nutricionistas acreditam agora que a utilização de fertilizantes químicos no solo é responsável por setenta por cento de toda a anemia nos cidadãos dos Estados Unidos, porque estes fertilizantes não substituem o ferro no solo, mas removem-no de facto.

A utilização de fertilizantes químicos também acelerou o domínio do fornecimento mundial de cereais por grandes empresas estreitamente ligadas aos interesses dos Rockefeller. Em 1919, o maior produtor de cereais do mundo era a Montana Farming Corporation. Nessa altura, o trigo era vendido a um preço garantido de 2,20 dólares por bushel e a ceifeira-debulhadora obtinha lucros enormes. O conselho de administração da Montana era presidido por J. P. Morgan, cujos vastos interesses na banca, no aço e nos caminhos-de-ferro não lhe tinham dado qualquer indício do seu desejo de se tornar agricultor; Morgan fazia parte do Conselho Consultivo Federal do Conselho da Reserva Federal, representando a área da banca central de Nova Iorque. Os seus associados no conselho de administração da Montana Farming eram o banqueiro de Rockefeller, James Stillman, do National City Bank - duas das suas filhas casaram com dois filhos de William Rockefeller; Francis Hinckley Sisson, vice-presidente do banco controlado por Morgan, o Guaranty Trust - atualmente Morgan Guaranty Trust; Charles D. Norton, que Morgan colocou como secretário pessoal do Presidente Taft durante a presidência de Taft. Norton foi presidente do First National Bank de Morgan (mais tarde fundido com o National City Bank de Rockefeller para formar o atual gigante bancário, o Citibank). Norton tinha sido um dos conspiradores originais presentes na Ilha Jekyl para redigir secretamente a Lei da Reserva Federal. Foi diretor da Montgomery Ward, Equitable Life, ATT, Tidewater Oil e da Delaware and Lackawanna Railroad. Foi também diretor de algumas das instituições de caridade preferidas de Morgan, a Cruz Vermelha Americana, a Russell Sage Foundation e o Metropolitan Museum. Charles H. Sabin, diretor do Guaranty Trust, do Merchants and Metals National Bank, presidente da Asia Banking Corporation, da American Foreign Securities Corporation, das Mackay Companies, da Postal Telegraph e de muitas outras empresas, também fazia parte do conselho de administração da Montana Farming.

Atualmente, o comércio mundial de cereais está firmemente nas mãos de cinco empresas: Cargill, Continental Grain, Louis Dreyfus, Bunge e Andre. Estas empresas enriqueceram e tornaram-se poderosas ao aproveitarem a maré dos supergrãos desenvolvidos pelo Rockefeller Trust. Mantêm um contacto estreito com estes interesses e com os interesses bancários dos Rockefeller, apoiando-se principalmente na rede internacional Chase Manhattan. Estas empresas beneficiaram igualmente do desenvolvimento de sementes híbridas, nomeadamente de milho, pela Fundação Rockefeller. Do ponto de vista comercial, o atrativo dos híbridos é o facto de não se poderem reproduzir. Por conseguinte, o agricultor tem de investir o dinheiro necessário para comprar um novo fornecimento de sementes híbridas todos os anos. As sementes híbridas têm um outro grande atrativo para os monopolistas: dão à empresa-mãe, que detém a patente, o monopólio dessa variedade específica de sementes. Assim, temos os factores gémeos da viabilidade comercial e do monopólio para dar aos bancos e à Chemical Trust um domínio sobre o agricultor americano. As sementes híbridas produzem um aumento médio de vinte a trinta por cento mais por acre, o que é um forte argumento de venda para o agricultor. Da mesma forma, o "trigo milagroso", que teve origem no Centro Internacional de Melhoramento do Milho e do Trigo, em El Butan, no México, resultou no desenvolvimento de uma variedade de trigo que podia resistir à força das chuvas e das tempestades tropicais. Foi produzida através do cruzamento do trigo mexicano com as estirpes de anões japoneses que tinham caules curtos e resistentes. A Norin-10, proveniente da ilha de Honshu, não era suficiente para resistir aos tufões japoneses. Tornou-se o tipo que tornou a "revolução verde" uma realidade. Depois de 1960, a estação mexicana lançou uma longa linha de trigos, Nanair 60, para o ano de 1960, Pitic 62, Penjamo 62, Sonora 64, Lerma Rojo 64, India 66, Siete Cerros 66, Super X 67, Yecoar 70 e Cajeme 71. Embora necessitem de fertilização e irrigação intensivas, todas elas podem prosperar em países tropicais. As Cinco Grandes exercem um enorme poder político e financeiro devido ao seu enorme fluxo de caixa e porque muitos governos dependem do seu fornecimento de alimentos para manter a estabilidade política. Isto ficou demonstrado durante o que os historiadores chamam atualmente o Grande Roubo de Cereais Soviético, em 1972.

Organizado por Henry Kissinger, fantoche de longa data dos Rockefeller do Chase Manhattan Bank, este negócio salvou o cambaleante governo soviético, ao mesmo tempo que custou muitos milhares de milhões aos contribuintes americanos. Em julho de 1972, a União Soviética comprou trigo aos Estados Unidos, numa tentativa de compensar a desastrosa incompetência do sistema agrícola comunal soviético. Em 1963, a Rússia tinha iniciado uma política de compra de trigo no estrangeiro, comprando 6,8 milhões de toneladas ao Canadá por 500 milhões de dólares. Para pagar as compras aos Estados Unidos em 1972, a União Soviética foi autorizada a cobrir o pagamento da seguinte forma: o banco central da Hungria, agindo em nome da União Soviética, colocou uma ordem para vender o dólar a descoberto por 20 mil milhões de dólares. O Secretário do Tesouro, John Connally, desvalorizou então o dólar em dez por cento. A União Soviética ganhou 4 mil milhões de dólares com a venda a descoberto do dólar e pagou os cereais.

Michel Sidona, que tinha estado profundamente envolvido com os Rothschild e a família Hambro em manipulações financeiras internacionais, descreveu o processo a partir da sua cela de prisão, onde mais tarde foi encontrado morto. "Na sua ingenuidade insondável, os Estados Unidos forneceram à União Soviética 4 mil milhões de dólares, dinheiro que, desde então, foi sem dúvida investido na destruição dos seus benfeitores; comecei então a ver que a América era a consorte da sua própria ruína. Digo-vos que, em toda a História, nenhuma potência armou e socorreu tão cegamente os seus inimigos como ela."

O negócio soviético dos cereais resultou num aumento do preço de todos os géneros alimentícios nos Estados Unidos em vinte por cento. Devido às restrições impostas pelo Congresso ao transporte de cereais em navios estrangeiros, uma medida que tinha sido aprovada para ajudar a nossa frota marítima em declínio, as compras de cereais pelos soviéticos em 1972 custaram aos contribuintes americanos mais cinquenta e cinco milhões de dólares em subsídios aos transportadores a granel. Os transportadores americanos embarcaram os cereais por dezasseis dólares a tonelada, embora os navios estrangeiros os tivessem transportado por nove dólares a tonelada.

Até hoje, apenas alguns comerciantes internacionais de cereais e funcionários soviéticos sabem efetivamente o preço cobrado por quarenta milhões de toneladas de cereais que os soviéticos compraram aos Estados Unidos entre 1971 e 1977. Os funcionários do Departamento de Agricultura dos Estados Unidos afirmam que não têm registos do preço pago, ou se alguma vez foi pago. Só Henry Kissinger sabe, e ele não o diz.

Os cinco grandes negociantes de cereais estão também fortemente envolvidos na manipulação de divisas, transaccionando diariamente grandes somas em futuros de divisas, porque os seus negócios de cereais provocam grandes flutuações na valorização das divisas mundiais. Com o seu controlo interno, obtêm enormes lucros, quer o valor das moedas suba ou desça. A Cargill detém atualmente 25% do comércio mundial de cereais; a Bunge da Argentina detém 20%; a Continental Grain iniciou a sua atividade durante as guerras napoleónicas, fornecendo cereais a ambos os lados; detém 25% do comércio mundial de cereais - o atual chefe da empresa, Michel Fribourg, detém 90% das acções, com o seu filho René; Michel Fribourg era um cidadão francês que entrou para os serviços secretos do exército americano durante a Segunda Guerra Mundial.Andre, uma família suíça pertencente a uma seita rigorosa de calvinistas suíços que são membros dos Plymouth Brethren, muito militantes a nível mundial; e Dreyfus, que detém vinte por cento do comércio mundial de cereais. A Dreyfus é atualmente dirigida por Nathaniel Samuels, que fez parte da equipa do Presidente Nixon como Subsecretário para os Assuntos Económicos. O presidente da Bunge, Walter Klein, cujo escritório se situa no One Chase Manhattan Plaza, em Nova Iorque, é um funcionário responsável pela definição de políticas do Conselho Económico e Comercial EUA-URSS.

CAPÍTULO 8

CONTAMINAÇÃO DA CADEIA ALIMENTAR

A Academia Nacional de Ciências estimou recentemente que 15% da população americana sofre atualmente de alergias a um ou mais produtos químicos. O estudo salientou que estamos expostos a mais produtos químicos tóxicos quando estamos dentro de casa do que quando saímos. Os produtos químicos que se encontram em todas as casas incluem o benzeno, que causa leucemia; o spray comum para traças e bolas de naftalina que contêm para-diclo-robenzeno, cuja utilização forma um gás invisível mas prejudicial em cerca de trinta milhões de casas americanas; o lindano, um pesticida comum; clordano, utilizado para o controlo das térmitas (o clordano tem sido muito noticiado ultimamente devido a algumas famílias que adoeceram mortalmente depois de as suas casas terem sido tratadas por exterminadores profissionais de térmitas; um casal teve de se mudar e abandonar totalmente a sua casa, depois de os inspectores os terem informado de que não havia forma de a limpar suficientemente dos resíduos de clordano para ser habitável). Os compostos de clorofórmio são muito mais comuns nas casas do que se pensa. A EPA verificou que os níveis de clorofórmio no interior das habitações eram cinco vezes superiores aos do exterior. As pessoas que tomam banho de chuveiro quente dentro de uma cortina de duche fechada não se apercebem de que estão a inalar quantidades substanciais de clorofórmio do vapor. O aquecimento da água liberta o cloro presente na água fortemente clorada, que em seguida emerge como um gás enquanto a água quente sai do bocal. Um duche diário é garantia de um efeito de clorofórmio. O formaldeído também está presente em muitas casas numa série de compostos de uso comum.

A ingestão diária de pequenas porções de qualquer um ou de todos estes produtos químicos domésticos contribui para o desenvolvimento de cancros, uma vez que são suficientemente tóxicos para se tornarem cancerígenos em contacto diário. No entanto, o Dr. A. Samuel Epstein, uma notável autoridade em matéria de cancro da Universidade de Illinois, afirma que "a alimentação é a via mais importante de exposição dos seres humanos aos produtos químicos sintéticos". Jim Sibbinson calculou que o americano médio ingere anualmente cerca de nove libras de produtos químicos nos alimentos, ou seja, produtos químicos tão tóxicos que uma fração de uma onça pode causar doenças graves ou a morte. Estes produtos químicos são introduzidos na nossa cadeia alimentar sob a forma de aditivos, conservantes, corantes, branqueadores, emulsionantes, antioxidantes, aromas, tampões, sprays nocivos, acidificantes, alcalinizantes, desodorizantes, humidificantes, agentes antiaglomerantes e antiespumantes, condicionadores, agentes de cura, hidrolisantes, hidrogenadores, agentes de secagem, gases, extensores, espessantes, edulcorantes, fortificantes maturadores e outros agentes.

A maioria dos americanos não sabe que, dos mais de cinco mil aditivos químicos presentes nos alimentos que consomem todos os dias, cerca de um terço é reconhecidamente inofensivo, outro terço é descrito pela Food and Drug Administration como "gras", um acrónimo de "geralmente reconhecido como seguro", e o outro terço, quase 2.000 químicos, está a ser utilizado em grandes quantidades, apesar de nunca ter sido adequadamente testado quanto a possíveis resultados nocivos. O deputado James J. Delaney, de Nova Iorque, fez um esforço para controlar a utilização destes produtos químicos em 1958. Ele introduziu a cláusula Delaney, que foi promulgada em lei. Esta cláusula estipulava que se se descobrisse que qualquer aditivo alimentar induzia o cancro quando ingerido pelo homem ou pelo animal, seria considerado inseguro e não poderia ser utilizado.

O Comité Delaney, que realizou audições entre 1950 e 1952, enumerou 704 aditivos químicos, dos quais apenas 428 eram reconhecidamente seguros. Os restantes 276, que continuaram a ser utilizados sem qualquer prova de que eram seguros, significavam que os fabricantes de alimentos estavam a jogar à roleta russa com o consumidor americano. Mesmo assim, passaram-se mais seis anos até que a Emenda Delaney se tornasse lei, exigindo a realização de testes a estes aditivos. Nos anos que se seguiram, alguns destes químicos foram abandonados em favor de outras substâncias, enquanto outros continuam a ser utilizados sem quaisquer testes positivos que indiquem se são seguros ou não. Durante mais de cinquenta anos, os corantes alimentares foram fabricados a partir de substâncias venenosas como o chumbo, o crómio e o arsénico. Em todo o caso, o ponto crucial da alteração Delaney exigia que os aditivos alimentares fossem testados para determinar se causavam cancro no homem ou no animal. O problema é que a maioria dos aditivos só é testada quanto à sua toxicidade e não quanto à sua propensão para causar cancro.

A cumarina, que era um ingrediente-chave da imitação de aroma de baunilha, foi utilizada continuamente durante setenta e cinco anos antes de se descobrir que produzia graves lesões hepáticas em animais de laboratório. Um agente adoçante artificial, a dulcina, foi utilizado como substituto do açúcar durante cinquenta anos antes de se descobrir que produzia cancros em animais de laboratório. Descobriu-se que o amarelo-manteiga causava cancro do fígado, ou seja, o amarelo AB e OB. Descobriu-se que o óleo mineral, a famosa cura para o cancro de Rockefeller de meados do século XVIII, que era agora utilizado em muitas guarnições para saladas, impedia a absorção pelo organismo de vitaminas e outras necessidades nutricionais.

O Food and Drug Cosmetics Act de 1938 certificou dezanove corantes para utilização em alimentos. Desde então, três foram retirados da certificação, restando dezasseis para utilização nos alimentos. O rótulo "certificado" significa simplesmente que é puro - não oferece nenhuma pista sobre os seus possíveis efeitos no sistema humano. O Dr. Arthur A. Nelson relatou que os testes da FDA em 1957 indicaram que dez dos treze corantes certificados então em uso tinham produzido cancros quando injectados sob a pele de ratos. O escritor científico Earl Ubell calculou que os seres humanos receberiam por via oral o dobro destes corantes do que os ratos tinham injetado sob a pele. Os corantes solúveis em óleo eram tão venenosos que os ratos morreram antes de o cientista poder verificar se tinha surgido algum cancro. Nove dos corantes normalmente utilizados nos alimentos nos Estados Unidos são os seguintes

Laranja n.º 1 - utilizada *em pastas de peixe, bebidas gaseificadas, geleias, pudins e muitos outros alimentos* (atualmente com a certificação retirada).

Laranja n.º 2 - **Queijo**, *margarina, rebuçados, exteriores de frutos de laranjeira* (atualmente não certificada).

Amarelo n.º 1 - Confeitaria, *esparguete e outras massas, produtos de padaria, bebidas.*

Amarelo n.º 3 (Amarelo AB) - *Gorduras* **alimentares**, *margarina, manteiga, rebuçados.*

Amarelo nº 4 (Amarelo OB)-Margarina, *manteiga, rebuçados.*

Verde n.º 1-Cordiais, *doces, produtos de padaria, refrigerantes, geleias, sobremesas congeladas.*

Verde n.º 2 - *Sobremesas* **congeladas**, *rebuçados, bolos, geleias, biscoitos, cordiais.*

Verde n.º 3-*Produtos* **de padaria**, *doces, geleias, sobremesas.*

Azul n.º 1 - *Sobremesas* **congeladas**, *geleias, pudins, gelados, rebuçados, bolos, coberturas.*

O amarelo AB e o amarelo OB, que são conhecidos riscos de cancro, têm sido amplamente utilizados para colorir margarina e manteiga. São fabricados a partir de um químico perigoso chamado beta-naft-ilamina. É notável porque tem baixa toxicidade, ou seja, não é venenosa no seu efeito, mas é uma das substâncias mais cancerígenas conhecidas. A laranja n.º 2, O-tylazo-2-naftol, que tinha sido muito utilizada nos Estados Unidos, com a indústria alimentar a utilizar milhares de libras de laranja n.º 2 anualmente, foi finalmente descontinuada em 1956, quando se descobriu que induzia pólipos intestinais e cancro em animais de teste.

O pão branco, que há muito se sabe que provoca convulsões cerebrais nos cães, devido à perda de ingredientes nutricionais essenciais na transformação da bela farinha branca, tem sido enriquecido nos últimos anos com uma grande variedade de vitaminas e nutrientes. No entanto, uma injeção de vitaminas sintéticas, outra injeção de emulsionante para o manter macio e a adição de outros ingredientes sugerem que pode muito bem ser produzido a partir de um tubo de ensaio em vez de uma padaria.

Emanuel Kaplan e Ferdinand A. Dorff, investigadores do Departamento de Saúde de Baltimore, apresentaram um relatório, "Exotic Chemicals in Food", que foi apresentado numa reunião de funcionários da FDA. Citamos,

"Consideremos rapidamente o tratamento químico dos vários ingredientes utilizados na prática da panificação. A farinha é derivada de sementes provavelmente tratadas para proteção de doenças de plantas com mercuriais orgânicos ou agentes similares, e as sementes são plantadas em solo influenciado por fertilizantes. O selénio (uma substância mineral extremamente venenosa) pode ser extraído do solo. Na moagem, a farinha é tratada com melhoradores, agentes oxidantes como o persulfato, o bromato, o iodato e o tricolorido de azoto, que afectam a atividade das proteases e as propriedades do glúten.

"Os agentes branqueadores, como os óxidos de azoto, o cloro e o peróxido de benzoílo, convertem o pigmento carotenoide amarelo em compostos incolores, devido ao alegado desejo do consumidor por pão branco.

As vitaminas e os minerais são adicionados no âmbito de um "enriquecimento" obrigatório.

Podem ser adicionados sais minerais para estabilizar as propriedades de retenção de gás do glúten da farinha. Podem ser utilizados cianetos ou compostos orgânicos clorados para fumigar a farinha resultante durante o armazenamento.

"A água utilizada pode ser purificada quimicamente por meio de alúmen, carbonato de sódio, sulfato de cobre e cloro. Os sais de amónio e outros produtos químicos são utilizados como nutrientes da levedura. Os fermentos químicos podem conter bicarbonato de sódio, alúmen, tartaratos, fosfatos, amido e creme de tártaro. O flúor é um possível contaminante natural do fosfato. A oleomargarina, se utilizada, pode ter corantes, vitamina A, neutralizantes, modificadores de interface e conservantes adicionados; ou a margarina pode ser embalada numa embalagem tratada com conservantes. O óleo mineral é frequentemente utilizado como lubrificante para tinas ou tabuleiros de massa. O leite ou os produtos lácteos podem conter neutralizadores e antioxidantes. Pode ser utilizado corante artificial de alcatrão de hulha. Os estabilizadores e espessantes, tais como as gomas e os amidos tratados, podem ser utilizados como enchimento. Os aromas sintéticos utilizados contêm glicerina, álcool ou produtos químicos substitutos como solventes para uma variedade de álcoois, ésteres, ácidos e cetonas, e podem conter sacarina. *(Nota da Ed.: Esta seria provavelmente substituída atualmente pelo aspartame, um adoçante artificial muito utilizado, que se diz causar convulsões cerebrais).* As especiarias podem ser especiarias naturais sujeitas a fumigantes ou essências de especiarias extraídas com solventes. Podem ser utilizados inibidores de bolor, como o propionato de cálcio, e o produto final pode ser contaminado na prateleira da loja com pós insecticidas, como o fluoreto de sódio."

Desde que este relatório foi apresentado, na década de 1950, foram introduzidas no mercado muitas substâncias químicas novas, cujas propriedades podem ser mais ou menos perigosas do que as enumeradas por Kaplan e Dorff. A utilização crescente de óleos hidrogenados e a sua ligação a doenças cardíacas constituem uma área adicional de preocupação. Atualmente, são utilizados anualmente mais de mil milhões de libras de óleos hidrogenados.

Estima-se que quase metade da população americana, mais de 100 milhões de cidadãos, sofra atualmente de alguma forma de doença crónica, 25 milhões dos quais são doenças alérgicas. Cada vez mais se constata que estas alergias são causadas pela exposição ou ingestão de alguma substância química. 20 milhões de americanos sofrem de perturbações nervosas; 10 milhões têm úlceras estomacais; 700.000 sofrem de cancro e um número menor sofre de doenças como o lúpus e a distrofia muscular.

Em 1917-18, dos recrutas para a Primeira Guerra Mundial, 21,3% foram rejeitados e 9,9% colocados em "serviço limitado" devido a várias deficiências. No período da Guerra da Coreia, após a Segunda Guerra Mundial, de 1947-1955, 52% dos recrutas foram rejeitados por defeitos físicos e mentais, um aumento de 21% desde a Primeira Guerra Mundial, apesar dos grandes "avanços" que os Estados Unidos supostamente tinham feito em matéria de nutrição, cuidados médicos, refeições para crianças em idade escolar e outros sinais de progresso. Estes números também não têm em conta o facto de os padrões para os recrutas da Primeira Guerra Mundial serem muito mais elevados do que na Segunda Guerra Mundial. Em 1955, 25% de todos os recrutas da cidade de Nova Iorque, com idades compreendidas entre os 21 e os 26 anos, foram recusados por sofrerem de problemas cardíacos. Dos cerca de 200 americanos mortos na Coreia e autopsiados, 80% apresentavam doenças cardíacas em estado avançado. O Dr. Jolliffe relatou ao Congresso em 1955 que, "enquanto a doença coronária era uma raridade antes de 1920, tornou-se agora a causa número um de morte no grupo etário dos 45 aos 64 anos, bem como depois dos 65". O Dr. Jolliffe não diz até que ponto este facto se deveu ao aumento da utilização de água clorada após a Primeira Guerra Mundial. Embora os especialistas saibam que a ingestão de cloro é um fator primário na formação de placas arterioscleróticas nas paredes das artérias, não foram encomendados estudos para determinar o uso do cloro como fator no aumento de mortes por insuficiência cardíaca. O Dr. Mendelsohn observou que a fluoretação da água é uma das Quatro Águas Santas da Igreja da Medicina Moderna. Os cientistas não se atrevem a mexer no que é essencialmente uma convicção religiosa e emocional.

O Dr. Mendelsohn também chama a atenção para as possíveis contradições nas frequentes admoestações da Associação Médica Americana para que se obtenha o seu fornecimento diário dos Quatro Grandes para uma nutrição adequada, ou seja, vegetais e frutas, grãos, carnes e produtos lácteos. O Dr. Mendelsohn chama a atenção para o facto de muitos grupos não tolerarem o leite de vaca devido a deficiências enzimáticas. Alguns estudos mostram que 75% dos povos do mundo são intolerantes à lactose e não conseguem digerir o leite de vaca.

Uma das epidemias do pós-Segunda Guerra Mundial foi a reação mundial à utilização extensiva de DDT, apesar de o DDT ter surgido como suposto guardião contra as epidemias durante a guerra. A sua utilização tinha sido anunciada como o pesticida milagroso que evitaria o aparecimento de várias doenças nos países devastados pela guerra.

No entanto, o DDT acabou por se revelar um veneno cumulativo no sistema humano, tal como o fluoreto de sódio. Não só estavam a ser acumuladas concentrações consideráveis de DDT nos tecidos adiposos do homem, como este também estava a consumir quantidades adicionais em cada garfada de comida que comia. O Dr. Otto Warburg, galardoado com o Prémio Nobel, anunciou os perigos do DDT quando avisou que qualquer veneno que interfira com a respiração das células causa danos irreparáveis e produz doenças degenerativas como o cancro. Apesar destes avisos, de 1947 a 1956, a produção anual de DDT quadruplicou, atingindo um total anual de mais de quinhentos milhões de libras. O Serviço de Saúde Pública analisou os alimentos numa prisão federal para determinar o teor de DDT, encontrando fruta cozida com 69 ppm de teor, pão com 100 ppm de teor de DDT, enquanto a banha de porco utilizada na preparação dos alimentos foi estimada em 2500 ppm de DDT. Os testes também mostraram que foram necessários muitos anos para reduzir a quantidade de DDT armazenada na gordura corporal. O DDT é ainda mais persistente no solo; sete anos após a aplicação de DDT em parcelas de ensaio, 80% do DDT permanecia. Os pomares e as explorações agrícolas que utilizaram DDT em pulverizações anuais acumularam enormes quantidades no solo. O DDT foi entretanto proibido, mas os resíduos mantêm-se. Mesmo depois da proibição, a Monsanto continuou a obter enormes lucros com a venda do DDT, exportando-o para outros países. Descobriu-se que um outro pesticida comummente utilizado, o clordano, era quatro vezes mais tóxico do que o DDT. Outra substância que foi mais tarde proibida foi a aramite, uma substância reconhecidamente cancerígena utilizada como pesticida.

Produzida pelo conglomerado químico U.S. Rubber, em 1951, a aramite foi alvo de uma série de críticas. Apesar da publicação generalizada de testes da FDA que provavam os seus perigos, continuou a ser utilizada até à primavera de 1958, altura em que foi finalmente retirada.

Algumas substâncias que contêm arsénico ainda se encontram nos géneros alimentícios como resíduos de pesticidas e como aditivo alimentar para aves de capoeira e gado. Verificou-se que o silicida, um pesticida à base de selénio, produzia cirrose hepática em pessoas que ingeriam alimentos tratados com este produto químico. Depois de duzentas crianças terem ficado doentes por terem comido pipocas tingidas numa festa de Natal, a FDA anunciou a desertificação dos três corantes envolvidos, o Vermelho nº 32, o Laranja 1 e o Laranja 2. Um relatório governamental afirmava que,

"Quando o FD&C Red No. 32 foi administrado a ratos a um nível de 2,0 por cento da dieta, todos os ratos morreram no espaço de uma semana. A um nível de 1,0 por cento, a morte ocorreu em 12 dias. A 0,5 por cento, a maioria dos ratos morreu num prazo de 26 dias. A 0,25 por cento, aproximadamente metade dos ratos morreu no prazo de 3 meses. Todos os ratos apresentaram um atraso acentuado no crescimento e anemia. A autópsia revelou lesões hepáticas moderadas a acentuadas. Resultados semelhantes, mas menos graves, foram obtidos com ratos que receberam uma dieta contendo 0,1 por cento de FD&C Red No. 32 ... Os cães que tomaram 100 miligramas por quilograma de peso corporal por dia registaram uma perda de peso moderada ... Uma dose única provocou diarreia na maioria dos cães testados".

Mais de metade da colheita de laranjas da Florida foi submetida a estes corantes para lhes dar uma bela cor laranja, em vez do verde pálido que era a sua cor normal na altura da colheita. O sumo de laranja enlatado e congelado continha frequentemente maiores quantidades destes corantes, porque os embaladores compravam os "rejeitados das casas de embalagem", que eram considerados inadequados para a comercialização nas mercearias.

Embora a festa de Natal que pôs em evidência os perigos destes corantes tenha tido lugar em dezembro de 1955, foi dito aos fabricantes que podiam legalmente esgotar os stocks destas cores. A proibição entrou em vigor a 15 de fevereiro de 1956, mas já estava a ser preparada desde 19 de dezembro de 1953, dois anos antes da festa quase fatal.

Um dos processos alimentares mais comuns atualmente é o processo de hidrogenação, que destrói todo o valor nutricional. O processo consiste em saturar os ácidos gordos com hidrogénio sob pressão, com temperaturas até 410 F. com um catalisador metálico, quer seja níquel, platina ou cobre, durante oito horas; após este tratamento, torna-se uma substância inerte ou morta. Os óleos hidrogenados presentes na margarina utilizada para cozinhar decompõem-se em toxinas perigosas quando aquecidos, embora a manteiga possa ser aquecida durante longos períodos de tempo sem formar toxinas.

Apesar dos perigos bem divulgados dos aditivos alimentares químicos e de outros problemas nutricionais, as principais fundações de caridade na área da saúde têm-se oposto durante anos a qualquer ligação entre dieta, nutrição e saúde. Este programa foi originalmente estabelecido para elas há muitos anos pelo famoso charlatão Morris Fishbein e pela Associação Médica Americana. Eles seguiram religiosamente esses preceitos, como se viessem do profeta original, nas décadas seguintes. Funcionários da AMA testemunharam perante uma comissão do Senado que não há provas de que a dieta esteja relacionada com a doença, acrescentando o aviso de que a mudança dos hábitos alimentares dos americanos pode levar a "deslocação económica". A Arthritis Foundation assegura o seu lugar ao sol através de reiterações regulares das suas afirmações de que a artrite é incurável, embora isso nunca tenha impedido a fundação de fazer campanhas anuais de angariação de fundos para recolher dinheiro para uma "cura". Esta fundação denuncia quaisquer suplementos alimentares ou programas de desintoxicação para limpar o sistema, deixando isso ao critério dos profissionais de saúde individualistas da Califórnia. A fundação também se opõe ao seguimento de dietas rotativas que poderiam revelar alergias alimentares em doentes com artrite. Em 1985, a Arthritis Foundation arrecadou 36,2 milhões de dólares, fazendo parte de um pequeno grupo de grupos de "monopólio da doença" que estabeleceram a sua reivindicação de uma doença em particular, uma caraterística que é muito atractiva para o Monopólio Médico que aprova as suas posições. As suas fundações irmãs, a National Multiple Sclerosis, a United Cerebral Palsy e a Lupus Foundation, são igualmente protectoras em relação às suas participações nas "doenças do monopólio", que os super-ricos estabeleceram como reivindicações bem definidas e incontestáveis. Relatos de curas de artrite pela abstenção de alimentos produtores de ácido como carne de vaca, chocolate e leite, embora rotineiros, são totalmente negados pela Arthritis Foundation. Um médico de São Francisco publicou as suas descobertas depois de curar os casos mais avançados de artrite reumatoide, proibindo todas as frutas, carnes, trigo e produtos lácteos, um regime rigoroso que os pacientes dispostos a cumpri-lo encontraram para produzir alívio total.

A American Cancer Society também rotulou todas as abordagens metabólico-nutricionais para o tratamento do cancro como "ligações anedóticas à prevenção do cancro" que constituem "charlatanismo", a famosa designação para tratamentos médicos não aprovados que foi publicitada durante anos pelos dois charlatães mais famosos da América, Simmons e Fishbein. No entanto, em 1887, logo após a fundação do Hospital do Cancro de Nova Iorque, um médico de Albany, Nova Iorque, publicou um livro, "Diet in Cancer", do Dr. Ephraim Cutter, Kellogg Books, pp. 19-26, no qual escrevia: "O cancro é uma doença da nutrição". Em 1984, perante uma onda crescente de publicidade sobre a eficácia da dieta e da nutrição em muitos casos de cancro, a American Cancer Society fez uma reviravolta relutante, oferecendo a afirmação cautelosa de que a dieta e as vitaminas poderiam oferecer algum benefício ligeiro. A ACS continuou a ignorar os factos que mostravam que o recorde de aumento da utilização de aditivos alimentares era paralelo ao aumento anual do número de casos de cancro. De 1940 a 1977, a ingestão americana de corantes e aditivos alimentares aumentou dez vezes, enquanto o consumo per capita de frutas e legumes diminuiu. Estudos posteriores mostraram uma associação inversa entre o consumo diário de vegetais verdes ou amarelos e as taxas de mortalidade por cancro. Estudos realizados com vítimas de cancro da próstata, atualmente uma epidemia entre os homens americanos, revelaram um consumo elevado de gorduras, leite, carnes e café. Foi recomendado que os produtos de padaria fossem evitados, não se sabendo se devido aos aditivos ou ao perigo dos compostos de alumínio.

Nos Estados Unidos, o consumo de alimentos fritos quintuplicou, a maior parte dos quais nos estabelecimentos de "fast food". A utilização de gorduras nestes estabelecimentos, com pouca supervisão e pessoal com formação inadequada, significa que as gorduras de fritura são reutilizadas durante longos períodos de tempo. Foi provado que estas gorduras reutilizadas são mutagénicas em testes laboratoriais e estão listadas como potencialmente cancerígenas pelos investigadores.

O *Washington Post, de* 23 de janeiro de 1988, referia que, dos 60 000 produtos químicos atualmente de uso corrente, apenas dois por cento foram submetidos a testes de toxicidade. Muitos americanos podem testemunhar os efeitos drásticos de muitos produtos químicos, especialmente dos pesticidas. Colman McCarthy queixou-se recentemente, na sua coluna *do Washington Post,* de que "a guerra ambiental contra os insectos está a transformar-se numa guerra contra as pessoas". A utilização generalizada de produtos químicos como o sevin, o malathion e o surban em relvados privados, campos de golfe e parques públicos resultou em várias mortes, com um número desconhecido cuja causa nunca foi registada. Um homem de um subúrbio de Washington atravessou a pé um campo de golfe recentemente pulverizado; foi para casa e morreu. Tinha absorvido uma quantidade letal de pesticida através das suas meias de cano baixo. Um cirurgião cardiovascular que tratou 17.000 pacientes nos últimos doze anos no seu Centro de Saúde Ambiental em Dallas estima que entre dez e vinte por cento da população americana está a ser gravemente prejudicada por produtos químicos. Milhares de crianças em idade escolar sentam-se em salas de aula durante seis horas por dia, respirando resíduos de amianto, formaldeído e outros produtos químicos, que os funcionários da escola não fazem ideia de que estão presentes.

Um médico registou graficamente a sua doença no *New Yorker, em* 4 de janeiro de 1988; ela sofria de aperto no peito, pieira, problemas gastrointestinais, anorexia, náuseas, vómitos e cãibras, bem como perda de peso, fadiga e tremores gerais. Procurou ajuda junto de outro médico, que ficou perplexo com estes sintomas; por fim, consultou um livro de medicina e encontrou todos os seus sintomas listados em conjunto como resultado da exposição a pesticidas organofosforados. Ela tinha uma casa de fim de semana em que o exterminador tinha usado organofosforados para matar uma invasão de formigas pequenas. Nos fins-de-semana seguintes, sempre que entrava na sua casa de campo, sentava-se na câmara de fumigação; o exterminador tinha utilizado Durshan, um organofosforado, e Ficam, um carbonato de metilo. Depois de descobrir qual era o seu problema, conseguiu combatê-los com o tratamento recomendado, atropina oral, mas descobriu que o seu sistema se tinha tornado sensível a estes pesticidas. Se se deslocasse a qualquer zona onde estes tivessem sido utilizados, todos os seus sintomas regressavam.

Esta médica observou, ironicamente, que é habitual os médicos diagnosticarem os seus sintomas como psicossomáticos, ou mesmo como doença mental; como ela própria era médica, o médico que ela tinha consultado não a tinha rejeitado com esta resposta padrão, que é dada com uma prescrição de quantidades liberais de Valium ou Librium. A lista de venenos que encontramos no quotidiano é longa. Durante anos, as pessoas morreram subitamente por inalarem os vapores de um agente de limpeza comum, o tetracloreto de carbono, mas foram precisos anos para que este fosse finalmente retirado da venda geral. Relatórios recentes revelaram que 35% de todos os frangos nas caixas de carne dos supermercados contêm quantidades significativas de salmonela, uma causa notória de doença gástrica e morte.

Atualmente, são utilizados 12 milhões de libras de ciclamatos por ano nos géneros alimentícios, na sua maioria produzidos pelos Laboratórios Abbott. Em 1966, um estudo da Universidade de Wisconsin recomendou que os ciclamatos fossem retirados de todos os géneros alimentícios. Verificou-se que a ingestão de ciclamatos afectava a reação dos olhos à luz.

Verificou-se também que os ciclamatos causavam uma perda excessiva de potássio se uma pessoa estivesse a utilizar um dos medicamentos tiazídicos muito comuns para a hipertensão arterial, como acontece com milhões de americanos. Verificou-se também que os ciclamatos interfeririam com a ação dos medicamentos para a diabetes, embora o objetivo da sua utilização generalizada tenha sido anunciado como uma solução para os problemas dos diabéticos, que assim consumiriam menos açúcar. O ciclamato também apresenta indícios de provocar cancro da bexiga.

Em Midland, Michigan, a DOW Chemical teve de encerrar a sua fábrica de 2,4,5T porque os trabalhadores estavam a sofrer de Cloracne, uma doença de pele para a qual não existe nenhum método de tratamento conhecido. Durante anos, as laranjas foram revestidas com bifenilo, um produto químico utilizado no processo de embalsamamento nas casas mortuárias, para serem vendidas ao público. Um dos géneros alimentícios mais consumidos no mundo é a massa, a palavra italiana que significa pasta. De facto, a massa, ou esparguete, é trigo moído que é misturado com água para formar uma pasta. Nas bibliotecas, é conhecida como pasta de biblioteca. Milhões de pessoas comem esta pasta congelada todos os dias. O macarrão, outro alimento comum, é um amido concentrado desidratado. O leite é a parte mais formadora de muco da dieta média americana; beber leite faz com que o sistema fique entupido, resultando em constipações, que muitas vezes evoluem para gripe, asma ou pneumonia. Cerca de 75% da população mundial é incapaz de digerir o leite de vaca, facto que nunca desencorajou uma única empresa de lacticínios de anunciar na televisão que "O leite é bom para si".

Os refrigerantes contêm grandes quantidades de ácido cítrico químico, que actua no sentido de aumentar o nível de acidez de todo o corpo. Os resultados manifestam-se frequentemente sob a forma de aftas na boca e úlceras duodenais. O caramelo, também muito utilizado, é preparado a partir do amoníaco; a sua ingestão provoca perturbações mentais nas crianças. As bebidas à base de cola, um derivado da cocaína, aumentam a ação do coração, provocam irritabilidade dos nervos e a consequente insónia, podendo causar paralisia do coração. A cerveja contém gesso, que é mais conhecido como gesso de Paris.

O lúpulo na cerveja provoca um efeito hipnótico e pode causar delirium tremens. (O único caso de delirium tremens alguma vez observado pelo presente escritor ocorreu num soldado que não bebeu nada mais forte do que cerveja. Isto intrigou-me na altura, porque sempre ouvi dizer que o delirium tremens só se verificava naqueles que ingeriam grandes quantidades de bebidas alcoólicas fortes).

Entre os aditivos alimentares, corantes e condimentos muito utilizados, inclui-se a cochonilha, utilizada para produzir uma cor vermelha brilhante; é feita a partir dos corpos de piolhos secos. Os corantes alimentares têm sido objeto de alertas desde há muitos anos; Arthur Kallet, em 1933, publicou conclusões segundo as quais os corantes Violeta 1 e Vermelho Citrino 2 (utilizados para colorir laranjas), amplamente utilizados, eram definitivamente cancerígenos. Há alguns anos, vários produtos de saúde que continham hexaclorofeno, uma substância anti-séptica altamente recomendada, foram retirados apressadamente do mercado. Descobriu-se que o phisohex, um produto então utilizado diariamente em todos os hospitais dos Estados Unidos, tinha causado a morte quando esfregado na pele de bebés. O phisohex era também utilizado em sprays de higiene feminina, sabonete Dial, champôs, pasta de dentes e muitos cosméticos femininos; todos estes produtos continham concentrações perigosas de hexaclorofeno. Não só era fabricado a partir do mesmo químico que os mortíferos herbicidas da DOW, o 2,4,5T e o 2,4D, como também está intimamente relacionado com a mortal dioxina, que tem sido muito noticiada. Foi só após muitos anos de utilização nos cuidados de saúde que se descobriu que os produtos que continham hexaclorofeno produziam reacções perigosas em bebés lavados ou esfregados com quaisquer produtos que o contivessem, embora a relação com a dioxina mortal só tenha sido tornada pública muito mais tarde. Mesmo com esta revelação, foi necessária uma luta de dez anos para retirar do mercado os produtos altamente lucrativos à base de hexaclorofeno.

Os corantes alimentares mais utilizados são o amaranto (vermelho), o bordeaux (castanho), o laranja (amarelo) e o proceano (escarlate), todos eles derivados da combinação de azoto e benzeno (um destilado do carvão), que é também um combustível para motores muito utilizado. Os fabricantes tingem as suas bebidas com naftol (amarelo), verde-da-índia, que é derivado da reação de clorofórmio ou benzeno e cloreto de alumínio para produzir um verde escuro; o tartrazeno (amarelo) é fabricado através da reação do acetofeno com o diazometano para produzir um químico venenoso que é depois utilizado para colorir alimentos.

O Dr. Samuel West explica que a morte por choque, que muitas vezes ocorre logo após um acidente ou uma operação, resulta da retenção de proteínas no sangue, que atraem o excesso de sódio e causam a morte do corpo, começando ao nível das células.

As recomendações para uma melhor nutrição incluem comer amidos com gorduras ou vegetais verdes; comer apenas fruta; e temperar com ervas. O efeito das ervas é que elas actuam eletricamente no sistema, o que significa que actuam rapidamente e que provocam mudanças "milagrosas". As advertências para beber leite de vaca não explicam que o leite de vaca é uma substância de natureza muito diferente do leite materno humano. Contém 300% mais caseína, porque foi concebido pela natureza para um vitelo que pode aumentar o seu peso bruto de um para dois mil quilos em seis a oito semanas; nenhum ser humano cresce a um ritmo tão rápido.

A alfafa é uma substância altamente recomendada por muitos nutricionistas devido à sua estrutura; a sua molécula de clorofila é uma rede de átomos de carbono e hidrogénio, azoto e oxigénio agrupados em torno de um único átomo de magnésio; esta estrutura é semelhante à da hemoglobina, o corpúsculo vermelho, exceto que os átomos estão agrupados em torno de um único átomo de ferro em vez de magnésio.

Um tratamento recomendado para os cálculos renais é o sumo de limão num copo de água, ou uma combinação de sumo de cenoura e beterraba. O presente autor obteve um alívio rápido e a redução de um cálculo renal no ureter bebendo quantidades de sumo de arando. Aparentemente, estes sumos começam a dissolver o cálculo, que depois passa sem esforço. O cálculo é geralmente um óxido, uma acumulação de minerais ou óxidos que forma uma pedra dura.

Embora o enlatamento de alimentos se tenha tornado muito popular durante o século XIX, como um método ideal para preservar grandes quantidades de alimentos que, de outra forma, seriam deitados fora, o processo de enlatamento aquece os alimentos até destruir as enzimas. O aquecimento dos alimentos a mais de 130 graus elimina as enzimas, que são a pedra angular do crescimento do sistema. As enzimas absorvem os minerais e utilizam-nos para o crescimento.

O excesso de elementos que sobraram do fabrico de bombas atómicas ameaça-nos agora com outro processo "mágico", o processo de conservação dos alimentos por irradiação. O cobalto 60, um destes restos de bombas atómicas, está agora a ser oferecido aos irradiadores de alimentos por 100.000 dólares por quilo. Se o programa de irradiação de alimentos fracassar, este subproduto das bombas atómicas terá de ser eliminado pelo fabricante com grandes custos. É uma repetição dos dilemas que nos trouxeram "benefícios" públicos como a cloração da água após a Primeira Guerra Mundial e os fertilizantes de nitrato após a Segunda Guerra Mundial.

A primeira utilização comercial da irradiação de alimentos teve lugar na Alemanha Ocidental ocupada em 1957, onde foi utilizada experimentalmente para esterilizar especiarias utilizadas no fabrico de salsichas. Os resultados foram tão perturbadores que o governo da Alemanha Ocidental foi forçado a proibir a irradiação em 1958. Ao mesmo tempo, a União Soviética tinha começado a utilizar a irradiação para inibir a germinação de batatas armazenadas; em 1959, os soviéticos utilizaram-na para a desinfestação de cereais. O Canadá, que é fortemente influenciado por representantes pró-soviéticos no seu governo, começou a utilizar a irradiação nas batatas em 1960. A lei norte-americana Food and Drug Cosmetic Act, de 1958, adoptou a utilização da irradiação, definindo-a como um "aditivo", o que a colocou sob o seu controlo. Em 1963, a FDA autorizou a utilização da irradiação para esterilizar bacon enlatado; esta autorização foi revogada em 1968.

Em 1968, o Monopólio Rockefeller decidiu apoiar o processo de irradiação de alimentos a nível nacional. A Coligação para a Irradiação de Alimentos foi formada por algumas das maiores empresas alimentares do país: ALPO, Beatrice, Campbell Soup, Del Monte, Gaines Foods, General Foods, Hormel, Heinz, Hershey, Gerber, MARS, Stouffer e Welch. Juntaram-se a eles na coligação as empresas químicas W. R. Grace, DuPont e Rockwell International. A Coligação iniciou a técnica experimentada e verdadeira de organizar "conferências" bem planeadas e dispendiosas em universidades proeminentes, nas quais apenas os defensores do seu plano seriam ouvidos. Uma destas conferências saiu-lhes pela culatra. A conferência sobre irradiação planeada no Centro de Educação e Investigação sobre Radiação da Universidade Johns Hopkins foi marcada para agosto de 1987. Os potenciais participantes ficaram perturbados ao descobrirem que a lista de oradores programados era fortemente favorável à irradiação de alimentos. Dos vinte oradores inscritos, dezanove eram conhecidos defensores da irradiação. O único crítico da irradiação de alimentos, o deputado Douglas Bosco, da Califórnia, retirou-se quando percebeu que estava a ser tramado. Seria divulgado que, embora os críticos da irradiação alimentar tivessem tido lugar na conferência, as conclusões seriam totalmente a favor da irradiação. The scheduled advocates of food irradiation included Dr. Ari Brynjolfsson of MIT; Dr. Ronald E. Engel, deputy administrator of the U.S. Dept. of Agriculture, which had approved the irradiation of pork; George Giddings, director of Isomedix, the nation's largest irradiation firm; Dennis Heldman, executive vice-president of National Food Processors, which planned a cesium irradiator with the Dept. James H. Moy, professor da Universidade do Hawaii, que propôs um irradiador de césio em conjunto com o Departamento de Agricultura do Hawaii. A Universidade Johns Hopkins participou de bom grado nesta conferência encenada porque, em 1986, tinha recebido trezentos e dezassete milhões de dólares em fundos de defesa; a Universidade Johns Hopkins é o segundo maior contratante de defesa a seguir ao MIT. O Dr. Brynjolfsson do MIT foi um dos primeiros defensores da irradiação de alimentos.

O exército dos Estados Unidos gastou cerca de 50 milhões de dólares em irradiação de alimentos desde os anos 50; a maior parte dos resultados foram incorrectos. O Maine proibiu a venda de alimentos irradiados. Milwaukee proibiu a construção de uma fábrica de irradiação, e a oposição pública também forçou a Radiation Technology a abandonar uma fábrica em Elizabeth, Nova Jersey. Em 1987, o Parlamento Europeu votou contra a irradiação na Comunidade Europeia "por motivos de precaução". O parlamento canadiano decidiu então contra a utilização da irradiação no trigo. Entretanto, a Abbott Laboratories e a Baxter Travenol, fabricantes farmacêuticos líderes, licenciaram instalações de irradiação gama à DOW Corning, General Electric, General Foods, IBM, IRT Corporation, Merck, RCA e Rockwell International.

Depois de o Parlamento canadiano ter recomendado a não utilização da irradiação no trigo, o Ministro da Saúde e do Bem-Estar do Canadá, Jake Epp, anunciou que a irradiação do abastecimento alimentar seria permitida. Este anúncio, que Epp fez em 10 de setembro de 1987, surpreendeu muitos canadianos. Foi feito após a recomendação contra do Parlamento canadiano, bem como após a condenação da irradiação alimentar pela Comissão Alimentar de Londres, em Inglaterra. Mais uma vez, o desespero da Chemical Trust leva-a a pôr em perigo a saúde de uma nação. Há muitos registos disponíveis de testes que indicam os perigos dos alimentos irradiados. O consumo de arroz irradiado tem sido associado ao desenvolvimento de distúrbios da pituitária, da tiroide, do coração e dos pulmões, e ao desenvolvimento de tumores. Crianças e animais de teste alimentados com trigo irradiado desenvolveram um aumento da polipoidia (uma anomalia dos cromossomas). Na revista East/West, fevereiro de 1988, uma citação de um documento não classificado do Departamento de Estado sobre irradiação de alimentos, publicado numa audiência do Congresso sobre o pesticida DiBrometo de Etileno, utilizado em frutos e cereais, é a seguinte

"A Administração e o Congresso estão interessados em promover a utilização de tecnologia exclusiva dos EUA que utilize o isótopo césio 137 em benefício do homem. O processamento de resíduos nucleares nos EUA produz atualmente o isótopo de césio que o Departamento de Energia gostaria que fosse utilizado para fins benéficos. A divulgação da tecnologia do césio beneficiaria as actividades do sector privado dos EUA e minimizaria os problemas de eliminação dos resíduos nucleares dos EUA."

CAPÍTULO 9

O FUNDO DE MEDICAMENTOS

Em 1987, as dezoito maiores empresas farmacêuticas estavam classificadas da seguinte forma:

1. Merck (EUA) 4,2 mil milhões de dólares em vendas.

2. Glaxo Holdings (Reino Unido) 3,4 mil milhões de dólares.

3. Hoffman LaRoche (Suíça) 3,1 mil milhões de dólares.

4. Smith Kline Beckman (EUA) 2,8 mil milhões de dólares.

5. Ciba-Geigy (Suíça) 2,7 mil milhões de dólares.

6. Pfizer (EUA): 2,5 mil milhões de dólares (a Standard & Poor's estima as suas vendas em 4 mil milhões de dólares).

7. Hoechst A. G. (Alemanha) 2,5 mil milhões de dólares (a Standard & Poor's indica que as suas vendas são de 38 mil milhões de marcos alemães).

8. American Home Products (EUA) 2,4 mil milhões de dólares (4,93 mil milhões de dólares segundo a Standard & Poor's).

9. Lilly (EUA) $2,3 mil milhões ($3,72 mil milhões Standard & Poor's).

10. Upjohn (EUA) 2 mil milhões de dólares.

11. Squibb (EUA) 2 mil milhões de dólares.

12. Johnson & Johnson (EUA) 1,9 mil milhões de dólares.

13. Sandoz (Suíça) 1,8 mil milhões de dólares.

14. Bristol Myers (EUA) 1,6 mil milhões de dólares.

15. Beecham Group (Reino Unido) 1,4 mil milhões de dólares (a Standard & Poor's atribui 1,4 mil milhões de

dólares às vendas da filial americana - 2,6 mil milhões de libras esterlinas como rendimento global).

16. **Bayer A. G.** (Alemanha) 1,4 mil milhões de dólares (a Standard & Poor's indica um valor de 45,9 mil milhões de marcos alemães).

17. **Syntex (EUA)** 1,1 mil milhões de dólares.

18. **Warner Lambert (EUA):** 1,1 mil milhões de dólares (a Standard & Poor's indica um valor de 3,1 mil milhões de dólares).

Assim, verificamos que os Estados Unidos continuam a manter uma liderança esmagadora na produção e venda de medicamentos. Nos Estados Unidos, a venda de medicamentos sujeitos a receita médica aumentou 12,5% em 1987, atingindo 27 mil milhões de dólares. Onze das dezoito empresas líderes estão localizadas nos Estados Unidos; três na Suíça; duas na Alemanha; e duas no Reino Unido. O nutricionista T. J. Frye observa que o Drug Trust nos Estados Unidos é controlado pelo grupo Rockefeller numa relação de cartel com a I. G. Farben da Alemanha. De facto, a I. G. Farben era a maior empresa química da Alemanha durante os anos 30, quando se envolveu num acordo de cartel ativo com a Standard Oil de New Jersey. O Governo Militar Aliado dividiu-a em três empresas após a Segunda Guerra Mundial, como parte dos objectivos "anti-cartel" desse período, o que não foi muito diferente da famosa divisão da Standard Oil por ordem judicial, enquanto os Rockefellers mantiveram o controlo de cada uma das novas empresas. Na Alemanha, o general William Draper, dos banqueiros de investimento Dillon Read, revelou o novo decreto a partir do seu gabinete no edifício da I. G. Farben. A partir de agora, a I. G. Farben deixaria de existir; em vez disso, surgiriam três empresas: a Bayer, de Leverkusen, a BASF, em Ludwigshafen, e a Hoescht, perto de Frankfort. Cada uma das três empresas é atualmente maior do que a antiga I. G. Farben; apenas a ICI de Inglaterra é maior. Estas empresas exportam mais de metade da sua produção. A BASF é representada nos Estados Unidos pela Shearman and Sterling, a firma de advogados dos Rockefeller, da qual William Rockefeller é sócio.

A empresa farmacêutica n° 1 do mundo, a Merck, começou por ser um boticário em Darmstadt, na Alemanha, em 1668. O seu presidente, John J. Horan, é sócio da J. P. Morgan Company e do Morgan Guaranty Trust. Participou numa reunião dos Bilderberger em Rye, Nova Iorque, de 10 a 12 de maio de 1985. Em 1953, a Merck absorveu outra grande empresa farmacêutica, a Sharp & Dohme. Nessa altura, Oscar Ewing, a figura central na promoção da fluoretação pelo governo para o

Aluminum Trust, era secretário da empresa Merck, cujo escritório se situava então em One Wall Street, Nova Iorque.

Entre os diretores da Merck contam-se John T. Connor, que iniciou a sua carreira empresarial na Cravath, Swaine and Moore, a firma de advogados da Kuhn, Loeb Company; Connor entrou depois para o Office of Naval Research, tornou-se assistente especial do Secretário da Marinha entre 1945 e 1947, tornou-se presidente da Merck, depois presidente da Allied Stores entre 1967 e 1980 e depois presidente da Schroders, a firma bancária londrina. Connor é também diretor de uma empresa farmacêutica concorrente, a Warner Lambert, diretor do conglomerado de meios de comunicação Capital Cities ABC e diretor do Chase Manhattan Bank de Rockefeller. Cada uma das principais empresas farmacêuticas dos Estados Unidos tem pelo menos um diretor com ligações estreitas a Rockefeller ou a um banco Rothschild. Outro diretor da Merck é John K. McKinley, diretor de operações da Texaco; é também diretor do Manufacturers Hanover Bank, que os registos do Congresso identificam como um importante banco Rothschild.

McKinley é também diretor da empresa de aviões Martin Marietta, Burlington Industries, e é diretor da empresa de aviões Martin Marietta, Burlington Industries, e é diretor do Rockefeller- controlled Sloan Kettering Cancer Institute. Outro diretor da Merck é Ruben F. Mettler, presidente do empreiteiro de defesa TRW, Inc.; foi anteriormente chefe do Departamento de Mísseis Guiados da Ramo-Wooldridge, e recebeu o prémio de relações humanas da Conferência Nacional de Cristãos e Judeus - é também diretor do Bank of America.

Outros diretores da Merck incluem Frank T. Cary, que foi presidente da IBM durante muitos anos; é também diretor da Capital Cities ABC e sócio da J. P. Morgan Company; Lloyd C. Elam, presidente da Meharry Medical College, Nashville, TN, a única faculdade de medicina para negros do país. Elam é também diretor da Associação Americana de Psiquiatria, do Nashville City Bank e da Alfred P. Sloan Foundation, o que lhe confere uma estreita ligação ao Sloan Kettering Cancer Center de Rockefeller; Marian Sulzberger Heiskell, herdeira da fortuna do New York Times. Foi casada com Orville Dryfoos, o editor do jornal, que morreu de ataque cardíaco durante uma greve dos jornais; casou depois com Andrew Heiskell numa fusão dos meios de comunicação social - ele era presidente da revista *Time* e estava na organização Luce há cinquenta anos. É também diretora da Ford Motor. Heiskell é diretor do People for the American Way, um grupo de activistas políticos, presidente da Biblioteca Pública de Nova Iorque e do Book-of-the-Month Club. Também faz parte do conselho de administração da Merck um membro da família, Albert W.

Merck; Reginald H. Jones, nascido em Inglaterra, antigo presidente da General Electric, atualmente presidente do Conselho de Supervisores da Wharton School of Commerce, diretor da Allied Stores e da General Signal Corporation; Paul G. Rogers, que serviu no Congresso entre os Congressos de 84th e 95th ; foi presidente do importante subcomité da saúde; em 1979, entrou para a influente firma de advogados e lobistas de Washington, Hogan and Hartson. É também diretor da American Cancer Society, da Rand Corporation e da Mutual Life Insurance.

Assim, descobrimos que a empresa de medicamentos n° 1 do mundo tem dois diretores que são sócios da J. P. Morgan Company, um que é diretor do Chase Manhattan Bank de Rockefeller e um que é diretor do Rothschild Bank, Manufacturers Hanover; a maioria dos diretores está ligada a indústrias vitais de defesa e está interligada com outras empresas de defesa. No conselho de administração da TRW, do qual Ruben Mettler é presidente, estão William H. Krome George, antigo presidente da ALCOA, e Martin Feldstein, antigo conselheiro económico do Presidente Reagan. Os principais bancos, empresas de defesa e figuras políticas proeminentes estão interligados com a CIA e as empresas farmacêuticas.

A empresa farmacêutica n° 2 é a Glaxo Holdings, com 3,4 mil milhões de dólares de vendas. O seu presidente é Austin Bide; o vice-presidente é P. Girolami, que é diretor do National Westminster Bank, um dos Big Five de Inglaterra. Os diretores são Sir Alistair Frame, presidente da Rio Tinto Zinc, uma das três empresas que constituem a base da fortuna dos Rothschild; Frame faz também parte do conselho de administração de outra holding dos Rothschild, a conhecida empresa de munições Vickers; e também da Plessey, outra empresa de defesa que recentemente se candidatou a um grande contrato com o exército dos EUA; Frame é presidente da Britoil, uma empresa de defesa que tem um grande contrato com o exército dos EUA. Frame é presidente da Britoil e diretor da Glaxo; Lord Fraser of Kilmarnock, que foi vice-presidente do Partido Conservador (agora o partido no poder em Inglaterra) de 1946 a 1975, altura em que entrou para a Glaxo; Lord Fraser foi também membro do influente Shadow cabinet; B. D. Taylor, conselheiro do Victoria College of Pharmacy e presidente do Wexham Hospital; J. M. Raisman, presidente da Shell Oil UK Ltd, outra empresa controlada pelos Rothschild. Lloyd's Bank, um dos Big Five, British Telecommunications, e o Royal Committee on Environmental Pollution; Sir Ronald Arculus, reformado do Serviço Diplomático de Sua Majestade após uma carreira distinta; serviu em São Francisco, Nova Iorque, Washington e Paris; foi então nomeado Embaixador em Itália, e foi o Delegado do Reino Unido na Convenção das Nações

Unidas sobre o Direito do Mar, que procurou repartir a riqueza marinha entre os países que não têm: Arculus é agora diretor da Trusthouse Forte Hotels e da London and Continental Bankers; e o Professor R. G. Dahrendorf, um dos sociólogos mais activos do mundo e um propagandista marxista de longa data. Dahrendorf, diretor da Fundação Ford desde 1976, é licenciado pela London School of Economics, professor de sociologia em Hamburgo e Tubingen, Secretário de Estado Parlamentar no Ministério dos Negócios Estrangeiros da Alemanha Ocidental desde 1969, e recebeu distinções do Senegal, Luxemburgo e Leopoldo II.

Aparentemente, os Rothschilds nomearam Dahrendorf diretor da Glaxo devido aos seus enfáticos pronunciamentos marxistas. Diretor europeu da Fundação Ford, afirma, no seu livro "Marx in Perspective", que Marx é o maior fator de emergência da sociedade moderna. A principal contribuição de Dahrendorf para a sociologia tem sido o seu conceito bem divulgado do "homem novo", a quem chamou "homo sociologicus", um ser que foi transformado pelo socialismo numa pessoa cujos traços distintivos, incluindo as caraterísticas raciais, desapareceram. É o robot moderno, uma criatura uniforme que pode ser facilmente controlada pela força do socialismo mundial. Dahrendorf é o apóstolo da fé moderna de que não há diferenças raciais em nenhuma das várias raças da humanidade; ele denuncia qualquer menção de "superioridade" ou de habilidades diferentes como "distorção ideológica". Dahrendorf é um membro proeminente dos Bilderbergers; participou na sua reunião em Rye, Nova Iorque, de 10 a 12 de maio de 1985. É professor de Sociologia na Universidade de Konstanz, para além dos seus outros cargos anteriormente mencionados.

Assim, descobrimos que a segunda maior empresa de medicamentos do mundo é dirigida por dois dos homens de confiança da família Rothschild e pelo mais declarado explicador do marxismo.

A terceira maior empresa de medicamentos do mundo, a Hoffman LaRoche, da Suíça, continua a ser controlada por membros da família Hoffman, embora nos últimos anos tenha havido rumores de tentativas de aquisição. A empresa foi fundada por Fritz Hoffman, que morreu em 1920. O primeiro grande vendedor da empresa foi o Siropin em 1896; as suas vendas de Valium e Librium ascendem atualmente a mil milhões de dólares por ano; a sua filial espalhou perigoso produto químico dioxina na cidade italiana de Seveso, que custou 150 milhões de dólares para limpar numa campanha de 10 anos. A viúva do seu filho, Maya Sacher, é atualmente casada com Paul Sacher, um músico que é maestro da Orquestra de Câmara de Basileia. Hoffman acrescentou o nome da sua mulher, LaRoche, à empresa familiar, como é costume na Europa; os Hoffman continuam a controlar 75% das acções com direito de voto. Os Sachers possuem uma das colecções de arte mais caras do mundo, com quadros de antigos mestres e modernos.

Em 1987, a Hoffman LaRoche tentou adquirir a Sterling Drug, uma iniciativa em que foi ajudada por Lewis Preston, presidente da J. P. Morgan Company, que era também o banqueiro da Sterling. Na confusão que se seguiu, Preston decidiu reformar-se. A Eastman Kodak comprou então a Sterling, com o apoio dos Rockefellers. O presidente da Hoffman LaRoche é Fritz Gerber, um coronel do exército suíço de 58 anos. Filho de um carpinteiro, tornou-se advogado e depois presidente da Hoffman LaRoche. Gerber é também diretor da Zurich Insurance; está assim associado às duas maiores empresas suíças; recebe um salário de 2,3 milhões de francos suíços por ano, mais um acordo de trabalho de 1,7 milhões de dólares com a Glaxo Holdings.

Em abril de 1988, a Hoffman LaRoche foi alvo de grande publicidade devido a revelações desfavoráveis sobre o seu medicamento para a acne, o "Accutane", depois de a Food and Drug Administration ter divulgado números segundo os quais o medicamento tinha provocado 1000 abortos espontâneos, 7000 outros abortos e outros efeitos secundários, como dores nas articulações, secura da pele e das mucosas e queda de cabelo. A Hoffman LaRoche foi acusada pela FDA de ter omitido propositadamente as mulheres, e em especial as grávidas, dos estudos em que se baseou para pedir a aprovação do Accutane. A empresa tinha conhecimento de que o Accutane causava efeitos graves quando tomado durante a gravidez.

Logo a seguir às revelações sobre o Accutane, a Hoffman LaRoche fez novas manchetes no Wall Street Journal com a exigência do congressista Ted Weiss, noticiada em 6 de maio de 1988, de que fosse iniciada uma investigação criminal sobre as quarenta mortes, registadas desde 1986, causadas pela toma de Versed, o tranquilizante da Hoffman La-Roche que é um primo químico do seu medicamento mais vendido, o Valium.

A quarta maior empresa de medicamentos, Smith Kline Beckman, tem como banco o Mellon Bank. O seu presidente, Robert F. Dee, é diretor da General Foods, da Air Products and Chemical e da empresa de defesa, United Technologies, que tem ligação ao Citibank. Os diretores são Samuel H. Ballam, Jr., presidente do Hospital da Universidade da Pensilvânia, diretor da American Water-Works, da Westmoreland Coal Company, da General Coal Company, da INA Investment Securities, presidente do CIGNA's High Yield Fund e da Geothermal Resources International; Francis P. Lucier, presidente da

Black & Decker; Donald P. McHenry, antigo embaixador dos EUA na
ONU, 1979-8, e da Citibank. Donald P. McHenry, ex-embaixador dos
EUA na ONU, 1979-81, atualmente conselheiro internacional do
Council on Foreign Relations, administrador da Brookings Institution e
do Carnegie Endowment for International Peace, da Ford Foundation e
da super-secreta Ditchley Foundation criada por W. Averell Harriman
durante a Segunda Guerra Mundial; McHenry é também administrador
da Coca-Cola e da International Paper; Carolyn K. Davis, que foi reitora
da escola de enfermagem da Universidade do Michigan 1973-75, e da
Health and Human Services desde 1981; é também administradora da
Johns Hopkins.

Outros diretores da Smith Kline são Andrew L. Lewis, Jr.,
presidente da Union Pacific, a base da fortuna de Harriman; é diretor
da Ford Motor, administrador judicial da falência da Reading
Company, antigo presidente da equipa de transição de Reagan e diretor-
adjunto do Comité Nacional Republicano; R. Gordon McGovern,
presidente da Campbell Soup; Ralph A. Pfeiffer, Jr., presidente da IBM
World Trade Corporation, American International Far East
Corporation, Riggs National Bank e presidente da Comissão de
Comércio EUA-China; é também vice-presidente da principal operação
de política externa, o Center Strategic International, e do Centro de
Política Estratégica Internacional, presidente da IBM World Trade
Corporation, da American International Far East Corporation, do Riggs
National Bank e presidente da Comissão de Comércio EUA-China; é
também vice-presidente da principal operação de política externa, o
Center for Strategic and International Studies, fundado pelo marido de
Jeane Kirkpatrick, Evron Kirkpatrick, da CIA.

A empresa de medicamentos n° 5 do mundo, a Ciba-Geigy da Suíça,
tem um negócio de mil milhões de dólares por ano nos Estados Unidos
e tem dez fábricas de medicamentos aqui.

A Pfizer, a sexta maior empresa de medicamentos do mundo, fatura
4 mil milhões de dólares por ano, de acordo com a Standard & Poor's;
a empresa tem como banco o Chase Manhattan Bank de Rockefeller. O
presidente da Pfizer, Edmund T. Pratt, Jr., foi controlador da IBM de
1949 a 1962; é agora diretor do Chase Manhattan Bank, da General
Motors, da International Paper, do Business Council e da Business
Roundtable, duas organizações do Establishment; é também presidente
do Emergency Committee for American Trade. O presidente da Pfizer
é Gerald Laubach, que entrou para a Pfizer em 1950; é membro do
conselho da Universidade Rockefeller e diretor da CIGNA, Loctite e
General Insurance Corporation; Barber Conable é diretor da Pfizer; foi
congressista em representação de Nova Iorque de 1965 a 1985, o que

indicia uma ligação estreita com a Rockefeller; Conable é agora presidente do Banco Mundial. Outros diretores da Pfizer são Joseph B. Flavin, diretor de operações da Singer Company, que movimenta 2,5 mil milhões de euros por ano. Flavin esteve na IBM World Trade Corporation de 1953-1967, depois foi presidente da Xerox; está agora no Comité para o Desenvolvimento Económico, no Hospital de Stamford, na Fundação de Investigação do Cancro e no Conselho Nacional de Cristãos e Judeus; Howard C. Kauffman, has been president of EXXON since 1975; he was previously regional coordinator in Latin America for EXXON, then president of Esso Europe in London; he is also a director of Celanese and Chase Manhattan Bank; his office is at One Rockefeller Plaza; James T. Lynn, who was general counsel for the U.S. Departamento de Comércio dos EUA entre 1969 e 1971, depois subsecretário de Estado entre 1971 e 1973 e secretário do HUD entre 1973 e 1975, sucedendo a George Romney nesse cargo; Lynn foi editor da *Harvard Law Review, tendo* depois ingressado na Jones, Day, Reavis and Pogue em 1960 (uma grande empresa de lobbying de Washington); Lynn acompanhou Peter Peterson, então secretário de Comércio, antigo presidente da Kuhn, Loeb Company, a Moscovo em 1972, para concluir um acordo comercial com os soviéticos; este acordo foi concluído em outubro de 1972; John R. Opel, presidente da IBM, diretor do Federal Reserve Bank de Nova Iorque, da Time e do Institute for Advanced Study; Walter B. Wriston, presidente do Citicorp, diretor da General Electric, Chubb, New York Hospital, Rand Corporation e J. C. Penney.

Outros diretores da Pfizer são Grace J. Fippinger, secretária-tesoureira da NYNEX Corporation, que movimenta 10 mil milhões de dólares por ano; é conselheira da Manufacturers Hanover, do Rothschild Bank, diretora dos banqueiros de investimento Bear Stearns, da Gulf & Western Corporation, da Connecticut Mutual Life Insurance e membro honorário do conselho da American Cancer Society; Stanley O. Ikenberry, presidente da Universidade de Illinois, diretor do Harris Bankcorp, Carnegie Foundation for the Advancement of Teaching; William J. Kennedy, diretor de operações da North Carolina Mutual Life, diretor da Quaker Oats (com Frank Carlucci, que é agora Secretário da Defesa), Mobil (com Alan Greenspan, que é agora Presidente do Conselho de Governadores do Sistema da Reserva Federal - Greenspan foi delegado à reunião dos Bilderberger em Rye, Nova Iorque, de 10 a 12 de maio de 1985); Paul A. Marks, chefe do Sloan Kettering Cancer Center desde 1980; é biólogo, professor de genética humana em Cornell e professor adjunto na Universidade Rockefeller, professor convidado no Hospital da Universidade Rockefeller; está também no National Institute of Health, Dreyfus

Mutual Fund, diretor do tratamento do cancro no National Cancer Institute, diretor da American Association for Cancer Research, fez parte do President's Cancer Panel de 1976 a 1979 e da Presidential Commission on the Accident at Three Mile Island; é diretor da Revson Foundation (fortuna dos cosméticos), com Simon Rifkind e Benjamin Buttenweiser, cuja mulher foi advogada de Alger Hiss enquanto Buttenweiser era Alto Comissário Adjunto para a Alemanha Ocidental ocupada, no valor de 100 milhões de dólares.

Das principais empresas farmacêuticas, nenhuma apresenta ligações mais diretas com os interesses dos Rockefeller do que a Pfizer, que tem como banco o banco dos Rockefeller, Chase Manhattan, e tem como diretor Howard Kaufmann, presidente da Exxon, e Paul Marks, do Sloan Kettering Cancer Center e do Hospital Rockefeller, controlados pelos Rockefeller. Na maioria dos casos, apenas é necessária uma ligação Rockefeller para assegurar o controlo de uma empresa.

A 7ª empresa farmacêutica do ranking mundial é a Hoechst A. G. da Alemanha, uma empresa derivada da I. G. Farben, ou seja, controlada pela Rockefeller Warburg Rothschild. Opera várias fábricas nos Estados Unidos, incluindo a American Hoechst em Somerville, Nova Jersey, e a Hoechst Fibers Company. A Hoechst fabrica a fibra de poliéster Trevira, amplamente utilizada, aditivos alimentares antibióticos para suínos e frangos (Flavomicina) e outros produtos farmacêuticos utilizados na criação de animais.

N.º 8 na classificação mundial, a American Home Products tem como banco o Rothschild Bank, Manufacturers Hanover, e fatura 3,8 mil milhões de dólares por ano (4,93 dólares segundo a Standard & Poor's). Tornou-se ainda maior com a recente aquisição da A. H. Robins Drug Company de Richmond, VA. A A. H. Robins tinha entrado em falência depois de ter de pagar 2,5 mil milhões de dólares a cerca de 200 000 mulheres que tinham sido lesadas pelo seu Dalkon Shield, um dispositivo intrauterino. Uma pinça vaginal inadequadamente testada causou danos graves a muitas mulheres. Uma empresa francesa, a Sanofi, tentou então comprar a empresa, mas foi derrotada quando a American Home decidiu pagar um preço mais elevado pelas marcas bem conhecidas da empresa, Chapstick e Robitussin. O diretor executivo da American Home é John W. Culligan, que trabalha na empresa desde 1937; é Cavaleiro de Malta, diretor do Mellon Bank, da Carnegie Mellon University, da American Standard e do Valley Hospital; o presidente da American Home é John R. Stafford, diretor do Rothschild Bank, Manufacturers Hanover; foi anteriormente conselheiro geral da terceira maior empresa de medicamentos, a Hoffmann LaRoche, e sócio da influente firma de advogados Steptoe and Johnson. Os diretores são K. R. Bergethon, da Noruega, atual presidente do Lafayette College; A. Richard Diebold; Paul R. Frohring, e chefe da Divisão Farmacêutica do War Production Board de 1942 a 1946; é atualmente administrador do John Cabot College, em Roma, superintendente da Case Western Reserve University, Mercy Hospital, Navy League e Biscayne Yacht Club; William F. LaPorte, que é diretor do Manufacturers Hanover Trust, American Standard, B. F. Goodrich, Dime Savings Bank, e presidente da Buck Hill Falls Company; John F. McGillicuddy, presidente do Manufacturers Hanover Bank, que recentemente substituiu Lewis Preston da J. P. Morgan Company como diretor do Federal Reserve Bank de Nova Iorque (Preston tinha sido criticado pelo seu papel na promoção de um negócio para a Hoffman LaRoche enquanto estava envolvido como banqueiro da Sterling Drug); John F. Torell III, presidente da Manufacturers Hanover Trust e da Manufacturers Hanover Corporation; H. W. Blades, que foi presidente dos Laboratórios Wyeth e é atualmente diretor da Provident Mutual Life Insurance, da Wistar International, do Philadelphia National Bank e do Bryn Mawr Hospital; Robin Chandler Duke, da família do tabaco; Edwin A. Gee, diretor da Air Products and Chemical, International Paper, Bell & Howell; é agora presidente da International Paper e da Canadian International Paper; Robert W. Sarnoff, filho de David Sarnoff, que fundou o império RCA; e William Wrigley, presidente da Wrigley Corporation, diretor da Texaco e do Boulevard National Bank of Chicago.

O nono lugar na classificação mundial é ocupado pela Eli Lilly Company, cujo presidente Richard D. Wood é também diretor da Standard Oil of Indiana, Chemical Bank New York, Elizabeth Arden, IVAC Corporation, Cardiac Pacemakers Inc., Elanco Products, Dow Jones, Lilly Endowment, Physio-Control Corporation e American Enterprise Institute for Public Policy Research, um thinktank supostamente de direita em Washington, onde Jeane Kirkpatrick reina suprema. Os diretores da Lilly são Steven C. Beering, nascido em Berlim, Alemanha, atualmente presidente da Universidade de Purdue; faz parte de numerosos conselhos médicos, da Associação de Diabetes, da Associação Endócrina e é diretor da Arvin Industries; Randall H. Tobias, é diretor do Comité de Bretton Woods, trabalha nos Bell Telephone Labs desde 1964, é atualmente diretor da AT&T e da Home Insurance Corporation; Robert C. Seamans, Jr., que foi secretário da Força Aérea de 1964 a 2004, é diretor da AT&T e da Home Insurance Corporation; e Randall H. Tobias, que foi secretário da Comissão de Segurança Pública de 2003 a 2004, é diretor da AT&T e da Home Insurance Corporation. que foi Secretário da Força Aérea de 1969 a 1973, é atualmente diretor do Carnegie Institute, do Smithsonian

Museum e da National Geographic Society (com Laurance Rockefeller); é também diretor da Combustion Engineering, uma empresa que está envolvida numa série de negócios com a União Soviética, da Putnams Funds, uma empresa de investimentos da Nova Inglaterra; outros diretores da Lilly são J. Clayton LaForce, um bolseiro Fulbright, atualmente diretor do National Bureau for Economic Research, financiado pela Rockefeller, e reitor da escola superior de gestão da Universidade da Califórnia. LaForce é um membro influente da secreta Sociedade Mont Pelerin, que representa a escola vienense de economia, uma empresa patrocinada pelos Rothschild que tem Milton Friedman como seu porta-voz - na verdade, é um grupo de reflexão pseudo-direitista dirigido por William Buckley e pela CIA. LaForce é também administrador do pseudo grupo de reflexão de direita, Hoover Institution da Universidade de Stanford, que é dirigido por dois diretores da League for Industrial Democracy, financiada pelos Rockefeller, o principal grupo de reflexão trotskista, Sidney Hook e Seymour Martin Lipset. Outros diretores da Lilly são J. Paul Lyet II, presidente da gigantesca empresa de defesa Sperry Corporation - dois terços dos seus contratos são com agências governamentais; Lyet é também diretor da Eastman Kodak, que acaba de comprar a Sterling Drug; é também diretor da Armstrong World Industries, da NL Industries e do Continental Group; Alva Otis Way III, presidente da American Express, diretor do Schroder Bank and Trust, antigo presidente - também diretor da Shearson Lehman, que agora incorpora a Kuhn, Loeb Company e a Lehman Brothers, diretor da Firemans Fund Insurance Company e da American International Banking Corporation, Warnex Ampex Communications Corporation; C. William Verity, Jr., cujo pai fundou a Armco Steel; licenciado em Yale, Verity é atualmente presidente da Armco; foi recentemente nomeado Secretário do Comércio para substituir o seu colega de Yale Malcolm Baldrige, diretor da empresa de defesa Scovill Manufacturing - Baldrige tinha caído de um cavalo.

Verity é também diretor do Chase Manhattan Bank, da Mead Corporation e da Taft Broadcasting. Verity foi escolhido como Secretário do Comércio devido ao seu longo historial de agitação em nome do grupo super-secreto, o U.S.-U.S.S.R. Trade & Economic Council, também conhecido como USTEC, cujos registos estão classificados como Top Secret - estão em curso vários processos judiciais para forçar o governo a divulgar os documentos do USTEC ao abrigo da Lei da Liberdade de Informação, mas até agora os advogados do governo têm resistido a todas as tentativas de descobrir o que este grupo está a fazer. Supostamente um grupo cordial de homens de negócios americanos bem intencionados que se reuniam com os seus sorridentes homólogos soviéticos, a USTEC foi uma ideia de um alto funcionário do KGB, que a promoveu na cimeira de 1973 entre o Presidente Nixon e Brejnev. O intermediário foi Donald Kendall, da Pepsicola, que tinha acabado de concluir um importante acordo comercial com a Rússia; parte do preço foi Kendall vender a USTEC à equipa da Casa Branca. Sem Kendall, a USTEC poderia nunca ter arrancado. O verdadeiro objetivo da USTEC foi expresso por H. Rowan Gaither, diretor da Fundação Ford, quando foi entrevistado pelo investigador da fundação, Norman Dodd. Gaither queixou-se da má publicidade que a Fundação Ford estava a receber, alegando que era injustificada. "A maior parte de nós aqui", exclamou ele em auto-exculpação, "estivemos, numa altura ou noutra, activos na OSS ou no Departamento de Estado, ou na Administração Económica Europeia. Durante esses tempos, e sem exceção, operámos sob diretivas emitidas pela Casa Branca, cuja substância era a de que devíamos fazer todos os esforços para alterar a vida nos Estados Unidos de modo a tornar possível uma fusão confortável com a União Soviética."

A USTEC é um passo importante no programa de fusão. Alva Way, presidente da American Express, faz parte do conselho de administração da Eli Lilly com C. William Verity. O colega executivo de Way, James D. Robinson III, que é presidente da American Express, é um dos principais impulsionadores da USTEC, tal como Robert Roosa, sócio da empresa de banca de investimento Brown Brothers Harriman, que é diretor executivo da Comissão Trilateral. Outros membros importantes da USTEC são Edgar Bronfman, chefe do Congresso Sionista Mundial, presidente da Seagrams, a empresa da família Bronfman, e que controla uma parte considerável das acções da DuPont, 21%; Maurice Greenberg, presidente do American International Group; Dr. Armand Hammer, amigo de longa data da União Soviética, e Dwayne Andreas, magnata dos cereais que é chefe da Archer-Daniels-Midland Corporation. Andreas, que financiou a CREEP, a organização que provocou a demissão de Richard Nixon da presidência dos Estados Unidos, tem no seu conselho de administração Robert Strauss, antigo presidente do Comité Nacional Democrata, e a Sra. Nelson Rockefeller.

Em 1972, foi convocada uma reunião em Washington, no ultra-exclusivo F. Street Club, que desde há muito era o local de encontro secreto dos principais dirigentes e negociantes de Washington. Donald Kendall convidou David Rockefeller, que tinha aberto uma sucursal do Chase Manhattan na Praça Vermelha, em Moscovo, Helmut Sonnenfeldt, do Departamento de Estado, que teria sido o "controlador" de Henry Kissinger quando este veio para os Estados Unidos como agente duplo sob o patrocínio de Sonnenfeldt, e Georgi Arbatov, o conhecido propagandista soviético nos Estados Unidos. Arbatov disse ao grupo quem a Rússia Soviética queria na direção da futura organização, que se tornou a USTEC. Ele queria o Dr. Armand Hammer, Reginald Jones da General Electric, Frank Cary da IBM e Irving Shapiro, diretor da DuPont. O objetivo ostensivo da USTEC era promover o comércio entre os EUA e a Rússia; o seu verdadeiro objetivo era salvar a economia soviética e salvar os seus líderes de uma revolução desastrosa. Os EUA ofereceram alta tecnologia, cereais e bens militares; os russos ofereceram a continuação do sistema comunista.

A décima maior empresa farmacêutica do mundo é a Upjohn, que está fortemente envolvida na produção de produtos químicos agrícolas, como o Asgrow.

A Upjohn foi agora adquirida pela principal empresa de defesa, a Todd Shipyards, cujos diretores incluem Harold Eckman, um diretor da W. R. Grace, do Bank of New York, da Centennial Life Insurance Company, da Home Life Insurance Company - ele é o presidente da Atlantic Mutual Insurance Company, e da Union de Seguros do México: Raymond V. O'Brien, Jr., presidente do Emigrant Savings Bank de Nova York e da International Shipholding Corporation; R. T. Parfet, Jr., presidente da Upjohn, que é presidente do Conselho de Administração da empresa, who is chairman of Upjohn, director of Michigan Bell Telephone; Lawrence C. Hoff, who is chairman of the National Foundation for Infectious Diseases, and the American Foundation for Pharmaceutical Education; he is on the board of Sloan Kettering Cancer Institute, and was Under Secretary of Health at HEW from 1974-77; he is director of the National Heart & Lung Institute, and the U.S. Public Health Service Pharmacy Board; P. H. Bullen, who was with IBM from 1946-71, now operates as Bullen Management Company; Donald F. Hornig, professor and director of the Interdisciplinary Progress in Health at the Harvard University School of Public Health; he is a director of Westinghouse Electric, and was group leader at Los Alamos in the development of the atomic bomb; he was special adviser in science at the U.Preston S. Parish, presidente do comité executivo da Upjohn, é administrador do Williams College, do Bronson Methodist Hospital, presidente do conselho de administração da W. E. Upjohn Unemployment Corporation, presidente do conselho de administração da W. E. Upjohn Unemployment Corporation, presidente da Kal-Aero, da American National Holding Company e copresidente do Food and Drug Law Institute; William D. Mulholland, presidente do Bank of Montreal, no qual os Bronfman detêm uma participação de controlo - Charles Bronfman é diretor. Mulholland é também diretor da Standard Life Assurance Company of Edinburgh, Escócia, diretor da Kimberly-Clark, da Canadian Pacific Railroad, da Harris Bancorp e da filial do Bank of Montreal nas Bahamas e Caraíbas. Mulholland foi sócio geral da Morgan Stanley de 1952 a 1969, altura em que se tornou presidente da Brinco, uma holding dos Rothschild no Canadá, de 1970 a 1974.

Mulholland é também diretor da Allgemeine Credit Anstalt de Frankfort (local de nascimento da família Rothschild). William N. Hubbard, Jr., diretor da Johnson Controls, Consumers Power Company, uma operação de 3,5 mil milhões de euros por ano, antigo presidente da Upjohn e reitor da faculdade de medicina da Universidade de Nova Iorque, é também diretor da Upjohn.

A 11ª maior empresa de medicamentos, a E. E. Squibb, tem como presidente Richard E. Furlaud, que é diretor da principal empresa de munições Olin Corporation e foi conselheiro geral da Olin de 1957 a 1966. Furlaud foi advogado na proeminente firma de advogados de Wall Street, Root, Ballantine, Harlan, Busby and Palmer, fundada por Elihu Root, Secretário de Estado de Wilson, que enviou 100 milhões de dólares do Fundo de Guerra pessoal de Wilson para a Rússia Soviética para salvar o regime bolchevique em 1917. Furlaud é administrador da Universidade Rockefeller e do Instituto do Cancro Sloan Kettering, o que revela uma ligação Rockefeller à Squibb. Entre os diretores da Squibb encontra-se J Richardson Dilworth, o administrador financeiro de longa data de todos os membros da família Rockefeller. Dilworth casou com a abastada família Cushing e foi sócio da Kuhn, Loeb Company de 1946 a 1958, quando o seu sócio, Lewis Strauss da Kuhn, Loeb, se reformou como consultor financeiro dos Rockefeller. Dilworth assumiu o cargo a tempo inteiro em 1958, ocupando todo o 56º andar do Rockefeller Center, onde tratava de todas as facturas incorridas por qualquer membro da unidade familiar em 1981. Atualmente, é presidente do conselho de administração do Rockefeller Center, diretor da International Basic Economy Corporation de Nelson Rockefeller, da Chrysler, da R. H. Macy, da Colonial Williamsburg (outra empresa da família Rockefeller) e da Universidade Rockefeller. É administrador da Yale Corporation e do Metropolitan Museum, e diretor da Selected Investments of Luxemburg. Outros diretores da Squibb são Louis V. Gerstner, presidente da American Express, diretor da Caterpillar Trator e membro de longa data do conselho de administração do Sloan Kettering Cancer Institute; Charles G. Koch, chefe da empresa familiar, Koch Enterprises, uma operação de 3 mil milhões de dólares por ano em Kansas City. Koch tem uma fortuna de 500 milhões de dólares e financiou pessoalmente as organizações supostamente de direita, o Instituto Cato, a Sociedade Sr. Pelerin e o Partido Libertário. A Koch Industries tem como único banco o Morgan Guaranty Trust, o que a coloca na órbita da J. P. Morgan Company.

Outros diretores da Squibb são Helen M. Ranney, presidente do departamento de medicina da Universidade da Califórnia em San Diego desde 1973; ela trabalhou no Presbyterian Hospital New York de 1960 a 1964, e é membro da Sociedade Americana de Hematologia; Robert W. van Fossan, presidente da Mutual Benefit Life Insurance, diretor da Long Island Public Service Gas & Electric, da Amerada Hess e da Nova Pharmaceutical Corporation; Sanford H. McDonnell, presidente da empresa de defesa, McDonnell Douglas Aircraft Corporation; é diretor do Centerre Bancorp e da Navy League; Robert H. Ebert, reitor da escola de medicina de Harvard desde 1964; é administrador da Rockefeller Foundation, do Population Council e presidente do influente Milbank Memorial Fund, diretor da Robert W. Johnson Foundation da fortuna farmacêutica Johnson & Johnson; Ebert foi bolseiro Rhodes e Markle Scholar; Burton E. Sobel, diretor da divisão de cardiologia da Universidade de Washington desde 1973, Instituto Nacional de Saúde, editor da *Clinical Cardiology, American Journal of Cardiology, American Journal of Physiology* e muitos outros cargos médicos; Rawleigh Warner, Jr., presidente da gigantesca Mobil Corporation, foi um dos fundadores da empresa, presidente da gigantesca Mobil Corporation e diretor de muitas empresas, incluindo a AT&T, a Allied Signal (a empresa de defesa que movimenta 9 mil milhões de dólares por ano), a American Express, o Chemical Bank, (no conselho de administração da Signal também estavam John F. Connally, antigo Secretário do Tesouro, e Carla Hills, antiga Secretária da HUD, cujo marido era presidente da Securities and Exchange Commission); Eugene F. Williams, diretor da empresa de defesa Olin Corporation e da Emerson Electric. A Squibb criou recentemente um instituto de investigação na Universidade de Oxford com uma doação de 20 milhões de dólares; mantém também o Squibb Institute for Medical Research nos Estados Unidos. O descendente da família é o senador Lowell Weicker, um liberal que vota sistematicamente contra o Partido Republicano, do qual é membro. A fortuna da família protege-o da disciplina partidária.

Em décimo segundo lugar na classificação das empresas farmacêuticas mundiais está a Johnson & Johnson; o seu presidente, James E. Burke, é também diretor da IBM e da Prudential Insurance. O presidente da Johnson & Johnson é David R. Clare; faz parte do conselho de administração do MIT e é diretor da Motorola e do

Overlook Hospital. Os diretores são William O. Baker, químico investigador nos laboratórios Bell Tel de 1939 a 1980. Especialista em investigação de polímeros, Baker faz parte da direção de muitas organizações e faz parte do President's Intelligence Advisory Board. É consultor da Agência de Segurança Nacional, consultor do Departamento de Defesa desde 1959, administrador da Universidade Rockefeller, da General Motors, da Fundação para a Investigação do Cancro e da Fundação Robert A. Welch; Thomas S. Murphy, presidente do conglomerado de meios de comunicação social, Capital Cities ABC, diretor da Texaco; Clifton E. Garvin, presidente da Exxon desde 1947, a pedra angular da fortuna Rockefeller; é também diretor da Citicorp e do Citibank, da TRW, a empresa de defesa, da J. C. Penney, da Pepsi Cola, da Sperry, vice-presidente do Sloan Kettering Cancer Center, presidente da Business Roundtable e administrador da Teachers Annuity Association of America.

Também é diretor da Johnson & Johnson Irving M. London, presidente do Albert Einstein College of Medicine desde 1970, professor de medicina em Harvard e no MIT, Rockefeller Fellow em medicina na Universidade de Columbia, consultor do Surgeon General dos Estados Unidos; Paul J. Rizzo, vice-presidente da IBM e do Morgan Stanley Group; Joan Ganz Cooney, casada com Peter Peterson, antigo presidente da Kuhn, Loeb Company. É presidente da Children's TV Workshop, diretora do Chase Manhattan Bank, do Chase Manhattan Group, dos grandes armazéns May e da Xerox. Era publicitária da NBC desde 1954, altura em que desenvolveu o seu lucrativo programa de televisão para crianças.

Recebeu o prémio Stephen S. Wise.

A número treze na classificação mundial é a Sandoz da Suíça.

O ácido lisérgico, o famoso LSD, foi desenvolvido nos laboratórios da Sandoz em 1943 pelo químico Dr. Albert Hofmann. A Sandoz tem um volume de negócios de 5 mil milhões de dólares por ano, incluindo 500 milhões de dólares em produtos químicos agrícolas e corantes produzidos pelas suas fábricas americanas. A Sandoz é proprietária da Northrup King, a enorme empresa de sementes híbridas, da Viking Brass e de outras empresas.

A Bristol Myers ocupa o décimo quarto lugar na classificação mundial. O seu diretor de operações é Richard Gelb, anteriormente na Clairol, a empresa que foi fundada pela sua família. Gelb é presidente do Sloan Kettering Cancer Center, controlado pela Rockefeller; é diretor do Federal Reserve Bank of New York, Cluett Peabody, New York Times, New York Life Insurance, Bankers Trust, Council of

Foreign Relations, Business Council e Business Roundtable. Directors of Bristol-Myers include Ray C. Adam, a partner of J. P. Morgan Company and director of Morgan Guaranty Trust, Metropolitan Life, Cities Service, and chairman of the $2 billion a year NL Industries, a petroleum field service concern; William M. Ellinghaus, who has been with the Bell Systems since 1940, president of New York Telephone, director of J. C. Penney, Bankers Trust, vice-presidente da Bolsa de Valores de Nova Iorque, International Paper, Armstrong World Industries, New York Blood Center e United Way; é Cavaleiro de Malta do Santo Sepulcro de Jerusalém, presidente da AT&T, diretor da Textron, Revlon e Pacific Tel & Tel; John D. Macomber, presidente da Celanese, diretor do Chase Manhattan Bank, RJR Industries, Nabisco; Martha R. Wallace, membro da Comissão Trilateral, consultora de gestão do Departamento de Estado de 1951-53, atualmente diretora da RCA, *Fortune, Time,* Henry Luce Foundation e da Redfield Associates, consultores, desde 1983. É presidente do Comité de Seleção de Bolseiros de Rhodes de Nova Iorque, diretora da American Can, American Express, Chemical Bank, New York Stock Exchange, New York Telephone, presidente do comité financeiro do Council on Foreign Relations e membro do super-secreto American Council on Germany, que se diz ser o governo de bastidores da Alemanha Ocidental; Robert E. Allen, que é diretor da AT&T, Pacific Northwest Bell, Manufacturers Hanover e Manufacturers Hanover Trust; Henry H. Henley, Jr., presidente da Cluett Peabody, Inc., e da Cluett Peabody, Inc., presidente da Cluett Peabody, Inc., e membro do Conselho de Administração da RCA, presidente da Cluett Peabody, da Clupak Corporation, da General Electric, da Home Life Insurance, do Manufacturers Hanover Bank e do Manufacturers Hanover Trust, e administrador do Presbyterian Hospital, em Nova Iorque; James D. Robinson III, presidente da American Express, diretor da Shearson Lehman Hutton, da Coca-Cola, da Union Pacific, da Trust Company of Georgia, presidente do Rockefeller's Memorial Hospital for Cancer and Allied Diseases, diretor do Sloan Kettering Cancer Center, membro do conselho da Rockefeller University, presidente da United Way, do Council on Foreign Relations Business Council e da Business Roundtable; o epítome da figura de proa do establishment nova-iorquino, Robinson esteve no Morgan Guaranty Trust de 1961 a 1968 como assistente do presidente do banco; Andrew C. Sigler, presidente da key policy corporation, Champion Paper, diretor da Chemical New York, Cabot Corporation, General Electric e RCA.

A Bristol-Myers é o 44° maior anunciante nos Estados Unidos, com uma despesa anual de 344 milhões de dólares, sobretudo em televisão e publicidade, o que lhe confere uma grande influência na definição do conteúdo dos programas. A Bristol-Myers está agora a promover o seu novo tranquilizante, Buspar, e o seu novo medicamento contra o colesterol, Questran, que espera que rendam pelo menos 100 milhões de dólares por ano cada um. O historial dos medicamentos contra o colesterol revelou alguns efeitos secundários preocupantes, como lesões no fígado e outras consequências "imprevistas".

O número 15 na classificação mundial das empresas farmacêuticas é o Beecham's Group of England, especializado em produtos farmacêuticos para uso humano e veterinário. O presidente da Beecham é Robert P. Bauman, que é também vice-presidente da Textron, diretor da McKesson, outra empresa farmacêutica, e do conglomerado de meios de comunicação Capital Cities ABC. O presidente da Beecham é Sir Graham Wilkins, diretor da Thorn EMI TV, da Hill Samuel, os banqueiros de investimento, um dos Magic Seventeen merchant bankers autorizados pelo Banco de Inglaterra, e da empresa de doces Rowntree Mackintosh, bem como da Courtauld's, a gigantesca empresa têxtil inglesa que tem ligações estreitas com os serviços secretos britânicos. Os diretores da Beecham são Lord Keith de Castleacre, que é presidente da Hill Samuel, banqueiros de investimento, diretor da Rolls Royce, da British Airways, da *Times* Newspapers Ltd. e presidente do Economic Planning Council, que tem poder total sobre as empresas em Inglaterra. Lord Keith foi diretor dos serviços secretos do Ministério dos Negócios Estrangeiros antes de entrar no mundo dos negócios. Outro diretor da Beecham é Lord McFadzean de Kelvinside, que é presidente da Shell Transport and Trading, uma empresa controlada pelos Rothschild, diretor da British Airways, Shell Petroleum e Rolls Royce. É Comandante da Ordem de Orange Nassau, a organização super-secreta criada para celebrar o estabelecimento de Guilherme de Orange como Rei de Inglaterra, e a subsequente fundação do Banco de Inglaterra. A filial americana da Beecham fatura 500 milhões de dólares por ano.

A número dezasseis do ranking mundial é a Bayer A. G. da Alemanha, uma das três empresas derivadas do cartel I. G. Farben após a Segunda Guerra Mundial. Criada sob as ordens do Governo Militar Aliado, que era então dominado pelo General William Draper dos banqueiros de investimento Dillon Read, a Bayer é atualmente maior do que a I. G. Farben original. Em 1977, a Bayer comprou os laboratórios Miles e os perfumes Germaine Monteil, em 1981, comprou a Agfa Gevaert, outra empresa derivada da I. G. Farben americana, e em 1983 comprou a Cutter Laboratories, uma empresa californiana que ficou famosa por ter sido criada para proteger as empresas farmacêuticas controladas pelos Rockefeller nas grandes guerras de imunização contra a poliomielite. Toda a vacina defeituosa contra a poliomielite terá sido produzida pela Cutter, libertando as empresas Rockefeller da ameaça de processos judiciais. Durante a década de 1930, a Bayer operou as empresas químicas Sterling Drug e Winthrop nos Estados Unidos como subsidiárias do gigante cartel I. G. Farben. G. Farben. O presidente da Winthrop Chemical era George G. Klumpp, que tinha casado com a família J. P. Morgan. Klumpp foi chefe da divisão de medicamentos da Food and Drug Administration em Washington de 1935 a 1941, altura em que se tornou presidente da Winthrop Chemical. Também tinha sido professor de medicina na Faculdade de Medicina de Yale. Um diretor da Winthrop, E. S. Rogers, foi médico no Instituto Rockefeller de 1932 a 1934, reitor da escola de saúde pública da Universidade da Califórnia em Berkley desde 1946; Rogers foi consultor do Secretário da Guerra de 1941 a 1945. Laurance Rockefeller foi também diretor da Winthrop Chemical, o que demonstra a estreita ligação entre os Rockefeller e a I. G. Farben. Rockefeller foi também diretor da McDonnell Aircraft, Eastern Air Lines, Chase Manhattan Bank, International Nickel, International Basic Economy Corporation, Memorial Hospital e Rockefeller Brothers Fund.

A empresa de medicamentos número dezassete do ranking mundial é a Syntex, uma empresa proeminente no sector agroalimentar. O seu presidente-fundador, George Rosencrantz, de Budapeste, dá o seu endereço atual como 1730 Parque Via Reforma, México DF 10; deixou o país após um bizarro esquema de rapto envolvendo a sua mulher. O presidente da Syntex é Albert Bowers, nascido em Manchester, Inglaterra, bolseiro da Fulbright e membro do conselho da Universidade Rockefeller; os administradores são Martin Carton, vice-presidente executivo da Allen and Company, empresa de investimentos de Wall Street que, segundo os rumores, foi durante anos o braço de investimento da fortuna de quinhentos milhões de dólares de Meyer Lansky proveniente das actividades da Máfia. Cartin é presidente do comité financeiro da Fischbach Corporation, diretor da Rockcor Inc., Barco of California, Frank B. Hall & Company e Williams Electronics.

Outros diretores da Syntex incluem Dana Leavitt, presidente da Leavitt Management Corporation, diretor da Pritchard Health Care, Chicago Title & Trust, United Artists, Transamerica e presidente da Occidental Life Insurance; Leonard Marks, vice-presidente executivo da Castle & Cooke, a empresa de investimentos havaiana, diretor da Times Mirror Corporation, Wells Fargo, Homestake Mining Company e California and Hawaii Sugar Company. Marks foi Secretário Adjunto da Força Aérea de 1964 a 1968. Também diretor da Syntex é um grande nome da banca, Anthony Solomon, atualmente presidente da Mercury International de S. G. Warburg. Solomon era economista da OPA quando Richard Nixon iniciou a sua carreira de serviço governamental nessa instituição. Solomon abriu então uma empresa de sopas enlatadas no México, a Rosa Blanca, que vendeu por muitos milhões. Regressou depois ao serviço governamental como funcionário da AID, presidente da International Investment Corporation para a Jugoslávia 1969-1972, foi nomeado Subsecretário para os Assuntos Monetários do Departamento do Tesouro, 1977-1980, e sucedeu a Paul Volcker como presidente do principal banco do mercado monetário, o Federal Reserve Bank of New York, quando David Rockefeller promoveu Volcker a presidente do Conselho de Governadores da Reserva Federal em 1980.

Salomão é também diretor da Banca Commerciale Italiane.

A Syntex é recordada pela subida impetuosa das suas acções quando começou a despejar grandes quantidades de medicamentos condenados em países ultramarinos atrasados. Os seus lucros dispararam, tal como as suas acções.

O número dezoito do ranking mundial é o antigo império de Elmer Bobst, a Warner-Lambert. É o número dezanove em publicidade nos Estados Unidos, gastando 469 milhões de dólares por ano. O presidente da Warner-Lambert é Joseph D. Williams, que também é diretor da subsidiária da Warner-Lambert, a Parke-Davis, cuja aquisição só se concretizou porque Bobst assegurou a presidência para o seu amigo Richard Nixon. Williams é também diretor da AT&T, da J. C. Penney, da Western Electric, da Excello e da Universidade de Columbia. É presidente da People to People Foundation. O Presidente da Warner-Lambert é Melvin R. Goodes, nascido no Canadá, que trabalhou na Ford Motor Company. Goodes foi membro da Fundação Ford e da Fundação Sears Roebuck.

A Warner-Lambert, que se transformou num império farmacêutico graças às muitas aquisições da Bobst, inclui agora o elixir bucal Listerine (26,9% de álcool), o Bromo Seltzer, o Dentyne, as lâminas de barbear Schick, o Linament da Sloan e o tranquilizante Prazepan. Os diretores são B. Charles Ames, presidente da Acme Cleveland, da M. A. Hanna Corporation, da Diamond Shamrock e da Harris Graphics; Donald L. Clark, presidente da Household International, da enorme empresa financeira, do Square D. Evanston Hospital e do Council on Foreign Relations; William R. Howell, presidente da J. C. Penney, diretor da Exxon e da Nynex; Paul S. Morabito, diretor da Burroughs, Consumer Power, e Detroit Renaissance, a malfadada experiência de "reabilitação humana" que despejou milhares de milhões num buraco de rato de Detroit, e da qual Henry Ford II se demitiu a contragosto; Kenneth J. Whalen, diretor da American Motors, Combustion Engineering, Whirlpool e administrador do Union College; John F. Burdett, diretor da ACF Industries, General Public Utilities (que tem vendas de 2,87 mil milhões de dólares por ano). O presidente da ACF é o famoso raider Carl Icahn, que é presidente da subsidiária IC Holding Company. Também são diretores da Warner-Lambert Richard A. Cramer, Irving Kristol, chefe do movimento neoconservador que se centra em Jeane Kirkpatrick e na CIA; e Henry G. Parks, Jr., negro simbólico que fundou a Parks Sausage em Baltimore. Atualmente, é diretor da W. R. Grace Company e da Signal Company.

Outros diretores da Warner-Lambert são Paul S. Russell da Harvard Medical School, Columbia College of Physicians and Surgeons, U.S. Navy, U.S. Public Health Service, diretor do Sloan Kettering Cancer Center desde 1974; e Edgar J. Sullivan, presidente da Borden, diretor do Bank of New York, diretor da F. W. Woolworth, professor e administrador da St. Sullivan é Cavaleiro de Malta, diretor do Council on Foreign Relations e do Atlantic Council. A Sterling Drug, fabricante da aspirina da Bayer, e derivada do cartel I. G. Farben, é outra importante empresa farmacêutica. O seu presidente, W. Clark Wescoe, é diretor da Fundação Tinker, da Fundação John Simon Guggenheim, da Phillips Petroleum e da Hallmark Cards. É presidente da China Medical Board de Nova Iorque, há muito a instituição de caridade favorita do magnata dos media Henry Luce. Wescoe é também administrador da Fundação Samuel H. Kress e da Universidade de Columbia, e controla milhares de milhões em fundos de fundações. É diretor da American Medical Association, do American College of Physicians e do Council on Family Health. O presidente da Sterling é John M. Pietruski, que trabalhou na Proctor and Gamble de 1954 a 1967, atualmente diretor do Irving Bank, Associated Dry Goods (império têxtil com um volume de negócios de 2,6 mil milhões de dólares por ano); um presidente posterior, James G. Andress, trabalhou nos Laboratórios Abbott; os diretores são Gordon T. Wallis, presidente do Irving Bank e do Irving Trust, diretor do Federal Reserve Bank de Nova Iorque, do Council on Foreign Relations, da F. W. Woolworth, do JWT Group, da General Telephone and Electronics, do Wing Hang Bank Ltd, e International Commercial Bank Ltd.; William E. C. Dearden, que foi presidente da Hershey Foods de 1964 a 1985, atualmente na Heritage Foundation, o grupo de reflexão de pseudo-direita dirigido pela British Fabian Society; e Martha T. Muse, presidente da muito influente Tinker Foundation (30 milhões de dólares). É também diretora do Irving Bank, do Conselho Americano para a Alemanha, grupo dirigente da Alemanha Ocidental, da Edmund A. Walsh School of Foreign Service e do Georgetown Center for Strategic and International Studies, todos eles reservas da CIA dos veteranos Evron e Jeane Kirkpatrick. É também diretora do Woodrow Wilson International Center e da Ordem de S. João de Jerusalém. Assim, descobrimos que Martha T. Muse é um verdadeiro diretório de operações ultra-secretas da CIA em todo o mundo.

A Fundação Tinker, tal como o Fundo Jacob Kaplan, é uma das organizações super-secretas que canaliza dinheiro para a CIA para actividades secretas demasiado bizarras para serem submetidas a qualquer centro de operações do governo. O secretário da Fundação Tinker é Raymond L. Brittenham, nascido em Moscovo e formado no Instituto Kaiser Wilhelm de Berlim. Foi conselheiro geral da ITT, cujas operações na Alemanha eram dirigidas pelo Barão Kurt von Schroder, banqueiro pessoal de Adolf Hitler. Brittenham foi vice-presidente sénior para a área jurídica da ITT, Bell Tel, Belgian International, Standard Electric, vice-presidente da Standard Lorenz, Alemanha, Harvard Law School, e sócio da Lazard Freres investment bankers desde 1980. O diretor da Tinker Foundation é David Abshire, confidente da Casa Branca em questões sensíveis de informação. É presidente do American Enterprise Institute, grupo político secreto dirigido por Jeane Kirkpatrick, e do Center for Strategic and International Studies. Abshire foi embaixador dos EUA na NATO em Bruxelas, que funciona como sede mundial e centro de comando da Ordem Mundial Rothschild; Abshire chefiou a equipa de transição de Reagan após a eleição de Reagan para a Casa Branca; chefiou também o grupo de Segurança Nacional, faz parte do conselho de administração do Naval War College, do President's Foreign Intelligence Advisory Board e do influente International Institute of Strategic Studies.

Também diretor da Fundação Tinker é John N. Irwin II, educado em Oxford, sócio da firma de advogados de Wall Street, David Polk Wardwell, até se mudar para Patterson Belknap. Irwin foi vice-secretário adjunto da Defesa, segurança interna de 1957 a 61, subsecretário de Estado, embaixador em França de 1970 a 1974. Irwin é diretor da Morgan Guaranty Trust, da IBM e do super-secreto 1925 F. Street Club em Washington. O vice-presidente da Tinker Foundation é Grayson Kirk, presidente da Universidade de Wisconsin, presidente emérito da Universidade de Chicago, conselheiro da IBM, diretor do Bullock Fund, da Asia Foundation, do French Institute, Lycee Francais, administrador da Money Shares, High Income Shares e da Hoover front, a Belgian-American Educational Foundation. Kirk recebeu também a Ordem do Império Britânico, São João de Jerusalém e é Comandante da Ordem de Orange-Nassau.

Quando a Hoffman LaRoche fez uma forte oferta pela Sterling Drug em 1987, a sua causa foi defendida por Lewis Preston, chefe do império J. P. Morgan, que era também banqueiro da Sterling Drug. A publicidade sobre o seu papel provocou a sua reforma da J. P. Morgan Company.

A Sterling foi então comprada pela Eastman Kodak através de financiamento dos Rockefellers. A Kodak faz operações bancárias no Chase Lincoln First Bank, que é propriedade integral do Chase Manhattan Bank. A Kodak fatura 10 mil milhões de dólares por ano; o seu presidente é C. Kay Whitmore, que é diretor do Chase Manhattan Bank e da Chase Manhattan National Corporation.

Os diretores da Kodak são Roger E. Anderson, antigo presidente do Continental Illinois Bank até este ameaçar falir devido a má gestão; está agora na Amsted Industries, uma empresa siderúrgica de 700 milhões de dólares. Anderson é também presidente da secção de Chicago do Council on Foreign Relations. Outros diretores da Kodak são Charles T. Duncan, reitor da Faculdade de Direito da Universidade de Howard, diretor da empresa de defesa TRW, da Proctor and Gamble e do Fundo de Defesa Legal da NAACP. Maçon de 32º grau, Duncan há muito que participa ativamente nos assuntos dos negros, tendo sido assistente do atual juiz do Supremo Tribunal, Thurgood Marshall, no caso da dessegregação das escolas perante o Supremo Tribunal, de 1953 a 1955. Juanita Kreps é também diretora da Kodak, foi Secretária do Comércio do Presidente Jimmy Carter; é atualmente diretora da RJR Industries e da Bolsa de Valores de Nova Iorque; recebeu o prémio Stephen S. Wise. Também fazem parte do conselho de administração da Sterling John G. Smale, presidente da Proctor and Gamble, diretor da General Motors; e Richard Mahoney, presidente da Monsanto Chemical Company.

Uma vez que desenvolvem actividades em formulações químicas semelhantes, as principais empresas químicas estão também estreitamente ligadas às principais empresas produtoras de medicamentos. Richard Mahoney, diretor da Sterling Drug, é presidente da Monsanto Chemical, uma empresa que movimenta 7 mil milhões de dólares por ano.

Mahoney afirma que está a tentar obter uma rendibilidade de vinte por cento do capital da Monsanto este ano. É também diretor da Metropolitan Life Insurance Company, do Centerre Bancorp e da G. D. Searle. O presidente da Monsanto é Earle H. Harbison, Jr., que trabalhou na CIA de 1949 a 1967. Harbison é presidente da G. D. Searle, presidente da Mental Health Association e diretor do Bethesda General Hospital e do St. Louis Hospital. Os diretores da Monsanto são

Donald C. Carroll, reitor da Wharton School of Business; Richard I. Fricke, que foi conselheiro geral da Ford Motor Company de 1957-1962, agora presidente da National Life Insurance Company e presidente do Sentinel Group Funds; Howard A. Love, presidente da National Intergroup, antiga National Steel, diretor da Transworld Corporation e da Hamilton Oil Corporation; Buck Mickel, magnata da construção civil, presidente da Daniel International Corporation, que fatura mais de mil milhões de dólares por ano, presidente RSI chairman da e Duke Power, presidente da Fluor Corporation, vice-presidente da J. P. Stevens, que está agora a ser alvo de uma oferta pública de aquisição, diretor da Seaboard Coast Line railroad.

Also director of Monsanto is William G. Ruckelshaus, who was deputy Attorney General of the United States and Assistant Attorney General in the Department of Justice Civil Department from 1969- 70, administrator of EPA from 1970 to 1973, served as Director of the FBI, senior vice president for law of the giant Weyerhauser Corporation, director of U.S. West e da Pacific Gas Transmission; Stansfield Turner, que foi diretor da CIA de 1977 a 1981, bolseiro de Rhodes, presidente da Escola de Guerra Naval, Comandante em Chefe da NATO e da Segunda Frota; C. Raymond Dahl, presidente da Crown Zellerbach, diretor do Bank America; John W. Hanley, antigo presidente da Monsanto, atualmente diretor do Citibank, Citicorp e RJR Industries; Jean Mayer, filho do presidente de longa data da Lazard Freres, Andre Mayer. Jean Mayer nasceu em Paris e é diretor de muitas organizações que se ocupam de estudos populacionais; foi consultor especial do Presidente dos Estados Unidos entre 1969 e 1970, e é presidente da Universidade de Tufts desde 1976, diretor da UNICEF e da OMS; John S. Reed, presidente do Citibank, diretor da Philip Morris, da United Technologies, da Russell Sage Foundation e do Sloan Kettering Cancer Center; John B. Slaughter, diretor da General Dynamics, do Naval Electronic Lab em San Diego, da NSF Missile Spec, e chanceler da Universidade de Maryland desde 1982; participa ativamente em várias organizações de grupos minoritários, na Urban League e é administrador do Rensselaer Polytechnic Institute; Margaret Bush Wilson, advogada em St. Louis, tesoureira da NAACP e administradora da Universidade de Washington.

A estreita ligação entre a indústria química e os serviços secretos do governo é demonstrada pelo facto de entre os funcionários e diretores da Monsanto se encontrarem um agente da CIA durante vinte anos, outro antigo diretor da CIA, um antigo diretor da EPA e do FBI e um engenheiro da General Dynamics, a principal empresa de defesa do país.

Embora o DDT tenha sido proibido neste país, a Monsanto continua a obter lucros consideráveis com o seu envio para o estrangeiro, nomeadamente para países da América Latina e da Ásia.

A Dow Chemical Corporation, que movimenta onze mil milhões de dólares por ano, tem entre os seus diretores Carl Gerstacker, diretor da Eaton Corporation. (Cyrus Eaton era um protegido de John D. Rockefeller, há muito envolvido em actividades pró-soviéticas como organizador da Conferência de Pugwash, que era dirigida pelo KGB); Paul F. McCracken, economista do Federal Reserve Bank of Minnesota de 1943 a 48, professor de economia na Universidade de Michigan desde 1948; McCracken foi presidente do Conselho de Conselheiros Económicos de 1956 a 1971, e tem servido no Conselho Consultivo de Política Económica do Presidente desde 1981; Harold T. Shapiro, diretor da Fundação Alfred P. Sloan, que financia o Centro Sloan Kettering, dominado pela Rockefeller, presidente da Universidade de Michigan, diretor da Ford Motor, Burroughs e Kellogg; Shapiro faz parte do painel da CIA desde 1984. Embora a Dow tenha sido uma empresa familiar durante muitos anos, com Willard Dow como presidente e três Dows no conselho de administração, todos eles já desapareceram.

A Mallinkrodt foi outra empresa química que durante muito tempo pertenceu a uma família; é atualmente uma filial da International Minerals and Chemical; não há Mallinkrodts no seu conselho de administração. Os diretores são Jeremiah Milbank, uma família nova-iorquina muito influente. É presidente do Milbank Fund, que domina a investigação médica; é também tesoureiro da Robert A. Taft School of Government, e vice-presidente do Boys Club of America, no qual J. Edgar Hoover serviu durante muitos anos; Warren L. Batts, presidente das Dart Industries, diretor da Mead Corporation, do First National Bank of Atlanta, da Dart & Kraft e administrador do American Enterprise Institute com Jeane Kirkpatrick; Frank W. Considine, presidente da National Can Corporation; Louis Fernandez, diretor da Tribune Company em Chicago, da Encyclopedia Britannica, do First Chicago National Bank, da Allis Chalmers e da Loyola University; Paul R. Judy, copresidente da Warburg Paribas Becker e diretor da Robert Bosch of North America; Rowland C. Frazee, presidente do Royal Bank of Canada, diretor da Power Corporation of Canada, da McGill University e do Portage Program for Drug Dependencies; James W. Glanville, foi da Lazard Freres, atualmente Lehman Brothers, diretor da Halliburton Corporation; Thomas H. Roberts, Jr., presidente da DeKalb Agri, e diretor da Halliburton Corporation; e Thomas H. Roberts, Jr., presidente da DeKalb Agri, e diretor da Halliburton

Corporation, presidente da DeKalb Agsearch, principal produtor de milho híbrido, banco Continental Illinois, Conselho de Visitantes da Universidade de Harvard, presidente do Hospital St. Lukes, administrador do Rush Medical College; Morton Moskin, advogado da firma de Wall Street White and Case, diretor da Crum & Forster.

Durante anos, a Mallinkrodt teve um acordo de amor com o Memorial Hospital Sloan Kettering. Uma das figuras obscuras, já falecida, que exerceu uma influência considerável nos bastidores foi o homem que organizou este acordo, M. Frederik Smith, um associado de longa data da Rockefeller que era diretor da Mallinkrodt. Homem infatigável das relações públicas, Smith trabalhou na Young & Rubicam, dirigiu a campanha de Bruce Burton para o Congresso e organizou a candidatura de Wilkie à presidência. Smith foi assistente do Presidente na conferência de Bretton Wood e assistente do Secretário do Tesouro de 1924 a 1944, representando aí os interesses dos Rockefeller. Foi também responsável pelas relações públicas do Sloan Kettering Cancer Center, diretor da ABC e da Simon and Schuster, responsável pelas relações públicas do Book-of-the- Month Club e fundador da United Nations Free World Association.

A DuPont é outra empresa que durante anos foi controlada pela família DuPont; atualmente, esta tem poucos representantes no seu conselho de administração.

Edgar Bronfman tem agora uma participação de 21% nas suas acções. Um antigo diretor da DuPont foi Donaldson Brown, que casou com Greta DuPont; foi diretor do Federal Reserve Bank de Nova Iorque, da General Motors Acceptance Corporation e da Gulf Oil. Esta empresa de 14 mil milhões de dólares por ano tem agora como diretor Andrew Brimmer, antigo governador do Federal Reserve Board, que foi governador de 1966 a 1974.

Um rival de longa data da DuPont é a Imperial Chemical Industries de Inglaterra. Foi fundada por Alfred Mond, que se tornou Lord Melchett. Durante a década de 1920, estabeleceu acordos com a I. G. Farben que lhe permitiram absorver a British Dyestuffs e a Nobel Industries em 1926. O seu atual presidente é Sir John Henry Harvey-Jones, diretor do Barclay's Bank. O Presidente da ICI é o 4º Barão Lord Melchett, Peter Mond, que financia o Greenpeace Environment Trust. Os diretores são Sir Robin Ibbs, diretor do Lloyd's Bank, que é conselheiro do Primeiro-Ministro. Faz parte do Conselho do Royal Institute of International Affairs, a organização-mãe do nosso Council on Foreign Relations; Sir Alex A. Jarratt, que ocupou muitos cargos governamentais entre 1949 e 1970, incluindo o de Ministro do Poder e

Ministro de Estado; é atualmente presidente do Midland Bank e diretor do Grupo Thyssen-Bornemitza; Sir Patrick Meaney, que é presidente da Rank Organization, uma empresa cinematográfica criada pelos Serviços Secretos Britânicos; importaram um húngaro, Rank, para a dirigir e fazer filmes anti-alemães em preparação para o início da Segunda Guerra Mundial; Meaney é também diretor do Midland Bank. Também diretor do ICI é Sir Jeremy Morse, presidente do Lloyd's; foi diretor do Banco de Inglaterra de 1965 a 1972, e é agora presidente da British Bankers Association; e também diretor do ICI é o magnata dos media, Lord Kenneth Thomson, presidente da Thomson Organization, que possui 93 jornais nos Estados Unidos; a maioria dos americanos nunca ouviu falar dele; é também diretor da IBM Canada e da Abitibi-Price, o gigante do papel de jornal. Donald C. Platten é também diretor da Thomson Newspapers; foi anteriormente membro do Conselho Consultivo Federal do Sistema da Reserva Federal; a sua filha casou com Alfred Gwynne Vanderbilt.

Outra empresa química, a Stauffer Chemical, é atualmente uma subsidiária da Cheseborough-Pond, uma empresa Rockefeller. O seu presidente é Ralph E. Ward; é diretor do Chase Manhattan Bank e da Chase Manhattan Corporation. A empresa farmacêutica Rohm & Haas está na órbita do Mellon Bank, com proeminentes financeiros de Filadélfia como diretores. Entre eles contam-se G. Morris Dorrance, Jr., que é presidente da Corestates Financial Corporation, R. R. Donnelly Corporation, Federal Reserve Bank of Philadelphia, Provident Mutual Life Insurance, Banque Worms et cie de Paris e Verwaltungsrat John Berenberg, Gossler & Company. Dorrance é também trustee da Universidade da Pensilvânia; Paul L. Miller, Jr., sócio da Miller, Anderson & Sherrod; é diretor da Enterra Corporation, Hewlett Packard, Berwind Corporation, Mead Corporation e trustee da Ford Foundation. Outros diretores são Robert E. Naylor, Jr., que foi diretor de investigação da DuPont de 1956 a 1981; trabalha atualmente para a Advanced Genetic Societies. Outras empresas farmacêuticas incluem a Schering-Plough, cujo presidente, Richard J. Kogan, esteve na Ciba-Geigy; é agora diretor do National Westminister Bank of the United States; os diretores são Virginia A. Dwyer, vice-presidente sénior de finanças da AT&T; é também diretora do Federal Reserve Bank of New York, Borden e Eaton; Milton F. Rosenthal, foi tesoureiro da Hugo Stinnes e é agora presidente do principal negociante de ouro, Engelhard Corporation, e diretor da European American Banking Corporation. É diretor do Salomon Brothers, do Midatlantic Bank e da Ferro Corporation; H. Guyford Spiver, cientista-chefe da Força Aérea dos Estados Unidos, presidente da Carnegie-Mellon University, diretor da TRW (contratante de defesa de 5 mil milhões de dólares por ano), conselheiro científico do Presidente dos Estados Unidos, ocupando muitos cargos e funções na sua lista *Who's Who*; W. David Dance, diretor emérito da General Electric, diretor da Acme Cleveland, A&P, Isek Corporation; Harold D. McGraw, Jr., presidente da gigantesca editora de negócios, é um dos mais importantes nomes da indústria automóvel, presidente da gigantesca empresa de publicações comerciais McGraw Hill e diretor da Standard & Poor's, CPC International; I. W. van Gorkum, presidente da Trans Union Corporation, diretor da Champion International, IC Industries, Zenith Radio e Inland Steel; é membro do Bohemian Club.

A Schering, uma empresa alemã, foi apreendida pelo Alien Property Custodian em 1942; foi vendida em leilão em 6 de março de 1952 pelo Alien Property Custodian a um sindicato liderado por Merrill Lynch, com a Drexel & Company e a Kidder Peabody a participarem no negócio.

Outra empresa farmacêutica, a Burroughs Wellcome, é propriedade do Wellcome Trust de Inglaterra; o seu diretor é Lord Franks, um administrador de longa data da Fundação Rockefeller.

Como já foi referido, os Laboratórios Abbott, de Chicago, obtiveram o reconhecimento da AMA pelos seus produtos, através de uma gestão hábil do mais proeminente charlatão do país, "Doc" Simmons. O seu presidente, Robert Schoellhorn, foi diretor da Pillsbury e da ITT; entre os diretores contam-se K. Frank Austen, professor da Harvard Medical School desde 1960, médico-chefe do Beth Israel Hospital desde 1980; faz parte de muitos grupos profissionais, incluindo a Arthritis Foundation e o American Board of Allergy and Immunology; Joseph V. Charyk, nascido no Canadá, que trabalhou na Lockheed Aircraft, foi diretor espacial e subsecretário da Força Aérea de 1959 a 1963; foi diretor do programa de satélites de comunicações; diretor da American Securities Corporation, Washington, D.C., Draper Laboratories, General Space Corporation, presidente da Communications Satellite Corporation e da COMSAT Corporation. David A. Jones, presidente da gigantesca empresa hospitalar Humana Corporation, dirige uma empresa com 17.000 empregados que movimenta 1,5 mil milhões de dólares por ano; é também diretor dos Laboratórios Abbott. O presidente do comité executivo da Abbott é Arthur E. Rasmussen, diretor da Standard Oil of Indiana, administrador da Universidade de Chicago, que foi criada por uma doação de John D. Rockefeller, administrador da Field Foundation e do International Rescue Committee, presidente da Household International e do Adler Planetarium; é também diretor da Amoco. Também diretor dos Laboratórios Abbott é Philip de Zulueta, um dos principais agentes dos

Rothschild no governo britânico durante muitos anos. De Zulueta é um associado próximo de Sir Mark Turner, que é presidente da empresa Rothschild Rio Tino Zinc. De Zulueta foi conselheiro de todos os primeiros-ministros de Inglaterra desde a Segunda Guerra Mundial; foi secretário parlamentar privado do primeiro-ministro Harold MacMillan. De Zulueta também serviu durante anos como emissário privado entre os Rothschilds de Inglaterra e os Bronfman do Canadá, que são os seus "recortes" ou homens de frente neste hemisfério.

Outra importante empresa química mundial é a Unilever, fundada em 1894; é atualmente dirigida por Lord Hunt of Tanworth, que ocupou muitos cargos governamentais importantes entre 1946 e 1973; é também presidente da Tablet Publishing Company, presidente da ultra-secreta Ditchley Foundation, (canal de instruções entre os governos dos Estados Unidos e de Inglaterra), presidente do Banque Nationale de Paris e diretor da Prudential Corporation e da IBM; o vice-presidente da Unilever é Kenneth Durham, que é presidente da Woolworth Holdings, Morgan Grenfell Holdings, United Technologies, Chase Manhattan Bank, Air Products and Chemicals, conselheiro da Bolsa de Valores de Nova Iorque, diretor da British Aerospace e presidente do Center for World Development e do Leverhulme Trust. A Unilever é proprietária da Lever Brothers nos Estados Unidos; comprou a Anderson Clayton Company em 1986, a Thomas Lipton Company e a Lawry's Foods.

As empresas farmacêuticas exercem uma força poderosa em Washington através das suas actividades de lobbying. O principal lobista da Associação de Fabricantes Farmacêuticos é o lobista mais poderoso de Washington, Lloyd Cutler. A sua mãe era Dorothy Glaser; a sua irmã Laurel casou com Stan Bernstein; ela é atualmente vice-presidente da empresa de relações públicas e gigante da publicidade, McCann Erickson.

Cutler é sócio da firma de advogados Wilmer Cutler and Pickering, em Washington, desde 1962. Foi conselheiro do Presidente de 1979 a 1981 e é administrador da prestigiada Brookings Institution. Diretor da Kaiser Industries e da American Cyanamid, Cutler trabalhou na Lend Lease Administration, foi consultor sénior da Comissão Presidencial para as Forças Estratégicas em 1983, do Grupo dos EUA no Tribunal Permanente de Arbitragem de Haia em 1984 e é diretor do Yale Development Board, da Foreign Policy Association e do Council on Foreign Relations. É membro do clube exclusivo Buck's, em Londres, e de Lyford Cay, em Nassau. Escreve para a revista do CFR, *Foreign Affairs*. Num artigo intitulado "To Form A Government", queixa-se de que "a estrutura da nossa constituição impede-nos de fazer muito melhor". Insiste em que devemos corrigir "esta falha estrutural". Os monopolistas e os seus lobistas altamente remunerados de Washington consideram muitas vezes a Constituição um obstáculo aos seus planos; não podem esperar para se livrarem dela, porque é a única proteção que resta aos cidadãos dos Estados Unidos.

As combinações de hospitais, bem como as empresas farmacêuticas, tornaram-se um grande negócio e mostram uma estreita ligação com as principais empresas farmacêuticas: a Baxter Travenol, com vendas de 1,5 mil milhões de dólares por ano, está ligada à American Hospital Supply Corporation, uma operação hospitalar de 2,34 mil milhões de dólares por ano. Ambas as empresas têm o mesmo presidente, Karl D. Bays; ele é diretor da Standard Oil of Indiana, a omnipresente ligação Rockefeller. Bays é também diretor da Northern Trust, Delta Airlines, IC Industries, Amoco, e administrador da Duke, Northwestern University e do Lake Forest Hospital. O presidente da American Hospital Supply é Harold D. Bernthal, que também é diretor da Bucyars Erie Company, Butler Mfg., Bliss & Laughlin Industries e administrador da Northwestern University e do Northwestern University Hospital. Os diretores da American Hospital Supply são Blaine J. Yarrington, vice-presidente executivo da Standard Oil of Indiana, diretor do Continental Illinois Bank e administrador do Field Museum of Natural History; Yarrington é também diretor da Baxter Travenol. Outros diretores da American Hospital Supply são Harrington Drake, presidente da Colgate University, diretor da Corinthian Broadcasting System, Irving Bank, Irving Trust; Fred Turner, presidente da MacDonald's; Charles S. Munson, Jr., presidente da Air Reduction Corporation, Irving Bank, Irving Trust; e Charles S. Munson, Jr., presidente da Air Reduction Corporation, Irving Bank, Irving Trust, presidente da Air Reduction Corporation, Guaranty Trust, Cuban Distilling Company, National Carbide, Canada Dry, Reinsurance Corporation of New York, North British and Mercantile Insurance Company of London, administrador da Taft School e do Presbyterian Hospital; pertenceu ao Serviço de Guerra Química e fez parte do Conselho de Munições do Exército e da Marinha; também fazia parte do conselho de administração da Baxter Travenol William Wood Prince, um magnata de Chicago, presidente da F. H. Prince Company, diretor da Gaylord Freeman, diretor da Atlantic Richfield e administrador do Aspen Institute of Humanistic Studies e administrador da Northwestern University.

Outra holding hospitalar gigante, a American Medical International de Beverly Hills, viu as suas receitas subirem de uns meros 500 milhões de dólares por ano para 2,66 mil milhões de dólares em cinco anos; tem agora 40.000 empregados. O presidente é Royce Diener; o presidente é Walter Weisman; o vice-presidente do grupo é Jerome Weisman. Entre os diretores contam-se Henry Rosovsky, nascido em Danzig, Alemanha; é diretor do Congresso Judaico Americano desde 1975. Rosovsky estudou na Hebrew University, College of Jerusalem e Yeshiva University; é professor em Harvard desde 1965. Rosovsky é membro da Harvard Corporation, diretor da Corning Glass e da Paine Webber investment bankers.

Bernard Schriever, nascido em Bremen, Alemanha, é também diretor da AMI. Como general da Força Aérea dos Estados Unidos, Schriever foi comandante do programa ICBM de 1954 a 1959 e do Comando Estratégico da Força Aérea de 1959 a 1966. Atualmente, é presidente de uma empresa contratante que desenvolve uma grande parte das actividades governamentais em Washington, a Schriever-McGee, desde 1971. Schriever é também diretor da Control Data, que opera ao abrigo de extensos contratos Medicare e de outros contratos governamentais, diretor da empresa de defesa Emerson Electric e efectua grande parte dos seus negócios nos campos do exclusivo Burning Tree Country Club, o local histórico dos empreiteiros de defesa desde que o Presidente Eisenhower fez dele o seu local de recreio favorito.

Rocco Siciliano é também diretor da AMI; trabalhou na National Labor Relations Board de 1953 a 1957, foi assistente especial do Presidente Eisenhower de 1957 a 1959, Subsecretário do Comércio de 1969 a 1971, presidente da TICOR, de 1971 a 1984, uma das principais empresas de seguros de títulos da Califórnia, que é agora uma subsidiária da Southern Pacific. Siciliano é "of counsel" da empresa de lobbying de Washington, Jones, Day, Reavis and Pogue; é também diretor do gigantesco J. Paul Getty Trust e da Escola de Estudos Internacionais da Universidade Johns Hopkins, fundada por Owen Lattimore, (apontado pelo senador Joe McCarthy como uma das principais influências comunistas nos Estados Unidos). Também diretor da AMI é S. Jerome Tamkin, um proeminente corretor da bolsa de Los Angeles, chefe da Tamkin Securities e da Tamkin Consulting Company.

A história do negócio dos medicamentos farmacêuticos sempre foi uma crónica de fraudes, de aproveitamento dos medos dos incultos e dos crédulos e de aproveitamento dos medos universais da doença e da morte. O grande pai de todos os nostrums são as gotas de Goddard, um destilado de ossos que foi vendido como uma cura para a gota em Inglaterra em 1673. Em 1711, o arroz Tuscarora foi vendido em Inglaterra como cura para a tuberculose. Durante cerca de quatro mil anos de prática de prescrições farmacêuticas, muitas "curas" revelaram-se piores do que a doença. William Shakespeare advertiu: "Na Medicina há veneno". O Dr. R. R. Dracke, conhecido especialista em sangue em Atlanta, também emitiu um aviso de que "as seguintes drogas notáveis podem envenenar a medula óssea, diminuir a produção de glóbulos brancos, podem causar a morte e devem ser tomadas como medicamento apenas com instruções específicas de um médico conhecido - amidopirina, dinitrofenol (uma droga dietética), novaldina, antipirina, sulfanilamida, sedormid e salvarsen".

Os médicos avisaram que nenhuma acetanilida é segura, porque todos os derivados do alcatrão de hulha são poderosos depressores do coração. A Rorer Pharmaceuticals fabrica o Ascriptin, e os anúncios televisivos têm instado os homens a tomar diariamente uma aspirina ou um produto à base de aspirina "para proteger o coração". Os procuradores-gerais do Texas e de Nova Iorque solicitaram às empresas farmacêuticas que suspendessem a alegação de que a aspirina pode prevenir ataques cardíacos nos homens; também reduz a febre e dificulta o diagnóstico correto de pneumonia por parte do médico.

A William S. Merrell Company, fundada com a Vick Chemical, comercializou a talidomida como o "tranquilizante do futuro". Ela garantia o controle de sintomas desagradáveis durante a gravidez.

Infelizmente, os filhos de mães que a tomaram nasceram sem braços ou pernas; alguns tinham barbatanas como braços. O programa 60 Minutes apresentou recentemente uma atualização de vinte e cinco anos sobre as vítimas inglesas da talidomida, evitando cuidadosamente qualquer tratamento das vítimas americanas. O programa mostrou a coragem espantosa das vítimas, que tentaram levar a vida quotidiana, enquanto os repórteres pareciam ter dificuldade em não explodir em gargalhadas com os seres estranhos que rolavam como ovos humanos, manobrando freneticamente para ficar com o lado direito para cima. A CBS também evitou qualquer menção aos nomes dos fabricantes ou distribuidores da talidomida, embora uma operação típica do seu tipo de "jornalismo adversário" teria sido empurrar um microfone na cara do presidente da empresa e exigir saber por que eles não perceberam que esta era uma droga perigosa. A CBS depende fortemente das receitas publicitárias dos fabricantes de produtos farmacêuticos e não está disposta a ofender os seus melhores clientes.

William S. Merrell também produziu o MER/29, que foi anunciado como um avanço nos medicamentos anticolesterol. Rapidamente se descobriu que o MER/29 causava dermatite, mudança de cor do cabelo, perda do desejo sexual e uma condição conhecida como "pele de crocodilo". Em 1949, a cloromicetina de Parke-Davis foi aclamada como o novo medicamento milagroso. Vários médicos foram persuadidos a administrá-la aos seus filhos, que acabaram por morrer de leucemia. 75% dos casos de anemia aplástica resultantes da administração de cloromicetina foram fatais. O Dr. H. A. Hooks, de El Paso, perdeu o seu filho de sete anos e meio, depois de lhe ter sido assegurado por um representante da Parke-Davis que o medicamento era seguro. Em dezembro de 1963, um grande júri de Washington indiciou Richard Merrell e o presidente William S. Merrell por falsificação de dados à FDA sobre o MER/29. Apresentaram uma declaração de "não contestação" e, em 4 de junho de 1964, foram multados com a coima máxima de 80 000 dólares. O advogado de defesa da Parke-Davis foi um antigo juiz federal de 1957 a 1960, Lawrence Walsh, que é atualmente muito falado nas notícias como o Cavaleiro Branco que está a processar figuras políticas sob acusações vagas de prevaricação.

Depois de se ter descoberto que uma pílula contraceptiva oral causava reacções graves, a Associação Médica Americana exerceu grande pressão sobre o Dr. Roger Hegeberg, Secretário-Adjunto do HEW e sobre o Secretário do HEW, Finch, alegando que estavam a "dar demasiada importância aos perigos"; a advertência sobre a pílula foi então reduzida de 600 palavras para apenas 96 palavras muito mais suaves; esta advertência foi aumentada pelo próprio Secretário Finch, em 7 de abril de 1970, para 120 palavras de advertência, que foram divulgadas pessoalmente por Finch. Descobriu-se então que a pílula causava coagulação sanguínea fatal, ataque cardíaco e cancro. O comportamento da AMA neste caso contrastava estranhamente com os seus violentos ataques durante muitos anos aos "charlatães", que protestava serem os verdadeiros perigos para o público.

A Hoffman LaRoche comercializou um medicamento intravenoso, o Versed, que foi associado a quarenta mortes em dois anos por estudos da FDA. A obra definitiva de Richter, "Pills, Pesticides and Profits", refere que uma empresa americana, a Velsicol, vendeu três milhões de libras de um pesticida, o Phosvel (leptofos), que nunca tinha sido aprovado pela EPA. A Velsicol exportou-o para trinta países. Este pesticida provoca grandes danos no sistema nervoso. No Egito, matou uma centena de búfalos de água e envenenou dezenas de agricultores. A Velsicol é uma subsidiária da Northwest Industries, uma operação de três mil milhões de dólares por ano em Chicago, cujo presidente é o magnata dos caminhos-de-ferro de longa data, Ben Heinemann, um administrador da Universidade de Chicago, e a First Chicago Corporation. Os diretores da Northwest Industries são James E. Dovitt, diretor da Hart, Schaffner e Marx, presidente da Mutual of New York, e diretor da MONY; é também diretor da National Can. Outros diretores da Northwest são William B. Graham, presidente da Baxter Travenol Drug Company, também administrador da Universidade de Chicago, diretor da Deere, Field Enterprises, Bell & Howell e Borg-Warner; National Council of U.S. China Trade; Thomas S. Hyland, vice-presidente da Standard & Poor's; Gaylord Freeman, diretor da Baxter Travenol e Atlantic Richfield; James F. Bere, presidente da Borg-Warner, diretor da Abbott Laboratories, Time, Inc., Hughes Tool Company e Continental Illustrated Company, Hughes Tool Company e Continental Illinois Bank.

Depois de o TRIS, um químico retardador de fogo utilizado no vestuário, ter sido proibido nos Estados Unidos, após anos de publicidade entusiástica de que salvaria milhares de crianças da morte por fogo todos os anos, a Comissão de Segurança dos Produtos de Consumo dos EUA proibiu-o em 1977. 2,4 milhões de peças de vestuário tratadas com TRIS foram então exportadas para o Terceiro Mundo. Em 1977, a FDA retirou o dipireno do mercado. Descobriu-se que causava graves perturbações sanguíneas, interferindo com a função dos glóbulos brancos; foi então amplamente vendido na América Latina sem qualquer aviso.

O cloquinol, um medicamento utilizado no tratamento da disenteria amebiana, produzido pela Ciba-Geigy em 1934 (Batero Vioform e Mexon), foi considerado causador de uma doença nervosa. Setecentos japoneses morreram devido à sua toma, após 11 000 casos de SMON, neuropatia ótica mieloide subaguda. A Ciba-Geigy pagou então uma indemnização a cerca de 1500 vítimas e sobreviventes. A Hoechst comercializou um analgésico que se dizia ser semelhante à aspirina, à aminopireína e ao dipireno. Descobriu-se que causava anemia e foi proibido nos Estados Unidos, mas continuou a ser vendido na América Latina e na Ásia. O clorofenicol (cloromicetina) também continua a ser vendido na América Latina e na Ásia. Os viajantes são avisados para terem cuidado com os medicamentos em países estrangeiros que há muito foram proibidos nos Estados Unidos.

O adoçante artificial, aspartame (Nutrasweet), inundou o mercado americano. Rendeu 750 milhões de dólares aos seus produtores em 1987, embora tenha sido atacado como causa de convulsões cerebrais. O debate sobre o aspartame já dura há treze anos; foram agora marcadas mais audiências no Congresso. Entretanto, a Burroughs Wellcome espera ganhar milhões com o seu novo medicamento para a SIDA, o AZT. Diz-se que prolonga a vida das vítimas da SIDA de seis meses para dois anos. Esta empresa é propriedade do Wellcome Trust, do qual Lord Franks, um diretor da Fundação Rockefeller, é diretor.

Os tranquilizantes continuam a ser um grande negócio. A Roche Labs (Hoffman LaRoche) continua a promover o seu vendedor número um, o Valium, ao mesmo tempo que promove os seus outros vendedores, Librium, Limbitrol, Marplan, Noludar, Tractan, Clonpin e Dalmane. A Roche também produz Matulane, que é utilizado na terapia do cancro. Este medicamento provoca leucopenia, anemia e trompenia, com efeitos secundários de náuseas, vómitos, estomatite, disfagia, diarreia, dores, arrepios, febre, suores, sonolência, taquicardia, hemorragias e leucemia. Se um profissional de cuidados de saúde alternativos alguma vez se atrevesse a oferecer um medicamento deste tipo ao público, seria encarcerado para o resto da vida. Todos nós sabemos como os "charlatães" são perigosos para a saúde. O diretor médico da Roche, o Dr. Bruce Medd, considera estes medicamentos uma bênção para a humanidade. Oiça a sua rapsódia: "Ao contrário dos remédios charlatães, que não são testados nem cientificamente comprovados, os produtos da Roche são sinónimo de qualidade e eficiência. Nós, na Roche, juntamo-nos à luta contra o charlatanismo médico e a fraude na saúde." Apesar das garantias do Dr. Medd, o Gabinete de Avaliação Tecnológica do Governo dos EUA afirma que 95% dos medicamentos no mercado não têm eficácia comprovada. Na verdade, este escritor nunca ouviu falar de qualquer remédio "charlatão" que produzisse sequer uma fração dos efeitos secundários nocivos como os acima enumerados, causados pelo Matulane, o orgulho e a alegria do Dr. Medd.

Outra empresa que oferece medicamentos "comprovados" é a Smith, Kline Beckman, que ganhou os seus primeiros milhões com a venda da droga conhecida como "speed" através de receitas médicas, a famosa Dexedrine e Dexamil. Os executivos da Smith, Kline Beckman declararam-se culpados de 34 acusações de encobrirem 36 mortes e casos de lesões renais graves em pacientes que utilizavam o seu medicamento Selocrin, que acabou por ser retirado do mercado. O Dr. Sidney M. Wolfe, na sua Health Letter, de julho de 1986, referiu que a Eli Lilly, de Indiana, e a Smith Kline Corporation, de Filadélfia, se declararam culpadas de acusações criminais por não terem notificado prontamente a FDA de mortes e lesões graves em pessoas que utilizavam os seus medicamentos. O Oraflex da Lilly, um medicamento para a artrite, esteve no mercado três meses e foi utilizado por 600 000 americanos antes de ser retirado devido aos seus efeitos secundários. O Selacryn, para a tensão arterial elevada, da Smith Kline, vendeu 300.000 receitas em oito meses.

A Pfizer ocultou informações à FDA sobre o Feldene (piroxicam, um medicamento para a artrite), apesar das mortes e dos efeitos secundários nocivos noutros países. O Suprol da McNeil, aprovado em 1985 como analgésico oral, causou danos nos rins. O Orudis (jetoprofeno), um medicamento da Wyeth para a artrite, aumentou a incidência de úlceras. O Merital (nomigensina), um antidepressivo produzido pela Hoechst, foi aprovado pela FDA em dezembro de 1984, mas teve de ser retirado do mercado em janeiro de 1986, devido a reacções fatais, incluindo anemia hemolítica. Descobriu-se que o Wellbutrin (buproprion) causava convulsões nas mulheres e foi retirado do mercado em março de 1986.

Um medicamento oficialmente aprovado como "padrão de tratamento" para o tratamento do cancro do cólon baseia-se na utilização de um produto químico altamente tóxico, o 5-F-U, apesar de relatórios em revistas médicas de prestígio indicarem que não funciona. Continua a ser amplamente utilizado, talvez porque a Sociedade Americana do Cancro detém 50% do 5-F-U. A Ciba-Geigy, da Suíça, encontrou um mercado crescente no sistema de ensino público dos EUA para o seu medicamento Ritalin, que, através de alguma alquimia, se tornou o principal meio de controlar crianças "hiperactivas" (leia-se saudáveis) em idade escolar. Os assistentes sociais tinham cunhado um novo termo, ADD (attention defect disorder), que podia ser "controlado" com comprimidos de 20 mg de Ritalina em cápsulas de libertação prolongada. Com a ajuda da instituição de ensino, que tem uma propensão para qualquer droga ou adição química ao processo educativo, a Ritalina registou um aumento de 97% na sua utilização desde 1985. Os alunos são obrigados a tomar o medicamento, sob pena de serem imediatamente expulsos da escola. O *Wall Street Journal, de* 15 de janeiro de 1988, referiu que foram intentadas várias acções judiciais contra escolas por pais preocupados com o uso forçado da Ritalina. O Conselho de Examinadores Médicos da Geórgia está agora a investigar o uso crescente de Ritalina nas escolas dos subúrbios ricos de Atlanta. Um estudante que está a ser julgado por homicídio apresentou como defesa o facto de ter tomado Ritalin.

Os pesticidas continuam a ser ainda mais perigosos do que os insectos.

O lindano (Gammelin 20), produzido pela Hooker Chemical, uma empresa ligada à Rockefeller, provoca tonturas, doenças cerebrais, convulsões, espasmos musculares e leucemia. Durante anos, a FDA travou uma batalha contra as tiras de pesticidas da Shell Oil, que contêm lindano. Estas tiras e outros vaporizadores emitem continuamente lindano e são amplamente utilizados em restaurantes, apesar de ter sido estabelecido que o lindano não só contamina qualquer substância alimentar, mas também qualquer recipiente para alimentos que não seja metálico. Embora estes testes tenham sido concluídos em 1953, a entidade reguladora dos pesticidas continuou a permitir a sua utilização durante mais dezasseis anos! Os relatórios da FDA mostraram que as tiras No Pest da Shell Chemical Company libertam continuamente Vapone 3, a formulação de lindano. O Departamento de Agricultura proibiu estritamente a sua utilização em fábricas de transformação de carne, mas o fabricante empreendedor vendeu-as a restaurantes. De 1965 a 1970, o Serviço de Saúde Pública dos Estados Unidos emitiu avisos de que as tiras Shell No Pest eram perigosas para uso em quartos de dormir de idosos ou crianças pequenas. O Dr. Roy T. Hansberry, executivo da Shell Chemical, que subsidiava a Shell Development, fez parte do grupo de trabalho especial de sete membros do Departamento de Agricultura para estudar os procedimentos de registo de pesticidas. A Shell tinha registado 250 produtos pesticidas. A autorização pessoal de Hansberry para fazer parte deste grupo de trabalho continha a seguinte nota não assinada: "O Serviço de Registo Agrícola não tem, ou tem conhecimento de, qualquer negócio oficial com as pessoas, firmas ou instituições com as quais o Dr. Hansberry tem outros interesses financeiros. que possam entrar em conflito ou constituir um conflito de interesses".

O Dr. Mitchell A. Zaron, comissário assistente de saúde, também foi consultor da Shell Chemical e possuía acções da Shell Oil. Emitiu relatórios que supostamente mostravam que o Vapona era tão seguro que não exigia avisos para bebés, pessoas idosas ou doentes. Numa reunião do Serviço de Saúde Pública, apoiou a utilização das tiras de Vapona. John S. Leary, Jr., chefe da divisão de investigação de Farmacologia, rejeitou a objeção do departamento ao registo original do Vapona pela Shell, em 1963, e continuou a apoiar o uso do Vapona até 1966, quando se demitiu para se juntar à Shell Oil Company. Estima-se que milhares de vítimas sofrem todos os anos de exposição às tiras Shell No Pest.

Outro pesticida, o paratião, que foi fabricado pela Monsanto e pela Bayer A. G., também teve efeitos secundários nefastos. O pesticida malatião, utilizado no Paquistão em 1976, envenenou 2500 pessoas, muitas das quais morreram. E o DDT, como já observámos, muito depois de ter sido proibido nos Estados Unidos, continua a encontrar um mercado pronto no estrangeiro, para grande lucro da Monsanto, o seu produtor.

Em 1975, os investigadores descobriram que dois medicamentos amplamente prescritos, Adactone e Flagyl, produzidos pela G. D.

Searle Company, causavam cancro em animais de laboratório. As suas vendas anuais ascendiam a 17,3 milhões de dólares. A empresa tinha fornecido à FDA dados fraudulentos e destruído registos de tumores em ratos causados por estes medicamentos.

Uma Mensagem de Proteção dos Consumidores, emitida a partir de Washington a 15 de março de 1962, referia que, desde 1938, os fabricantes tinham de demonstrar ao governo a eficácia de um medicamento antes de o comercializarem. No entanto, o regulamento continha uma lacuna significativa - não havia nenhum requisito declarado para uma demonstração da sua eficácia, ou para fornecer provas de que o medicamento "cumprirá a alegação da sua rotulagem". A Mensagem afirmava: "Não há forma de medir o sofrimento desnecessário, o dinheiro inocentemente desperdiçado e o prolongamento das doenças resultantes da utilização de medicamentos tão ineficazes." Em 1962, o Congresso promulgou as alterações Kefauver-Harris que exigiam provas de eficácia. As provas deviam ser avaliadas pelo Gabinete de Medicina da Food and Drug Administration, mas o lugar de chefe desse gabinete estava vago porque Bois-feuillet Jones, assistente especial para assuntos médicos na HEW, bloqueou a nomeação do Dr. Charles D. May, um médico distinto que tinha testemunhado nas audiências Kefauver sobre os métodos dos fabricantes farmacêuticos na promoção de medicamentos sujeitos a receita médica. O Dr. May testemunhou que a "payola" e outras promoções representavam três vezes e meia o custo de todos os programas educacionais das nossas escolas de medicina. Jones "ganhou a confiança da indústria farmacêutica ao bloquear a nomeação do Dr. May", de acordo com um relatório da *Drug Research Reports, de* junho de 1964. Em vez do Dr. May, Jones escolheu o Dr. Joseph F. Sadusk, Jr., que fez tudo o que pôde para frustrar a legislação sobre eficácia, de acordo com o testemunho perante a Comissão de Operações Governamentais do Senado. Sadusk tornou-se mais tarde vice-presidente da Parke-Davis. Sadusk impediu a retirada do antibiótico Chloramphenicol da Parke-Davis, que tinha provocado toxicidade no sangue e leucopenia, antes de lhe ser oferecida a vice-presidência da Parke-Davis. Foi sucedido como diretor médico da FDA pelo Dr. Joseph M. Pisani no Gabinete de Medicina. Pisani foi trabalhar para a Proprietary Association of Drug Manufacturers. O chefe seguinte do Gabinete de Medicina tornou-se mais tarde um executivo de topo da Hoffman LaRoche. O Dr. Howard Cohn, antigo diretor do conselho de avaliação médica da FDA, recebeu uma proposta de emprego na Ciba-Geigy, que aceitou. O Dr. Harold Anderson, chefe da divisão de medicamentos da FDA, foi contratado pela Winthrop Drug Company. Morris Yakowitz considerou que a sua experiência na FDA o tornava elegível para um emprego na Smith Kline e na empresa farmacêutica francesa. Allan E. Rayfield, que tinha sido diretor de Conformidade Regulamentar, aceitou um cargo na Richardson-Merrell, Inc.

Assim, verificamos que a porta giratória é, desde há muito, uma caraterística da regulamentação governamental da indústria farmacêutica. O cirurgião-geral Leonard Scheele tornou-se presidente da Warner-Lambert Research Labs; o comissário da FDA, Charles C. Edwards, consta agora da lista como vice-presidente sénior da Becton Dickinson, uma grande empresa de material médico. Embora não seja uma empresa muito conhecida, movimenta um bilião de dólares por ano na área da medicina. O seu presidente, Wesley Howe, é o presidente fundador da Associação de Fabricantes da Indústria da Saúde. O Comissário da FDA, James L. Goddard, tornou-se presidente do conselho de administração da Ormont Drug and Chemical Company, cujo presidente é George Goldenberg. O já mencionado Joseph Sadusk, o médico de topo da FDA, depois de aceitar um cargo de vice-presidente da Parke-Davis, foi mais tarde nomeado seu presidente.

Poder-se-ia pensar que estes senhores tinham deixado a FDA apenas para encontrar condições de trabalho mais agradáveis, que eram notoriamente deprimentes na FDA. O Dr. Richard Crout, diretor de testes do Gabinete de Medicamentos da FDA, dirigiu-se à Associação de Fabricantes Farmacêuticos em 1976 da seguinte forma "Houve embriaguez aberta por parte de vários funcionários, que se prolongou durante meses. Havia intimidação interna por parte de pessoas, pessoas que se acotovelavam nos cantos, atiravam bolas de cuspo; estou a descrever médicos, pessoas que se inclinavam numa cadeira, não respondiam a perguntas, gemiam e resmungavam com gestos arrebatadores." (do New England *Journal of Medicine*, 27 de maio de 1976).

Poder-se-á perguntar por que razão um departamento governamental composto por cientistas e médicos com formação profissional toleraria tais condições de trabalho. A resposta é que o Monopólio Médico queria estas condições e fez com que elas prevalecessem na FDA, de modo a afastar os funcionários públicos sinceros e dedicados que apenas queriam fazer o seu trabalho, que desejavam proteger o público de medicamentos perigosos. Parece que os medicamentos mais perigosos são também os mais lucrativos, porque produzem resultados dramáticos e fáceis de ver. Infelizmente, também tendem a produzir efeitos secundários tão dramáticos como lesões renais e cerebrais ou morte súbita.

Os fabricantes de medicamentos são peritos em organizar grupos de pressão influentes em Washington, dos quais o público continua a não ter conhecimento. Cerca de noventa e seis empresas, incluindo a Dow, a Monsanto, a Hoffman LaRoche e muitas outras, contribuem com cinco mil dólares por ano para apoiar o Conselho de Ciência e Tecnologia Agrícola e o Instituto de Tecnologia Alimentar, grupos que sistematicamente enganam o público sobre os perigos dos aditivos alimentares causadores de cancro. Conseguem minimizar e enfraquecer as frequentes tentativas dos congressistas de expor os perigos de muitos desses aditivos. Tudo isto faz parte do jogo das relações públicas.

Na década de 1950, o senador Estes Kefauver era um dos políticos mais influentes do país. Parecia certo que estava a caminho da Casa Branca. No entanto, devido a uma enxurrada de queixas dos seus eleitores sobre as práticas da indústria farmacêutica de espremer os idosos e produzir medicamentos perigosos, Kefauver marcou audiências exaustivas no Senado sobre os abusos generalizados cometidos pelo Monopólio Médico. Chegou mesmo a chamar à sua Subcomissão, a Subcomissão Anti-Monopólio do Senado. Estas audiências, realizadas em 1959 e 1960, revelaram que a Schering tinha margens de lucro de 1.118% no seu medicamento, a predisona, e que outros fabricantes de medicamentos apresentavam habitualmente lucros de 10.000% a 20.000% nos seus medicamentos. O resultado destas audições foram as recomendações do governo para a promoção dos "genéricos", ou medicamentos mais baratos sem marca, para a venda em massa dos mesmos medicamentos a preços mais baixos. Ostensivamente uma medida para conter os lucros excessivos das empresas farmacêuticas, o resultado líquido foi que estas empresas registaram grandes aumentos no seu volume de vendas, com o correspondente aumento dos lucros. Um resultado mais trágico foi o facto de estas audiências terem sido o Waterloo político do Senador Kefauver. Atingido pela publicidade e pelas críticas que resultaram das audiências, a palavra saiu do Monopólio Médico, que mostramos, não são apenas os oficiais e funcionários visíveis ao público, mas as figuras sombrias no fundo, (muitos deles estrangeiros, que controlam milhões de ações nessas empresas através da prática de "nomes de rua", escondendo seu poder), que "Kefauver está acabado". Quando inaugurou a sua campanha para a presidência, descobriu que os fundos tinham secado misteriosamente. Sem dinheiro, a sua candidatura estava condenada. Desconsolado, abandonou a sua campanha para a Casa Branca e morreu mais tarde, segundo alguns, de coração partido. As figuras políticas perceberam a mensagem; não se repetiram as audiências de Kefauver sobre os abusos da indústria farmacêutica. Produtos individuais, como o atual furor sobre o aspartame, podem ser objeto de escrutínio do Congresso, mas as operações globais do Drug Trust permanecem imunes à investigação do Congresso.

Entretanto, as empresas farmacêuticas avançam com grandes vendas e lucros recorde com os seus novos medicamentos. O Capoten da Squibb, um medicamento para a hipertensão, poderá atingir 900 milhões de dólares em vendas este ano, quase mil milhões de dólares com um único produto! A Merck espera que o Vesoten, outro medicamento para a hipertensão, atinja 720 milhões de dólares de vendas este ano. Em 1987, a Merck tinha treze produtos em oito classes terapêuticas que atingiram vendas de mais de 100 milhões de dólares cada. Devido a este elevado volume, o custo de produção registou uma descida constante para as principais empresas farmacêuticas, uma descida média de 15% desde 1980. Com efeito, este facto traduziu-se num aumento dos lucros de 15% devido a este único fator.

Em 1987, a Syntex informou que 53% do seu volume de vendas de 1,1 mil milhões de dólares provinham de apenas dois produtos, Noprosyn e Ahaprox.

A *Business Week, de* 11 de janeiro de 1988, prevê "outra mina de ouro para os fabricantes de medicamentos dos EUA". No entanto, esta mina de ouro não passaria de mais um poço seco se não fosse o aumento contínuo da prescrição destes medicamentos aos seus pacientes por parte dos médicos americanos. O elo fraco do Monopólio Médico é o facto de estar quase totalmente dependente dos médicos e do pessoal hospitalar para promover os seus artigos lucrativos. Os gastos de 18 a 20 milhões de dólares necessários para que um novo medicamento passe pelo período de testes de três a doze anos não se destinam a proteger o público de novos medicamentos "perigosos". É necessário para proteger o Drug Trust o maior tempo possível, dando-lhes o tempo necessário para ordenhar os seus medicamentos actuais para obter o máximo de vendas possível antes de serem substituídos por medicamentos concorrentes mais recentes. No mundo dos negócios, chama-se a isto "proteger a quota de mercado". Seria considerado uma violação das leis anti-trust se as empresas farmacêuticas não fossem imunes a acções judiciais ao abrigo destes estatutos.

À medida que a bolsa recupera lentamente da bem planeada e executada Segunda-feira Negra, o crash da bolsa de 19 de outubro de 1987, as empresas farmacêuticas estão mais do que a aguentar-se, recompensando os monopolistas astutos que compraram no fundo do mercado.

As políticas de investimento das companhias de seguros são típicas da Equitable Life, que, em 1987, tinha 7,8% dos seus activos investidos em acções de fabricantes de medicamentos, incluindo 13 milhões de dólares em Marion Labs, 4 milhões de dólares em Merck, 7 milhões de dólares em Syntex e 4 milhões de dólares em Upjohn. Outros 5,8% dos seus investimentos eram em acções de empresas de material hospitalar muito rentáveis.

Nenhuma crónica sobre as importantes empresas de droga do mundo estaria completa sem relatar a ligação entre as empresas de droga e a operação mundial de droga conhecida como "Dope, Inc.". Tudo começou com um pequeno grupo de financeiros internacionais, com sede em Londres, que oficializou a criação de um serviço de informações "americano", inicialmente conhecido como Gabinete de Serviços Estratégicos durante a Segunda Guerra Mundial. Esta organização foi criada sob o controlo rigoroso dos serviços secretos britânicos e foi posteriormente dissolvida pelo Presidente Truman, que suspeitava muito das suas operações. O OSS passou então à clandestinidade no Departamento de Estado como um "grupo de investigação" que trabalhava em "teoria comportamental". Era dirigida por um tal Evron Kirkpatrick, cuja mulher, Jeane Kirkpatrick, é diretora do grupo trotskista financiado por Rockefeller, a Liga para a Democracia Industrial, e que é frequentemente apresentado como "um grande anticomunista", sendo que todos os bons trotskistas se opõem veementemente ao ramo de Moscovo do Partido Comunista. Continuam a lamentar o falecimento do seu líder, Leon Trotsky, assassinado por um agente estalinista na Cidade do México em 1940. O grupo Kirkpatrick ressurgiu então como "Agência Central de Inteligência", dirigida por Allen Dulles, sócio do Schroder Bank, o banco que tinha gerido a conta bancária pessoal de Adolf Hitler. O irmão de Dulles, John Foster Dulles, era na altura Secretário de Estado do Presidente Eisenhower.

Qualquer que fosse o interesse da CIA em "informações", depressa se tornou claro que o seu principal interesse era a realização dos enormes lucros a obter com o tráfico internacional de droga.

Uma vez que as fortunas britânicas no início do século XIX tinham sido fundadas neste comércio, era lógico que os operacionais do SIS que criaram a nossa OSS, mais tarde CIA, tivessem sido programados para entrar neste negócio. Mais tarde, este negócio ficou conhecido pelo apelido interno de "a Companhia", que significa, evidentemente, uma empresa em que alguém se envolve com fins lucrativos. A desculpa avançada para justificar a entrada neste negócio era que um Congresso "mesquinho" se recusava a adiantar dinheiro suficiente à CIA para financiar as suas operações secretas; portanto, um agente leal da CIA faria tudo o que fosse possível para ajudar a "Companhia" a angariar os fundos necessários para este trabalho. De facto, alguns dos seus agentes mais activos, como Edwin Wilson, acabaram subitamente por se tornar proprietários de propriedades de seis milhões de dólares na área em desenvolvimento ao largo de Washington Beltway, uma indicação certa de que havia de facto muito dinheiro vindo de algum lado. Qual é a atual magnitude da operação mundial de droga da CIA? O tenente-coronel Bo Gritz, que tem trinta anos de serviço distinto nas Forças Especiais do Exército dos Estados Unidos, testemunhou perante o Grupo de Trabalho Internacional de Estupefacientes do Comité dos Negócios Estrangeiros da Câmara que 900 toneladas de heroína e ópio entrariam no mundo livre em 1987, tendo como fonte o Sudeste Asiático e o Triângulo Dourado. O Coronel Gritz deslocou-se várias vezes à Ásia para falar com um dos maiores produtores de droga da Ásia, Khun Sa. Khun Sa atribuiu então a responsabilidade pela operação mundial de tráfico de droga diretamente a alguns agentes bem conhecidos da CIA, incluindo Theodore Shackley, que foi chefe da missão da CIA no Laos de 1965 a 1975. Khun Sa declarou que Shackley tinha trabalhado em estreita colaboração com Mao Se Hung, que era na altura o principal traficante de droga no Sudeste Asiático. Outro colega de Shackley era um "civil" chamado Santos Trafficante. Trafficante era há muito uma figura de proa da Máfia e tinha sido chamado ao Congresso para testemunhar sobre um possível atentado contra a vida de Castro em Cuba. Quando o regime comunista assumiu o poder, a Máfia perdeu um império de jogo e prostituição em Havana e noutras cidades. Procuraram vingar-se. Trafficante foi encarregado por Meyer Lansky, o saco de dinheiro do Sindicato, de se livrar de Castro. Ainda não se sabe se a tentativa falhou ou se, como é mais provável, a Máfia chegou a um entendimento com Castro sobre o tráfico de droga. Trafficante envolveu-se então fortemente na área do tráfico de droga do Pacífico, tornando-se intermediário da operação Nugan Hand, do banco de droga na Austrália e do Triângulo Dourado.

Outra personalidade proeminente identificada por Khun Sa e outros como ativa no tráfico de droga foi Richard Armitage, cujas operações de droga começaram durante a Guerra do Vietname. Mais tarde, mudou-se para a Embaixada dos Estados Unidos em Banguecoque. De 1975 a 1979, segundo testemunhas, utilizou o seu cargo na embaixada para efetuar operações de tráfico de droga. Deixou então esse posto e fundou a Far East Trading Corporation em Banguecoque. Mais tarde, Armitage foi nomeado pelo Presidente Reagan como Secretário Adjunto da Defesa, responsável pelos Assuntos de Segurança Internacional, respondendo diretamente perante o Secretário da Defesa, Casper Weinberger. O magnata dos negócios Ross Perot teve então conhecimento do historial de Armitage. Dirigiu-se à Casa Branca, exigindo que Armitage fosse despedido. Falou com George Bush, antigo diretor da CIA, que lhe deu uma resposta negativa, enviando-o para o diretor do FBI, William Webster (pouco depois, Webster foi discretamente nomeado diretor da CIA). Webster recusou-se a dar seguimento às queixas de Perot, o que abriu a porta à sua nomeação para o cargo na CIA. Entretanto, Weinberger, receoso de que o papel do Departamento de Defesa no escândalo da droga estivesse prestes a revelar-se, demitiu-se apressadamente. Foi sucedido por Frank Carlucci, que na altura ocupava o cargo de Conselheiro de Segurança Nacional e que estava bem a par de toda a operação. Carlucci ordenou pessoalmente a Perot que abandonasse a sua cruzada contra Armitage. Como a fortuna de Perot tinha sido construída com base em grandes contratos com o governo, ele não teve outra opção senão recuar. Outras personagens envolvidas foram o general Richard Secord, que apareceu como figura no caso Irão-Contras e que se gabou de ter levado aviões carregados de ouro para o Sudeste Asiático para pagar aos traficantes de droga.

A telenovela diurna conhecida como o caso Irão-Contras foi feita por encomenda para os agentes secretos da CIA. Estes deliciavam-se a conduzir os obtusos membros do Congresso numa caça aos gambozinos atrás de outra, enquanto a verdadeira história permanecia por contar. Foi uma surpresa de chefe, uma delícia culinária de drogas, venda de armas a beligerantes e dinheiro, bem temperada com molho político, mexida com vários compromissos com o Estado de Israel por parte de políticos importantes de Washington e coberta com deliciosas contas bancárias suíças. De facto, o caso Irão Contra foi o culminar lógico do envolvimento de longa data dos interesses dos Rockefeller e do Drug Trust em actividades pró-comunistas. O próprio John D. Rockefeller tinha posto a soma de 10.000 dólares em dinheiro no bolso de Leon Trotsky antes de o levar a iniciar a Revolução Bolchevique na Rússia. O Partido Socialista dos Trabalhadores Trotskista, que foi deixado para trás para subverter os Estados Unidos, operava sob o nome de Partido Socialista dos Trabalhadores. Foi-lhe então dado o nome de disfarce de Liga para a Democracia Industrial. Assim, o Drug Trust, enquanto mantinha o governo comunista estalinista na Rússia, mantinha simultaneamente um regime comunista de apoio nos Estados Unidos, o movimento trotskista, para o caso de o regime estalinista cair.

Notoriamente irritado com esta concorrência, Estaline enviou um agente ao México para eliminar o seu rival, que tinha anteriormente exilado, apercebendo-se de que Trotsky continuava a ser demasiado popular na Rússia para ser aí assassinado.

A organização de Trotsky tinha agora o seu mártir político. Durante os anos 50, colocou discretamente os seus membros no poder nos meios de comunicação social, nas universidades e no governo, substituindo, na maior parte dos casos, os estalinistas da linha dura. Os estalinistas em Washington que tinham rodeado Roosevelt e Truman foram gradualmente substituídos por "neoconservadores", isto é, ideólogos de linha dura anti-Moscovo, que mais tarde acrescentaram à sua mascarada *nomes de pluma* adicionais e impressionantes, tais como "a Direita Dura", "a Nova Direita", "a Direita Religiosa", ou, nalguns casos, simplesmente como "conservadores". Ninguém menos que o homem de Hollywood no cavalo branco, Ronald Reagan, chegou ao poder em 1980 numa maré de "neoconservadorismo". O seu principal apoio veio da CIA, que nessa altura era apenas um porta-voz dos neoconservadores, e do seu órgão interno, a *National Review*, cujo editor, William Buckley, se gabava de que o único emprego que tinha tido era na CIA. Jeane Kirkpatrick, da Liga para a Democracia Industrial, financiada por Rockefeller, tornou-se o porta-voz da nova política, enquanto toda a equipa de Reagan era dominada pela Hoover Institution, cujos dois membros seniores, Sydney Hook e Seymour Martin Lipset, faziam parte da direção da LID. Assim, David Rockefeller mantinha uma ligação estreita com os comunistas estalinistas em Moscovo, enquanto outros interesses de Rockefeller dirigiam a posição "anti-comunista" do regime de Reagan. Era uma operação hegeliana clássica de tese e antítese, com a síntese ainda por resolver. O poder da LID reside no seu domínio da CIA e no seu empenhamento total no Estado de Israel como sede mundial do movimento comunista trotskista. Assim, Elliott Abrams, genro do propagandista israelita Norman Podhoretz, que era editor do órgão do Comité Judaico Americano, *Commentary*, foi nomeado por Reagan para dirigir a operação Contra na Nicarágua, um clássico impasse entre o regime estalinista em Manágua e os rebeldes trotskistas dirigidos nas colinas.

O envolvimento da droga nesta operação não deveria surpreender ninguém, porque os interesses dos Rockefeller, tendo estabelecido o American Drug Trust, há muito que se dedicavam não só a drogas éticas mas também a drogas não éticas. O caso contra não só ameaçava rebentar a tampa da Ligação Irão; punha em perigo a Ligação Israelita, a Ligação Suíça e a Ligação Rockefeller também. O perigo foi evitado por manobras astutas dos dóceis congressistas e pela manipulação hábil dos media para se concentrarem no coronel Oliver North e no almirante Poindexter, excluindo os seus controladores. Assim, uma "cruzada contra o comunismo", um esforço nobre para conter os comunistas à la George Kennan, a ser financiado com dinheiro "sujo" da venda de drogas, foi finalmente revelada como sendo a mesma velha equipa de agentes da CIA a vender as suas drogas e a lavar o seu dinheiro em várias partes do mundo. (O presente escritor está agora a pesquisar um livro que documentará todas estas operações).

A ligação da CIA com a droga não estava apenas profundamente enraizada na procura de lucros fáceis, mas também no plano simultâneo de alcançar o controlo total sobre as pessoas do mundo pelos mestres do Drug Trust. Assim, Bowart afirma: "A Criptocracia é uma irmandade que lembra as antigas sociedades secretas, com ritos de iniciação e programas de doutrinação para desenvolver nos seus membros leais a compreensão especial dos seus mistérios. Tem códigos secretos e juramentos de silêncio que reforçam o sentido de elitismo necessário para a manutenção da sua lealdade estrita." O presente escritor descreveu alguns desses ritos secretos em "A Maldição de Canaã".

A ênfase nas drogas e na experimentação, que teve origem na escola de medicina alopática alemã e que foi trazida para este hemisfério por iniciados dos Illuminati como Daniel Coit Gilman, foi o primeiro passo para transformar toda a prática médica dos Estados Unidos de um processo de cura orientado para o paciente para uma abordagem totalmente diferente, em que o paciente se tornou um instrumento a ser manipulado em benefício de vários outros programas, principalmente da ciência experimental. Esta situação foi caracterizada pelo Dr. J. Marion Sims, o "médico louco" responsável pela criação do que é atualmente o Rockefeller Controlled Memorial Hospital Sloan Kettering Cancer Center, em Nova Iorque. Este compromisso total com a "Ciência" também orientou e inspirou os programas de drogas da CIA, Projectos Bluebird, Artichoke, MK Ultra e MK Delta, nos quais cerca de 139 drogas foram utilizadas em vítimas desprevenidas, incluindo cannabis, LSD, escopolamina, amital de sódio, hidrato de cloral (as gotas de nocaute do Velho Oeste), ergot, cocaína, morfina e heroína.

A história da droga na CIA começa em 1943, quando a organização ainda era conhecida como OSS. Um Dr. Albert Hoffmann estava a fazer experiências nos Laboratórios Sandoz na Suíça (a Sandoz era então controlada pela família Warburg). Embora a Sandoz fabricasse uma substância conhecida como LSD, ou ácido lisérgico, desde 1938, esta só tinha sido utilizada em experiências com macacos. Uma forma posterior desta substância, o LSD-25, produzia efeitos psicotrópicos surpreendentes, como o Dr. Hoffmann descobriu acidentalmente, quando absorveu uma pequena quantidade de fungo de centeio, a base da droga, enquanto estava a trabalhar. Isto aconteceu em agosto de 1943, no auge da Segunda Guerra Mundial. O Dr. Hoffmann relatou mais tarde: "Surgiu sobre mim um fluxo ininterrupto de imagens fantásticas de extraordinária plasticidade e vivacidade e acompanhadas por um intenso jogo de cores do tipo kaeleidoscópico ... Pensei que estava a morrer ou a enlouquecer". Esta foi a primeira "viagem", precursora de milhões de experiências deste género por parte de cultores da droga. Em 1958, o Dr. Hoffmann tinha alargado os seus interesses aos cogumelos mexicanos e à mescalina, ambos muito populares entre os principais banqueiros de Nova Iorque e entre personalidades proeminentes de Hollywood.

Na altura da descoberta do LSD, Allen Dulles estava colocado na Suíça, como que por precognição. Foi sob a sua direção que a CIA se transformou na principal operação da Dope, Inc. Ele estava então envolvido em várias actividades com oficiais do regime nazi. Até hoje, ninguém foi capaz de determinar se ele estava a tentar preservar o regime de Hitler ou se estava a tentar derrubá-lo. A hipótese mais provável é a de que ele estava a tentar preservar o regime de Hitler ou a derrubá-lo. A hipótese mais provável é a de que estava a tentar preservá-lo até certo ponto, para que a guerra não acabasse demasiado cedo para os fabricantes de munições com fins lucrativos, mas ao mesmo tempo para impedir qualquer tipo de final vitorioso para os seus correligionários nazis. As notas de Gotterdammerung já tinham sido tocadas. A associação de Dulles com o regime de Hitler remontava a um encontro fatídico em Colónia, em 1933, quando ele e o seu irmão, John Foster Dulles, asseguraram a Hitler que o dinheiro seria disponibilizado para garantir a concretização dos seus objectivos, tal como ele os tinha definido em "Mein Kampf". Allen Dulles tornou-se mais tarde diretor do Banco Schroder, que geria a conta bancária pessoal de Hitler. Curiosamente, nunca ninguém foi capaz de encontrar um cêntimo da considerável fortuna pessoal de Hitler, que ele tinha recebido da venda dos seus livros e de outros rendimentos. Ao contrário do seu oponente, Franklin D. Roosevelt, Hitler não tinha um fundo fiduciário da sua mãe (o produto do comércio de ópio na China).

Dulles, como espião internacional, teria provavelmente tido conhecimento das experiências do Dr. Hoffmann. Depois de ter regressado aos Estados Unidos e de se ter tornado diretor da recém-criada CIA, Dulles encomendou 10 kg de LSD à Sandoz, com o objetivo declarado de "ser utilizado em experiências de drogas com animais e seres humanos". Como existem cerca de 10.000 doses por grama, isso significa que Dulles encomendou cem milhões de doses de LSD. Entretanto, o Dr. Timothy Leary tinha sido contratado pelo Instituto Nacional de Saúde para fazer experiências com drogas psicadélicas, incluindo o LSD. Leary já tinha sido forçado a demitir-se de West Point e, mais tarde, foi demitido do corpo docente de Harvard, talvez a única pessoa que pode dizer isso. O estudo de Leary nos NIH foi financiado por uma bolsa da Fundação Uris da cidade de Nova Iorque. Continuou de 1953 a 1956, altura em que foi transferido para o Serviço de Saúde Pública dos EUA, tendo as experiências continuado até 1958, e também no HEW de 1956 a 1963. Um memorando da CIA datado de 1 de novembro de 1963 apresentava relatos brilhantes do trabalho do Dr. Leary e do seu associado, o Dr. Richard Alpert (que também foi mais tarde despedido do pessoal de Harvard). Eles inventaram o movimento "turn on, tune in, drop out" que incapacitou a juventude da América durante toda uma geração. O movimento, no qual a CIA sempre teve um interesse proprietário, recebeu um estatuto académico quando foi lançado a partir dos corredores cobertos de hera de Harvard por Leary e o seu grupo. Depois da sua saída forçada de Harvard, foram instalados numa propriedade de um milhão de dólares em Nova Iorque pelo rico herdeiro de Mellon, Tommy Hitchcock. O seu movimento varreu os campus das universidades americanas e destruiu as oportunidades educativas de milhares de jovens americanos.

Uma investigação governamental posterior sobre a CIA, que foi presidida, naturalmente, por Nelson Rockefeller, fez o seguinte comentário no seu Relatório Rockefeller ao Presidente sobre as actividades da CIA: "A partir do final da década de 1940, a CIA começou a estudar as propriedades de certas drogas que influenciam o comportamento ... todos os registos relativos ao programa foram mandados destruir em 1973, incluindo um total de 152 ficheiros separados. A CIA também contratou com o então Gabinete de Estupefacientes a administração de drogas que influenciam a mente a indivíduos involuntários em "situações normais de vida". "

O texto acima referia-se a vários incidentes infelizes, nos quais funcionários da CIA, a quem tinham sido administradas doses de LSD sem o seu conhecimento, cometeram suicídio sob a sua influência maligna. As famílias destas vítimas ficaram a conhecer, muitos anos mais tarde, as verdadeiras circunstâncias destes "suicídios" e processaram com sucesso o governo para obterem indemnizações financeiras.

Dos vários projectos da CIA, o mais notório foi o MK Ultra. Estes programas eram supervisionados por outro protótipo do "médico louco", o Dr. Sidney Gottlieb. Apesar do caos provocado pelas suas actividades, o Dr. Gottlieb nunca foi levado a julgamento. Na verdade, o então diretor da CIA, Richard Helms, certificou-se de que todos os registos da operação MK Ultra fossem destruídos durante os seus últimos dias no cargo, deixando o Dr. Gottlieb imune a acções judiciais.

O Dr. Gottleib, que foi descrito por observadores como "um Dr. Strangelove farmacêutico", imaginou drogar populações inteiras com drogas alucinogénias. Influenciado pelas suas experiências com a CIA, o Exército dos EUA contemplou um programa de enlouquecimento de populações inteiras com estas drogas. Cerca de 1.500 militares receberam LSD em testes efectuados pelo Corpo Químico do Exército, em meados da década de 1960. Muitos deles sofreram graves danos psicológicos, tendo os sintomas mais aterradores surgido anos mais tarde. O Exército passou então a testar um alucinogénio químico mais potente, a que chamou B.Z. Esta droga foi testada no Edgewood Arsenal entre 1959 e 1975. Cerca de 2.800 soldados foram expostos ao B.Z. Alguns deles apresentaram queixa por terem sofrido danos irreparáveis devido à experiência.

Um dos resultados periféricos do programa de combate à droga da CIA foi o assassinato do Presidente John F. Kennedy, tendo as culpas sido posteriormente atribuídas a vários grupos, à CIA, à Máfia, aos comunistas cubanos e outros. A base para estas acusações era o facto de todos eles estarem profundamente envolvidos. Para encobrir o rasto, cerca de quarenta pessoas morreram mais tarde de forma violenta. Algumas delas eram escritores dos media, sendo a mais proeminente a falecida Dorothy Kilgallen, uma colunista muito conhecida. Em 1965, usou os seus contactos para obter autorização para entrevistar Jack Ruby na sua cela de prisão. Mais tarde, disse a amigos que tinha conseguido obter provas que iriam "rebentar com o caso J. F. Kennedy". Pouco tempo depois, foi encontrada no seu apartamento, morta devido ao que mais tarde foi diagnosticado como uma "overdose" de barbitúricos e álcool. O apartamento estava em ruínas e todas as notas das suas conversas com Ruby tinham desaparecido. Até hoje, nunca ninguém admitiu tê-las visto. O Monopólio Médico usou então a morte de Kilgallen como desculpa para emitir um aviso piedoso sobre "os perigos de misturar barbitúricos e álcool", mas nada disse sobre os perigos de visitar Jack Ruby. No início de 1967, Ruby queixou-se repetidamente de que estava a ser envenenado. Foi-lhe então diagnosticado um cancro, mas morreu de um "derrame", tal como um dos seus cúmplices, David Ferrie.

A aparição do Dr. Sidney Gottlieb como o "cientista louco" da CIA é eclipsada pelo registo do Dr. D. Ewen Cameron, que personificou a versão de Hollywood do médico louco que faz experiências em cobaias humanas indefesas. Nascido na Escócia, o Dr. Cameron mudou-se para os Estados Unidos, onde se tornou cidadão. Embora tenha desenvolvido a maior parte do seu trabalho médico no Canadá, residia em Lake Placid, Nova Iorque. A base para a operação em dois países pode ter sido o desejo de evitar processos judiciais. Em 1943, o Dr. Cameron recebeu um subsídio da Fundação Rockefeller para criar um novo instituto psiquiátrico, o Allen Memorial Institute, como uma ala do Royal Victorian Hospital, o hospital universitário da Universidade McGill em Montreal. Esta ligação com a Rockefeller resultou mais tarde na canalização de cerca de 10 milhões de dólares de dinheiro da CIA para Cameron, através do Dr. Gottlieb, como parte do projeto MK Ultra. Este dinheiro foi transferido para o Dr. Cameron, a partir de 1953, porque ele já tinha demonstrado o seu empenhamento em experiências que alteravam a mente. Os fundos da CIA foram, portanto, destinados ao controlo da mente.

O Dr. Cameron tinha sido alvo da atenção favorável dos interesses da Rockefeller depois de ter inventado algumas das mais aterradoras técnicas "psiquiátricas" jamais conhecidas. Ele inventou um processo chamado "despatternização", bem como uma técnica posterior chamada "condução psíquica", qualquer uma das quais teria dado crédito a qualquer especialista comunista em lavagem cerebral. A "despatternização" começava com doses pesadas de drogas, combinadas com choques eléctricos, a então popular Terapia Electro Convulsiva, ou ECT, como era normalmente conhecida. Mais tarde, foi desacreditada durante anos devido aos danos causados aos pacientes, mas, incrivelmente, foi agora reavivada e está a ser constantemente utilizada em alguns círculos. A ECT foi descrita pelas suas vítimas como a provação mais aterradora que se pode imaginar. Basicamente, tratava-se apenas de um processo de eletrocussão que era interrompido pouco antes de se tornar fatal. O doente era amarrado a uma cadeira e eletrocutado duas ou três vezes por dia.

Inicialmente, a depatternização era limitada às doses pesadas de drogas, durante um período de quinze a trinta dias; esta parte do programa era chamada de "terapia do sono". Um "cocktail do sono", digno da imaginação de um Dr. Frankenstein, consistia em 100 mg de Thorazine, 100 mg de Nembutal, 100 mg de Seconal, 150 mg de Vernonal e 100 mg de Phenergan, qualquer um dos quais seria suficiente para adormecer qualquer doente. O cocktail do sono foi administrado ao doente três vezes por dia. Mais tarde, no tratamento de terapia do sono, o paciente era acordado duas ou três vezes por dia para receber os tratamentos de choques eléctricos. O Dr. Cameron ignorou a voltagem recomendada para os tratamentos de choque, aumentando-a vinte a quarenta vezes mais do que qualquer outro médico jamais ousara. Ele observava com aprovação como os pacientes indefesos gritavam constantemente durante a "terapia" de eletrochoque. Acreditava que os gritos também eram uma parte essencial do tratamento, embora seja provável que representassem a sua gratificação pessoal.

O passo seguinte na despatternização, que era também uma das invenções mais estranhas de Cameron, era o "isolamento sensorial", no qual o paciente era colocado numa caixa grande, com os olhos tapados e os ouvidos tapados. Após cerca de trinta dias de tratamento de depatternização de Cameron, o paciente ficava reduzido a um zombie indefeso. Satisfeito por ter expurgado o paciente de todas as imagens e ideias anteriores, o Dr. Cameron passou à fase seguinte, a que chamou "condução psíquica". Esta consistia em obrigar o paciente a ouvir mensagens gravadas numa cassete, repetidas vezes sem conta, milhares de vezes. Este "tratamento" era administrado através de colunas de almofada ou auscultadores. Todas as agências de inteligência do mundo ficaram verdes de inveja quando souberam das novas técnicas de Cameron. Felizmente, a CIA tinha sido a primeira a entrar em cena e forneceu-lhe amplos fundos para as suas obsessões lunáticas.

Nascido em 1901, perto de Glasgow, Cameron estudou na Universidade de Londres, onde pode ter adquirido algumas das suas estranhas ideias. É também provável que se tenha envolvido com algum culto em Londres, que apresentava essas ideias monstruosas. Afinal, Mary Shelley tinha escrito Frankenstein nesse mesmo ambiente.

Ao longo das suas actividades no Canadá, os Serviços Técnicos da CIA e a Divisão Química do Pessoal financiaram entusiasticamente o seu trabalho.

As honras foram-lhe sendo atribuídas, à medida que se espalhava a notícia sobre as suas técnicas "inovadoras". Tornou-se presidente da Associação Canadiana de Psiquiatria, presidente da Associação Americana de Psiquiatria e presidente fundador da Associação Mundial de Psiquiatria.

Após a morte do Dr. Cameron em 1967, a CIA viu-se cercada por alguns dos sobreviventes das suas vítimas. Nas fases mais avançadas do MK Ultra, ele tinha feito experiências em cerca de 53 pessoas. Este grupo incluía alguns canadianos de renome. Harry Weinstein, cujo pai, Louis, tinha sido um importante homem de negócios em Montreal, acabou por intentar uma acção. Outra vítima foi Velma Orlikon, mulher de um deputado do Partido Democrático no Parlamento canadiano. Apesar deste pedigree, as vítimas depararam-se com um muro de pedra. Em janeiro de 1988, o *Washington Post* referia que a CIA continuava a lutar contra a acção de nove idosos canadianos que tinham sido drogados durante os anos 50 e que pediam 175.000 dólares de indemnização cada um, mais tarde aumentados para 1.000.000 dólares cada um. O caso foi então levado a julgamento, após nove anos de tácticas dilatórias por parte da CIA, mas ninguém prevê uma solução rápida.

Durante a era Cameron, a CIA continuou as suas próprias experiências nos Estados Unidos. Recorreram aos serviços de um operador de narcóticos, George Hunter White, e instalaram-no num apartamento em Greenwich Village. Foi-lhe dada uma identidade falsa de artista e marinheiro, que se encontrava com pessoas em festas ou em bares e as atraía para o apartamento. O dinheiro da CIA tinha transformado o apartamento decadente num aparelho de espionagem completo com espelhos de duas vias, equipamento de vigilância e gravação e outras ferramentas do ofício. White drogava os seus visitantes com LSD, enquanto o equipamento da CIA registava meticulosamente as suas reacções. Estas consistiam frequentemente em "más viagens" em que as vítimas ficavam temporariamente loucas, tentavam suicidar-se ou assassinar-se e davam outras provas do "controlo da mente" que a CIA desejava conhecer.

Para evitar a exposição dos queixosos, a CIA transferiu White para São Francisco, onde lhe foi dada a direção de mais dois blocos da CIA. De seguida, iniciou a Operação Clímax da Meia-Noite. Prostitutas viciadas em drogas eram pagas para apanhar homens em bares locais e trazê-los de volta para uma orgia que incluía bebidas fortemente misturadas com LSD. A ação que se seguiu foi gravada e fotografada em todos os pormenores, embora não seja provável que os resultados sejam disponibilizados à Biblioteca do Congresso.

Apesar dos excessos a que médicos como o Dr. Cameron e o Dr. Sims chegaram no seu entusiasmo científico, há histórias de terror igualmente perturbadoras das experiências clínicas conduzidas pelas empresas farmacêuticas éticas. Com centenas de milhões de dólares de lucros potenciais a depender de cada novo medicamento, o Monopólio Médico tem de cumprir os regulamentos que eles próprios redigiram e implementaram. O objetivo dos regulamentos é proteger a quota de mercado de um novo medicamento milagroso até que este possa ser substituído por um medicamento milagroso mais recente. Como disse um médico de cuidados de saúde alternativos, que tinha sido enviado para a prisão por vender chás de ervas, "um medicamento milagroso é um medicamento que se toma e depois se pergunta o que é que ele nos vai fazer".

As restrições impostas aos novos medicamentos são geralmente respeitadas se o fabricante considerar que o medicamento pode dar muito dinheiro. O fabricante não está disposto a lançar um novo medicamento no mercado, a obtê-lo com sucesso e depois ser obrigado a retirá-lo do mercado por não ter cumprido todos os regulamentos. De 1948 a 1958, as empresas farmacêuticas introduziram 4.829 novos produtos, 3.686 novos compostos e 1.143 novas dosagens. Todos estes produtos tiveram de passar por este processo.

Os novos medicamentos demoram, em média, entre sete e dez anos a obter a aprovação final da FDA, um processo que custa entre dez e doze milhões de dólares, chegando frequentemente a custar entre dezoito e vinte milhões. Os ensaios clínicos passam por três fases claramente definidas. A fase I consiste em testar o novo medicamento num pequeno número de pessoas saudáveis. A fase II exige que os "voluntários" tomem o medicamento durante dois anos de ensaio. A Fase III exige a realização de testes clínicos mais diversificados em mil a três mil doentes durante um período de três anos. Isto significa que os médicos e os hospitais só administram o medicamento porque os testes da Fase II estabeleceram a sua toxicidade e outros possíveis efeitos secundários. Trata-se geralmente de doentes que estão em posição de processar ou de gerar publicidade desfavorável se o medicamento se revelar perigoso, o que significa que aqueles que prescrevem o medicamento estão a contar com os ensaios da Fase II para o recomendar como fiável.

A fase II, em que o medicamento é testado em seres humanos, requer geralmente uma população cativa. Os medicamentos são, por vezes, testados secretamente em escolas, hospitais e instituições psiquiátricas, mas os fabricantes de produtos farmacêuticos preferem, normalmente, confiar numa população de teste muito mais segura, os que estão confinados às nossas prisões, porque é pouco provável que se queixem. Mesmo os reclusos de instituições psiquiátricas são conhecidos por se queixarem, após a sua libertação, de terem sido sujeitos a testes ilegais de drogas. Os reclusos que foram condenados por crimes têm menos probabilidades de se queixar. Desde a viragem do século, os Estados Unidos têm liderado o mundo no número de experiências médicas efectuadas nas prisões.

O cidadão cumpridor da lei pode pensar que é correto fazer experiências médicas em prisioneiros, apesar de vários médicos alemães terem sido executados exatamente por esse crime. Os testes de despistagem de drogas podem ser uma forma de o recluso pagar a sua dívida à sociedade. No entanto, a realidade da situação atual é que, embora haja muitos criminosos confinados nas nossas prisões, há também um número crescente de americanos enviados para as prisões por delitos políticos. Estes prisioneiros políticos correm os mesmos riscos em experiências médicas que os criminosos mais duros. Todos os anos, um número cada vez maior de sentenças é proferido pelos tribunais americanos como punição por problemas bancários, problemas hipotecários ou problemas fiscais.

Devido ao controlo dos meios de comunicação social pelo monopólio médico, a utilização de prisioneiros em experiências médicas raramente chega ao conhecimento do povo americano. Uma pesquisa exaustiva nos índices das revistas desde 1900 até aos dias de hoje revela apenas algumas histórias desse género, que eram uniformemente favoráveis às experiências. Os próprios prisioneiros têm pouco acesso aos meios de comunicação social, a não ser que se revoltem e tragam os operadores de câmara em força, com o tratamento de primeira página.

A Associação Médica Americana continua a ser a principal defensora da utilização de prisioneiros para testes de drogas. O colunista Pertinax, escrevendo no *British Medical Journal, em* janeiro de 1963, comentou: "Estou perturbado com o facto de a Associação Médica Mundial estar agora a hesitar na sua cláusula sobre a utilização de criminosos como material experimental. A influência da AMA tem estado a trabalhar na sua suspensão. Na décima reunião, os cientistas americanos brincaram com o assunto. Um dos cientistas americanos mais simpáticos que conheço foi ouvido a dizer: 'Os criminosos nas nossas prisões são um ótimo material experimental - e muito mais barato do que os chimpanzés'."

O cientista não estava a fazer uma piada de mau gosto - os chimpanzés chegam a custar 4500 dólares cada, enquanto os prisioneiros americanos podem ser adquiridos por apenas um dólar por dia. Pertinax estava a comentar a proposta feita pela Associação Médica Mundial em 1961, e oferecida para adoção, de que "os prisioneiros, sendo grupos cativos, não deveriam ser usados como sujeitos de experiências". A proposta foi objeto de fortes objecções por parte dos delegados da Associação Médica Americana e acabou por ser apresentada.

Se isto faz lembrar um pouco os crimes dos "médicos nazis" e as suas experiências com prisioneiros, a coincidência não é acidental. Os médicos acusados testemunharam em sua própria defesa que estavam apenas a seguir práticas de longa data nos Estados Unidos. Num julgamento, em 1947, 515 médicos alemães foram julgados em Nuremberga, acusados de terem realizado experiências em prisioneiros. Em sua defesa, apresentaram provas de que, em 1906, médicos americanos em Filadélfia tinham usado condenados para experiências médicas, injectando-lhes germes de peste e beri beri; em 1915, a pelagra foi injectada em condenados em Massachusetts; em 1944, centenas de prisioneiros nos Estados Unidos foram injectados com malária, sob o pretexto de necessidade em tempo de guerra, para ajudar os nossos soldados no Pacífico. Apesar desta defesa, os médicos alemães foram condenados e alguns deles executados.

O assunto voltou à tona com a recente publicação do livro de Robert Jay Lufton, "Nazi Doctors", um dos livros sobre os nazis que saem das editoras americanas num fluxo cada vez maior, obedecendo à máxima de que tudo se vende nos Estados Unidos se tiver uma suástica estampada na capa. O livro deu origem a uma discussão acesa na página de Cartas do *New York Times Sunday Book Review*. Bruno Bettelheim tinha originalmente analisado o livro, afirmando que o esforço para compreender os médicos nazis era errado, "por causa do perigo sempre presente de que compreender totalmente pode aproximar-se de perdoar". Os cristãos, é claro, oferecem o perdão como um preceito religioso básico. Paul Ramsey escreveu para incluir um excerto de um anúncio: "O Professor McCance e os membros do Departamento de Investigação Médica querem ser informados, se e quando nascerem crianças em lares de idosos e enfermarias de mulheres em hospitais com meningocele ou anomalias semelhantes, o que tornará improvável que as crianças sobrevivam mais do que um curto período de tempo. O Professor McCance e o seu departamento desejam fazer algumas experiências com estas crianças, que não lhes causarão qualquer tipo de sofrimento, mas não se sentem autorizados a fazer estas experiências com crianças normais e saudáveis.

Quando se souber do nascimento destas crianças, o Professor McCance deve ser imediatamente informado por telefone".

O Sr. Ramsey observou que este anúncio apareceu numa publicação americana em 1946, quando os médicos alemães estavam a ser julgados. Telford Taylor, o procurador americano nos julgamentos de Nuremberga, escreveu ao *Times* para corrigir erros que já tinham aparecido, incluindo a afirmação de que um dos condenados era "Edwin Katzenellenbogen, que em tempos tinha sido membro do corpo docente da Harvard Medical School". Taylor afirmou que nunca ninguém com o nome de Kazenellenbogen tinha sido julgado em Nuremberga.

De facto, o nome parece ter sido incluído como uma brincadeira elaborada, uma vez que o nome já tinha aparecido em brincadeiras anteriores. O *Times* não se desculpou. Telford Taylor salientou ainda que vinte médicos tinham sido julgados em Nuremberga no caso mencionado, e não dezanove como constava na crítica, e que quatro foram enforcados, cinco condenados a prisão perpétua, três receberam penas menores e sete foram absolvidos de todas as acusações".

A experimentação médica em grande escala, semelhante à que foi condenada como crime em Nuremberga, ao mesmo tempo que continuava a ser praticada nas prisões americanas, tira indevidamente partido dos "voluntários". Alguns são analfabetos; a maioria é jovem e saudável e nunca teve uma doença grave. Têm pouca noção do que pode ser contrair uma doença grave em resultado da injeção de drogas experimentais, ou das complicações que daí podem advir para toda a vida.

Em 1963, a revista *Time* publicou uma exposição sobre os programas em grande escala que os funcionários do governo federal tinham estabelecido nas nossas prisões. Estes vastos programas de testes foram justificados como fazendo parte da "guerra contra o cancro" que Bobst e os Laskers tinham lançado a partir da Casa Branca. Os médicos estavam a injetar nos prisioneiros células cancerígenas vivas e sangue de pessoas que sofriam de leucemia. Vários médicos do Oklahoma estavam a receber trezentos mil dólares por ano dos fabricantes de medicamentos nestes negócios; estes médicos também recolhiam regularmente sangue de prisioneiros, pagando-lhes 7 dólares por litro; depois vendiam o sangue por 15 dólares.

Durante a década de 1940, quando as primeiras histórias sobre a utilização de prisioneiros em experiências médicas começaram a ter alguma circulação, a Associação Médica Americana pediu ao Governador Dwight do Illinois para apagar as histórias. Este branqueou as experiências, nomeando Morris Fishbein e outros dirigentes da AMA para um comité que "investigou" solenemente os programas e regressou com relatórios brilhantes. O próprio Fishbein voltou da Penitenciária de Stateville para descrever as experiências com prisioneiros como "ideais, devido à sua conformidade com as regras éticas". Fishbein elaborou o seu entusiasmo salientando que o programa prestava um serviço genuíno a todo o público devido ao "valor de reforma em servir como sujeito numa experiência médica". Seria de esperar que Fishbein aparecesse em Nuremberga para defender os médicos alemães com o mesmo argumento, o de que tinham oferecido esse mesmo "valor de reformação" aos reclusos dos campos de concentração. Um porta-voz de relações públicas dos laboratórios Wyeth ficou perplexo com a indignação de alguns sectores, divulgando uma declaração segundo a qual "quase todos os nossos testes de Fase II são feitos em prisioneiros".

De facto, havia uma competição feroz e contínua entre as principais empresas farmacêuticas para encontrar prisioneiros que pudessem ser utilizados como "sujeitos" em experiências médicas. A Upjohn e a Parke-Davis aderiram aos princípios estabelecidos de monopólio quando adquiriram "direitos exclusivos" sobre os reclusos da Prisão

Estatal de Jackson, no Mississipi. Estas empresas conseguiram posteriormente inscrever 1.200 dos 4.000 reclusos no programa de testes. *A Business Week* fez um comentário algo crítico sobre o programa, salientando que "os testes na prisão são concebidos principalmente para medir a toxicidade do medicamento e não a sua eficácia. as doses são aumentadas gradualmente até ao ponto em que ocorrem reacções adversas". Em termos mais simples, a dose era aumentada até deixar o prisioneiro muito doente ou causar danos graves. Os resultados eram muitas vezes incapacitantes ou a morte.

No entanto, os prisioneiros recebiam trinta cêntimos por dia para se submeterem a estas experiências. *A Business Week* referiu o facto de que era precisamente para o aspeto de risco de vida dos testes da Fase II que os prisioneiros eram necessários. As empresas farmacêuticas precisavam de saber quantas pessoas poderiam ser feridas pelo medicamento, ou quantos processos judiciais poderiam esperar de clientes zangados.

Os programas de despistagem de drogas foram bem recebidos pelos funcionários das prisões, que mantiveram edifícios antigos, datados da Guerra Civil, para alojar os prisioneiros, enquanto construíam para si próprios novos e monumentais gabinetes de administração e outras regalias do ofício. Em 1971, o Sistema Prisional do Estado de Nova Iorque gastava 5.500 dólares por ano por cada recluso do sistema, dos quais 72 cêntimos por dia para alimentação e 15 cêntimos por dia para vestuário e outras comodidades. Do orçamento de 17 dólares por dia por prisioneiro, menos de um dólar por dia era destinado à sua manutenção física. Esta era uma parte essencial de um sistema prisional que tinha sido criado pelo Boss Tweed e que ainda oferecia muitas oportunidades de ouro aos que estavam atentos.

Apenas algumas histórias chegaram ao público durante estes anos do pós-guerra. As prisões são sistemas fechados e os repórteres de investigação raramente são bem-vindos. Uma das mais horríveis, que teria envergonhado qualquer médico nazi, veio da Prisão Estatal de Vacaville, na Califórnia. Durante anos, foram efectuados aqui extensos programas de testes. Alguns dos prisioneiros recebiam 15 dólares por mês, mas a maioria recebia apenas um dólar por dia. As vítimas relataram uma lista alarmante de resultados, tais como danos no coração, perda de cabelo, dores nas articulações, inchaço das pernas, falta de ar e hemorragias na pele. Um dos laboratórios, o Solano Institute for Medical and Physical Research, chegou mesmo a instalar a sua sede na prisão. Estabelecido como uma corporação sem fins lucrativos ao abrigo da lei de caridade da Califórnia, o "Instituto" submeteu 1.500 prisioneiros a vários tipos de injecções. Um prisioneiro que tinha sido enviado para Vacaville para "tratamento" processou mais tarde o médico, um dermatologista de renome que era diretor da sua associação profissional. O prisioneiro tinha sido forçado a tomar injecções musculares do medicamento Caridase da Lederle. Este medicamento continha enzimas fibrinolíticas que se destinavam a ser utilizadas como agente anti-inflamatório. O paciente testemunhou que tinha sido agarrado por administradores e mantido enquanto era injetado à força em ambos os braços. Subsequentemente, desenvolveu uma doença quase fatal dos músculos e úlceras crónicas no estômago, enquanto o seu peso desceu de 140 libras para apenas 75 libras. Recebeu quatro dólares de indemnização.

O rei das experiências nas prisões era o Dr. Austin Stough. Ele tinha iniciado contratos com os maiores fabricantes de produtos farmacêuticos do país para efetuar testes de drogas numa série de prisões em três estados do sul, Alabama, Arkansas e Oklahoma. O programa, para testar o plasma sanguíneo, no seu auge envolveu 137 prisões entre 1963 e 1970 e foi pago por 37 empresas farmacêuticas, incluindo empresas líderes como a Upjohn, Wyeth, Lederle, Squibb e Merck. Embora as recompensas financeiras fossem impressionantes, os resultados do programa revelaram-se inconclusivos. Mais tarde, o programa foi criticado por funcionar sob "má gestão grosseira, manuseamento desleixado e contaminação" das amostras de teste, críticas que puseram fim ao programa. Centenas de prisioneiros sofreram as suas consequências durante anos. Stough tinha criado um monopólio prisional que gerou bons lucros até que os seus métodos foram expostos como sendo inúteis.

Apesar das implicações dramáticas das histórias sobre testes de drogas, estas foram recebidas com um silêncio estrondoso por parte dos "corações sangrentos" dos meios de comunicação social do país, talvez porque a publicidade sobre estes programas poderia ter levantado conjecturas sobre a razão pela qual os médicos alemães tinham sido executados pelas mesmas práticas. Uma pesquisa no *Readers Guide,* o índice de artigos de revistas impressas nos Estados Unidos, mostrou que, de 1945 a 1970, durante o auge dos programas de testes nas prisões, houve apenas três histórias sobre o assunto durante todo esse período. A primeira, uma história comovente na *Coronet, em* novembro de 1950, intitulava-se "Prison Heroes Conquer Malaria" (Heróis da Prisão Conquistam a Malária), um relato brilhante de experiências realizadas na Prisão Estatal de Illinois, em Joliet, onde o próprio Dr. Fishbein tinha ficado impressionado com a natureza "ética" do programa de testes de drogas. A segunda história, no *Saturday Evening Post de* 2 de março de 1963, intitulava-se "Voluntários condenados".

Também era um relato acrítico dos experimentadores de drogas, descrevendo os prisioneiros como "cobaias humanas". O jornalista citou um condenado que foi deliberadamente queimado em ambos os braços: "A dor foi muito forte", e mencionou outros prisioneiros que tinham sido injectados com células cancerígenas vivas. Apesar de esta história, escrita sobre reclusos da Prisão Estatal de Ohio, em Columbus, mencionar que estes reclusos não recebiam qualquer pagamento por se submeterem a estas experiências (os estatutos de Ohio proíbem piedosamente tais pagamentos, poupando ainda mais dinheiro às empresas farmacêuticas), o escritor termina o seu artigo com um tributo brilhante ao programa, salientando que este fazia com que "os voluntários sentissem respeito por si próprios".

A terceira história, na *Business Week de* 27 de junho de 1964, referia que as empresas farmacêuticas conseguiam poupar muitos milhões de dólares utilizando os prisioneiros para experiências com medicamentos.

CAPÍTULO 10

O SINDICATO ROCKEFELLER

Muitos conservadores americanos acreditam, por uma questão de fé, que os Rockefellers e o Conselho de Relações Externas exercem um controlo absoluto sobre o governo e o povo dos Estados Unidos. Esta tese pode ser aceite como uma fórmula de trabalho se nos mantivermos conscientes das questões mais amplas. Dois escritores por quem o presente autor tem grande respeito, o Dr. Emanuel Josephson e Morris Bealle, insistiram em concentrar-se nos Rockefellers e excluir todos os outros aspectos da Ordem Mundial. Isto limitou severamente o efeito do seu trabalho inovador sobre o Monopólio Médico.

Este escritor apresentou um ponto de vista contrário em "*The World Order*",[3] fixando-se no poder monetário dos Rothschild, que atingiu um ponto de controlo mundial em 1885, e no seu grupo político londrino, o Royal Institute of International Affairs, como os decisores políticos do que tem sido essencialmente, desde 1900, um governo colonial restabelecido nos Estados Unidos. O governo colonial, ou de ocupação, funciona principalmente através do Conselho de Relações Externas, mas apenas como subsidiária do RIIA e através da Fundação Rockefeller, que controla as funções governamentais, os estabelecimentos de ensino, os meios de comunicação social, as religiões e as legislaturas estaduais.

É verdade que as colónias americanas têm "eleições livres", nas quais têm o direito absoluto de votar num de dois candidatos opositores, ambos escolhidos a dedo e financiados pelo sindicato Rockefeller. Esta prova comovente de "democracia" serve para convencer a maioria dos americanos de que somos de facto um povo livre. Até temos um Sino da Liberdade rachado em Filadélfia para o provar.

Desde 1900 que a juventude americana é livre de ser levada a morrer em guerras hegelianas em que ambos os combatentes recebem instruções da Ordem Mundial. Somos livres de investir num mercado

---

[3] Publicado por Omnia Veritas Ltd. www.omnia-veritas.com.

de acções em que a quantidade diária, o preço e o valor da unidade monetária são manipulados e controlados por um Sistema de Reserva Federal que responde apenas perante o Banco de Inglaterra. O sistema tem mantido a sua alardeada "independência" do controlo do nosso governo, mas esta é a única independência que alguma vez teve.

A compreensão de que vivemos de facto sob os ditames do "Sindicato Rockefeller" pode muito bem ser o ponto de partida do longo caminho de volta de uma luta genuína pela independência americana. Ao expor "os Rockefellers" como agentes de um poder estrangeiro, que não é meramente um poder estrangeiro, mas um genuíno governo mundial, devemos perceber que este não é meramente um grupo dedicado a ganhar dinheiro, mas um grupo que está empenhado em manter o poder de uma forma colonial de governo sobre o povo americano. Assim, a antiga calúnia de John D. Rockefeller como um homem obcecado pela ganância (uma categoria em que ele tem muita companhia) obscurece o facto de que, desde o dia em que os Rothschilds começaram a financiar a sua marcha para um monopólio total do petróleo nos Estados Unidos a partir dos seus cofres no National City Bank de Cleveland, Rockefeller nunca foi um poder independente, nem qualquer departamento do Rockefeller Syndicate funciona como um poder independente. Sabemos que a Cosa Nostra, ou Máfia, com a qual o Sindicato está intimamente aliado, tem um certo poder autónomo nas regiões que foram atribuídas a essa "família" em particular pelos diretores nacionais, mas isso implica sempre que essa família permanece sob controlo total e é responsável por tudo o que ocorre no seu território.

Da mesma forma, o Rockefeller Syndicate opera sob esferas de influência claramente definidas. As organizações "caritativas", as empresas comerciais e os grupos políticos fundem-se sempre numa operação de trabalho, e nenhum departamento do Sindicato pode agir por conta própria ou formular uma política independente, seja qual for a sua justificação.

O Rockefeller Syndicate opera sob o controlo da estrutura financeira mundial, o que significa que, em qualquer dia, todos os seus activos podem ser tornados quase sem valor por uma manipulação financeira hábil. Este é o controlo final, que garante que ninguém pode abandonar a organização. Não só seria despojado de todos os bens, como seria contratado para ser imediatamente assassinado. O nosso Departamento de Justiça está bem ciente de que os únicos "terroristas" a operar nos Estados Unidos são os agentes da Ordem Mundial, mas prudentemente evita qualquer menção a este facto.

A estrutura financeira mundial, longe de ser uma organização desconhecida ou oculta, é de facto bem conhecida e bem definida. É constituída pelos grandes bancos suíços; os sobreviventes do antigo eixo bancário veneziano-genovês; os cinco grandes do comércio mundial de cereais; o grupo britânico, centrado no Banco de Inglaterra e nos seus bancos comerciais, funcionando através dos Rothschilds e dos Oppenheimers e tendo controlo absoluto sobre a sua colónia canadiana através do Royal Bank of Canada e do Banco de Montreal, sendo os seus tenentes canadianos os Bronfmans, Belzbergs, Reichmanns e outros operadores financeiros; e a estrutura bancária colonial nos Estados Unidos, controlada pelo Banco de Inglaterra através do Sistema da Reserva Federal; as famílias brâmanes de Boston que fizeram fortuna com o comércio do ópio, incluindo os Delanos e outros e o Sindicato Rockefeller, constituído pela rede Kissinger com sede no Banco Rockefeller, o Chase Manhattan Bank, o American Express, a forma atual dos antigos representantes dos Rothschild nos Estados Unidos, que inclui a Kuhn, Loeb Company e o Lehman Brothers. É notável que o Rockefeller Syndicate esteja muito abaixo na lista da estrutura financeira mundial. Porque é que é tão importante? Embora não seja o fator crucial na decisão financeira no hemisfério ocidental, é o verdadeiro mecanismo de controlo da colónia americana. A própria família Rockefeller, tal como os Morgans, os Schiffs e os Warburgs, desvaneceram-se na sua insignificância, mas o mecanismo criado em seu nome funciona a todo o vapor, mantendo ainda todas as funções para as quais foi organizado. Desde que criou a Comissão Trilateral, David Rockefeller tem funcionado como uma espécie de correio internacional da Ordem Mundial, principalmente preocupado em entregar instruções de trabalho ao bloco comunista, quer diretamente, em Nova Iorque, quer viajando para a região.

Laurance Rockefeller está ativo na exploração do Monopólio Médico, mas os seus principais interesses são a exploração de vários spas de férias em zonas tropicais. Eles são os dois sobreviventes dos "Cinco Afortunados", os cinco filhos de John D. Rockefeller, Jr. e Abby Aldrich. John D. Rockefeller Jr. morreu numa instituição em Tucson, Arizona, e foi cremado às pressas. John D. Rockefeller III morreu num misterioso acidente numa autoestrada de Nova Iorque, perto da sua casa. Nelson Rockefeller, que recebeu o nome do seu avô, morreu nos braços de um jornalista de televisão; mais tarde foi revelado que também tinha estado nos braços de outro jornalista de televisão ao mesmo tempo; a morte foi abafada durante muitas horas. Acredita-se geralmente que ele tenha entrado em conflito com os seus contactos colombianos no domínio da droga, sendo que o desacordo não era trivial; tratava-se de vários milhares de milhões de dólares de lucros da droga que não tinham sido corretamente repartidos. Winthrop Rockefeller morreu alcoólico nos braços do seu namorado negro. Tinha sido entrevistado na televisão por Harry Reasoner para explicar a sua mudança apressada de Nova Iorque para o Arkansas. Winthrop disse que o seu namorado negro, um sargento do exército que aparentemente lhe ensinou os mistérios do exercício, se recusava a viver em Nova Iorque. Para celebrar esta aliança, Winthrop Rockefeller fez grandes doações a causas negras, incluindo o edifício da Urban League na East 48th Street, em Nova Iorque. Uma placa no segundo andar indica que foi um presente seu; poderia muito bem ter escrito "De Adriano ao seu Anti-nous".

Não queremos insinuar que os Rockefeller já não têm influência, mas que os principais ditames políticos do Rockefeller Syndicate são transmitidos por outros capos, dos quais continuam a ser uma força visível. Através da pessoa de David Rockefeller, a família é por vezes chamada "a primeira família da União Soviética". Só ele e o Dr. Armand Hammer, a força motriz da USTEC, têm autorização permanente para aterrar os seus aviões privados no aeroporto de Moscovo. Outros sofreriam o destino do KAL 007.

A viagem mais significativa de David Rockefeller à União Soviética pode ter sido o dia fatídico em que aterrou em Moscovo, tendo-lhe sido dito que informasse Khrushchev de que "estava acabado". Os russos são muito preocupados com a saúde e um cientista tinha enviado a Khrushchev a informação de que a utilização de fertilizantes químicos na União Soviética constituía uma ameaça para a população. Khrushchev anunciou então uma grande mudança na política agrícola soviética, centrada na redução da utilização de produtos químicos. Este facto incomodou David Rockefeller, chefe do Fundo Mundial de Fertilizantes Químicos, e este respondeu com uma ordem concisa de uma palavra: "Fora".

Tanto a fortuna da família Rockefeller como a parte considerável reservada nas fundações do Rockefeller Syndicate estão efetivamente protegidas contra qualquer tipo de controlo governamental.

A revista *Fortune* referiu, a 4 de agosto de 1986, que John D. Rockefeller, Jr. tinha criado trusts em 1934 que ascendiam agora a cerca de 2,3 mil milhões de dólares; outros 200 milhões de dólares tinham sido reservados para o ramo de Abby Rockefeller. Os cinco filhos tinham trusts que, em 1986, ascendiam a 2,1 mil milhões de dólares. Estes trusts tinham originalmente apenas 50 milhões de dólares cada, o que demonstra o aumento dos seus activos, bem como a inflação durante o meio século que se seguiu. *A Fortune* estimou o património total dos Rockefeller em 1986 em 3,5 mil milhões de dólares, dos quais 900 milhões em títulos e bens imobiliários. Possuíam 45% do edifício Time Life; a International Basic Economy Corporation de Nelson Rockefeller tinha sido vendida a uma empresa britânica em 1980. Durante anos, a família Rockefeller manteve deliberadamente baixas as rendas da sua principal propriedade, o Rockefeller Center, um investimento de 1,6 mil milhões de dólares com um rendimento anual de 1%. Tratava-se de uma manobra conveniente para efeitos fiscais. Recentemente, o Rockefeller Center tornou-se público, emitindo acções que foram vendidas a compradores públicos. Há rumores de que os Rockefellers estão a liquidar os seus investimentos na área de Nova Iorque e a reinvestir no Oeste, particularmente na área à volta de Phoenix, Arizona. É possível que eles saibam algo que nós não sabemos.

Por muito que a riqueza dos Rockefeller possa ser atribuída à rapacidade e impiedade do velho John D., as suas origens baseiam-se indubitavelmente no seu financiamento inicial do National City Bank de Cleveland, que foi identificado em relatórios do Congresso como um dos três bancos Rothschild nos Estados Unidos, e na sua posterior aceitação da orientação de Jacob Schiff da Kuhn, Loeb Company, que tinha nascido na casa dos Rothschild em Frankfort e era agora o principal representante dos Rothschild (mas desconhecido como tal do público) nos Estados Unidos.

Com o dinheiro inicial do National City Bank de Cleveland, o velho John D. Rockefeller rapidamente reivindicou o título de "o americano mais implacável". É mais do que provável que tenha sido essa qualidade que persuadiu os Rothschild a apoiá-lo. Rockefeller apercebeu-se cedo que o negócio das refinarias de petróleo, que podia oferecer grandes lucros num curto espaço de tempo, também estava à mercê de uma concorrência descontrolada. A sua solução foi simples: esmagar toda a concorrência. A famosa dedicação de Rockefeller ao monopólio total foi simplesmente uma decisão comercial. Rockefeller embarcou numa campanha para coagir todas as refinarias de petróleo concorrentes a fecharem as portas.

Atacou numa série de frentes, o que é também uma lição para todos os futuros empresários. Em primeiro lugar, enviava um criado, que não se sabia estar a trabalhar para Rockefeller, com uma proposta de compra da refinaria concorrente por um preço baixo, mas oferecendo dinheiro. Se a oferta fosse recusada, o concorrente seria então atacado por uma refinaria concorrente que lhe baixaria muito o preço. Poderia também sofrer uma greve súbita na sua refinaria, o que a obrigaria a encerrar. O controlo do trabalho através dos sindicatos foi sempre uma técnica básica dos Rockefeller. Tal como a União Soviética, raramente têm problemas laborais. Se estas técnicas falhassem, Rockefeller ficaria então triste com a decisão relutante de usar a violência; espancar os trabalhadores rivais quando iam e vinham dos seus empregos, ou incendiar ou fazer explodir a refinaria concorrente.

Estas técnicas convenceram os Rothschilds de que tinham encontrado o seu homem. Enviaram o seu representante pessoal, Jacob Schiff, a Cleveland para ajudar Rockefeller a planear uma maior expansão. Nesta altura, os Rothschild controlavam 95% de toda a quilometragem dos caminhos-de-ferro nos Estados Unidos, através da J. P. Morgan Company e da Kuhn Loeb Company, de acordo com os dados oficiais do Departamento de Comércio para o ano de 1895. J. P. Morgan menciona na sua lista de *Quem é Quem* que controlava 50.000 milhas de caminhos-de-ferro nos EUA. Schiff elaborou um elaborado acordo de descontos para Rockefeller, através de uma empresa fictícia, a South Improvement Company. Estes descontos garantiam que nenhuma outra companhia petrolífera poderia sobreviver em concorrência com a empresa de Rockefeller. O esquema foi mais tarde desmascarado, mas, nessa altura, Rockefeller já tinha conseguido praticamente o monopólio do negócio do petróleo nos Estados Unidos. A filha de uma das suas vítimas, Ida Tarbell, cujo pai foi arruinado pelas operações criminosas de Rockefeller, escreveu a primeira grande exposição do Standard Oil Trust.

Foi prontamente denunciada como uma "muckraker" pelo poser, Theodore Roosevelt, que dizia ser um "trustbuster". De facto, ele assegurou o domínio do Standard Oil Trust e de outros trusts gigantes.

Durante o meio século seguinte, John D. Rockefeller foi caricaturado pelos propagandistas socialistas como o epítome do capitalista impiedoso. Ao mesmo tempo, ele foi o principal financiador do movimento comunista mundial, através de uma empresa chamada American International Company. Apesar do facto de a Casa de Rothschild já ter alcançado o controlo mundial, o som e a fúria foram dirigidos exclusivamente contra os seus dois principais representantes, John D. Rockefeller e J. P. Morgan. Uma das poucas revelações do estado atual das coisas apareceu na revista *Truth*, em 16 de dezembro de 1912, que salientava que "o Sr. Schiff é o chefe da grande casa bancária privada da Kuhn, Loeb Company, que representa os interesses dos Rothschild deste lado do Atlântico. É descrito como um estratega financeiro e tem sido durante anos o ministro financeiro da grande potência impessoal conhecida como Standard Oil." Note-se que este editor nem sequer mencionou o nome de Rockefeller.

Devido a estes factores ocultos, foi relativamente simples para o público americano aceitar o "facto" de que os Rockefellers eram o poder preeminente neste país. Este mito foi, na verdade, revestido com a roupagem do poder: o Rockefeller Oil Trust tornou-se o "complexo militar-industrial" que assumiu o controlo político da nação; o Rockefeller Medical Monopoly controlou os cuidados de saúde da nação, e a Fundação Rockefeller, uma rede de criações afiliadas com isenção de impostos, controlou efetivamente a vida religiosa e educacional da nação. O mito foi bem sucedido no seu objetivo de camuflar os governantes ocultos, os Rothschilds.

Depois de o presente autor ter exposto esta farsa durante cerca de vinte e cinco anos, um novo mito começou a ser ouvido nos círculos conservadores americanos, propagado eficazmente por agentes duplos activos. Este mito encontrou um grande número de crentes ávidos, porque anunciava uma fissura crescente no poder monolítico que tinha estado a oprimir todos os povos do mundo. Esta nova "revelação" era que se tinha desenvolvido uma luta até à morte pelo poder mundial entre os Rockefellers e os Rothschilds. De acordo com este desenvolvimento surpreendente, uma fação ou a outra, dependendo do agente que se estava a ouvir, tinha ganho o controlo da União Soviética e usaria o seu poder como base para conseguir o derrube da outra ação. A morte súbita de vários membros da família Rockefeller foi citada como "prova de que essa luta estava a ter lugar, embora não se saiba de nenhum Rothschild que tenha sucumbido durante esta "guerra". Isto ignorava o entendimento geral de que Nelson Rockefeller tinha sido "eliminado" como resultado da perda de recibos de depósito de vários biliões de dólares de drogas do cartel colombiano, ou que as outras mortes de Rockefeller não mostravam vestígios de uma "ligação Rothschild".

Tendo mantido extensos arquivos sobre esta situação durante várias décadas, o presente escritor não podia acreditar que alguém pudesse estar tão mal informado ao ponto de pensar que "os Rockefellers" estavam agora a tentar tomar o poder dos Rothschilds, numa altura em que a influência dos membros da família Rockefeller já estava em grande declínio, sendo as finanças da família tratadas por J. Richardson Dilworth, os seus assuntos legais tratados por John J. McCloy e outros fiéis colaboradores. Richardson Dilworth, os seus assuntos jurídicos eram tratados por John J. McCloy e outros fiéis colaboradores; nenhum destes colaboradores estaria disposto a envolver-se numa verdadeira luta pelo poder, pois eram gestores sem rosto que viviam apenas do seu salário semanal. Não tinham ambições próprias. No entanto, muitos americanos esperançosos agarraram-se à noção de que os Rockefellers eram agora "bons americanos" que estavam dispostos a arriscar tudo para derrubar os Rothschild. Por incrível que pareça, esta história perniciosa persistiu durante quase uma década antes de ser relegada para as curiosidades da história.

Tal como J. P. Morgan, que tinha começado a sua carreira comercial vendendo ao exército americano armas defeituosas, o famoso caso da carabina Hall, John D. Rockefeller também foi um especulador de guerra durante a Guerra Civil; vendeu bebidas alcoólicas Harkness sem selo às tropas federais com um lucro elevado, obtendo o capital inicial para embarcar na sua luta pelo monopólio. O seu interesse pelo negócio do petróleo era natural; o seu pai, William Rockefeller, tinha estado "no petróleo" durante anos. William Rockefeller tornou-se empresário do petróleo depois de, em 1842, se ter descoberto que os poços de sal em Tarentum, perto de Pittsburgh, continham petróleo. O proprietário dos poços, Samuel L. Kier, começou a engarrafar o óleo e a vendê-lo para fins medicinais. Um dos seus primeiros grossistas foi William Rockefeller. O "medicamento" foi originalmente rotulado como "Óleo Mágico de Kier". Rockefeller imprimiu os seus próprios rótulos, utilizando "Rock Oil" ou "Seneca Oil", sendo Seneca o nome de uma conhecida tribo indígena. Rockefeller alcançou a sua maior notoriedade e os seus maiores lucros ao anunciar-se como "William Rockefeller, o célebre especialista em cancro". É compreensível que os seus netos se tornassem o poder controlador nos bastidores do centro de tratamento de cancro mais famoso do mundo e dirigissem os fundos do governo e as contribuições de caridade para as áreas que apenas beneficiam o Monopólio Médico. William Rockefeller não se poupou a reivindicações na sua extravagante carreira. Garantiu que "todos os casos de cancro estão curados, a não ser que estejam demasiado avançados". Eram tais os poderes curativos que atribuía à sua cura mágica do cancro que conseguiu vendê-la a 25 dólares o frasco, uma soma então equivalente a dois meses de salário. A "cura" consistia em alguns diuréticos bem conhecidos, que tinham sido diluídos em água. Este vendedor de medicamentos de feira dificilmente poderia imaginar que os seus descendentes viriam a controlar o maior e mais lucrativo monopólio médico de que há registo na história.

Como "carnie" itinerante, um vendedor ambulante de feira, William Rockefeller tinha escolhido uma carreira que interferia com o desenvolvimento de uma vida familiar estável. O seu filho John raramente o via, uma circunstância que inspirou alguns analistas psicológicos a conjecturar que a ausência de uma figura paternal ou de amor parental pode ter contribuído para o desenvolvimento subsequente de John D. Rockefeller como um tirano louco por dinheiro, que planeou mutilar, envenenar e matar milhões de compatriotas americanos durante quase um século de operações monopolistas e cuja influência, vinda do túmulo, continua a ser a presença mais terrível e maligna na vida americana. Este pode ter sido um fator contributivo - no entanto, também é possível que ele fosse totalmente mau. Não é discutível que ele seja provavelmente a figura mais satânica da história americana.

Há muito que se tornou um truísmo o facto de se poder encontrar um ou dois ladrões de cavalos em qualquer família americana proeminente. Na família Rockefeller, isso era mais do que um truísmo. William parece ter seguido fielmente os preceitos do Testamento de Canaã ao longo da sua carreira: "amar o roubo, amar a luxúria". Fugiu de uma série de acusações por roubo de cavalos, acabando por desaparecer por completo como William Rockefeller e ressurgindo como Dr. William Levingston de Filadélfia, nome que manteve até ao fim da sua vida. Um repórter de investigação do jornal New York World, de Joseph Pulitzer, recebeu uma informação que foi seguida. O World revelou então que William Avery Rockefeller tinha morrido a 11 de maio de 1906 em Freeport, Illinois, onde foi enterrado numa campa sem identificação como Dr. William Levingston. A vocação de William Rockefeller como curandeiro facilitou muito a sua profissão preferida de ladrão de cavalos. Como planeava estar no condado seguinte pela manhã, era simples amarrar um belo garanhão à parte de trás da sua carroça e dirigir-se para a estrada. Isso também desempenhou um papel importante na sua vocação de caçador de mulheres; foi descrito como sendo "louco por mulheres". Não só contraiu vários casamentos bígamos, como parece ter tido paixões descontroladas. Em 28 de junho de 1849, foi acusado de violar uma rapariga contratada em Cayuga, Nova Iorque; mais tarde, descobriu-se que residia em Oswego, Nova Iorque, e foi forçado, mais uma vez, a fugir para partes desconhecidas. Não teve dificuldade em financiar os seus interesses de caça às mulheres com a venda da sua cura milagrosa para o cancro e de outro produto, o seu "Wonder Working Liniment", que oferecia a apenas dois dólares o frasco. Consistia em petróleo bruto do qual os óleos mais leves tinham sido fervidos, deixando uma solução pesada de parafina, óleo lubrificante e alcatrão, que constituía o "linimento". O óleo milagroso original de William Rockefeller sobreviveu até muito recentemente como uma mistura chamada Nujol, constituída principalmente por petróleo e vendida como laxante. Era sabido que Nujol era apenas um apelido publicitário que significava "óleo novo", em oposição, aparentemente, ao "óleo velho". Vendido como um antídoto para a obstipação, roubava ao corpo as vitaminas lipossolúveis, sendo um facto médico bem estabelecido que o óleo mineral revestia o intestino e impedia a absorção de muitas vitaminas necessárias e outras necessidades nutricionais. Os seus fabricantes acrescentaram caroteno como uma forma de agradar aos preocupados com a saúde, mas não valeu a pena o incómodo. O Nujol era fabricado por uma subsidiária da Standard Oil of New Jersey, chamada Stanco, cujo único outro produto, fabricado nas mesmas instalações, era o famoso inseticida Flit.

Nujol foi vendido a partir do edifício do Senado em Washington durante anos, durante uma interpretação mais liberal do "conflito de interesses". Neste caso, dificilmente se tratava de um conflito de interesses, porque o augusto vendedor, o senador Royal S. Copeland, nunca teve outros interesses para além de servir os Rockefeller. Era um médico que Rockefeller tinha nomeado diretor do Departamento de Saúde do Estado de Nova Iorque e que, mais tarde, financiou a sua campanha para o Senado. A franca demonstração de comercialismo de Copeland espantou até os mais indiferentes repórteres de Washington. Dedicou a sua carreira no Senado a um programa diário de publicidade da Nujol. Todas as manhãs era instalado um microfone no seu gabinete no Senado, sendo a primeira ordem de trabalhos o programa Nujol, pelo qual recebia 75.000 dólares por ano, um salário enorme nos anos 30 e mais do que o salário do Presidente dos Estados Unidos. As façanhas do Senador Copeland valeram-lhe várias alcunhas no Capitólio. Era muitas vezes chamado o Senador da Associação Médica Americana, devido ao seu apoio entusiástico a qualquer programa lançado pela AMA e por Morris Fishbein. Mais realisticamente, era normalmente referido como "o Senador da Standard Oil". Podia-se contar com ele para promover qualquer legislação concebida para o maior lucro do monopólio Rockefeller. Durante o debate no Congresso sobre a Lei dos Alimentos e Medicamentos, em 1938, foi criticado pela congressista Leonor Sullivan, que acusou o senador Copeland, um médico que tratou do projeto de lei no Senado, de ter reconhecido francamente durante o debate que o sabão estava isento da lei, porque os fabricantes de sabão, que eram os maiores anunciantes do país, se não o fizessem, juntar-se-iam a outras grandes indústrias para combater o projeto de lei. O congressista Sullivan queixou-se de que "o sabão foi oficialmente declarado na lei como não sendo um cosmético. Aos fabricantes de tintas para o cabelo foi dada uma licença para comercializar produtos reconhecidamente perigosos, desde que colocassem um aviso especial no rótulo - mas que mulher num salão de beleza vê o rótulo no recipiente a granel em que a tinta para o cabelo é enviada?"

Tal como o velho Rockefeller tinha passado a vida a perseguir a sua obsessão pessoal, as mulheres, também o seu filho John estava igualmente obcecado, sendo louco por dinheiro em vez de louco por mulheres, totalmente empenhado na busca de uma riqueza e de um poder cada vez maiores.

No entanto, as principais realizações da corrida dos Rockefeller ao poder, o esquema de descontos para o monopólio, a criação de fundações para ganhar poder sobre os cidadãos americanos, a criação do banco central, o Sistema da Reserva Federal, o apoio à revolução comunista mundial e a criação do monopólio médico, tudo isto veio dos Rothschilds ou dos seus empregados europeus. Não conseguimos encontrar nos registos de John D. Rockefeller que ele tenha originado qualquer um destes programas. O conceito de fundação de caridade isenta de impostos teve origem com o lacaio dos Rothschild, George Pea-body, em 1865. A Fundação Educacional Peabody tornou-se mais tarde a Fundação Rockefeller. É improvável que mesmo a mente diabólica de John D. Rockefeller pudesse ter concebido esta reviravolta. Um historiador social descreveu o grande desenvolvimento do final do século XIX, quando as fundações de caridade e o comunismo mundial se tornaram movimentos importantes, como uma das facetas mais interessantes da história, talvez equivalente à descoberta da roda. Esta nova descoberta foi o conceito desenvolvido pelos ratos, que, afinal de contas, têm uma inteligência bastante desenvolvida, de que podiam apanhar as pessoas colocando nas armadilhas pequenos pedaços de queijo. Desde então, a história da humanidade tem sido a dos ratos que apanham os humanos nas suas armadilhas. O socialismo - na verdade, qualquer programa governamental - é simplesmente o rato a pôr um pouco de queijo na armadilha e a apanhar um humano.

O congressista Wright Putman, presidente do Comité Bancário e Monetário da Câmara dos Representantes, observou no Congresso que a criação da Fundação Rockefeller isolou efetivamente a Standard Oil da concorrência. O controlo acionista tinha sido retirado da manipulação do mercado ou de possíveis aquisições por concorrentes. Além disso, a Standard Oil ficou isenta da maior parte dos impostos, o que representou um enorme encargo adicional para os contribuintes americanos. Embora um parente de Rockefeller por casamento, o senador Nelson Aldrich, líder da maioria republicana no Senado, tivesse feito passar a carta da General Education Board no Congresso, a carta da Fundação Rockefeller revelou-se mais difícil.

As críticas generalizadas às práticas monopolistas de Rockefeller foram ouvidas e os seus esforços para proteger os seus lucros dos impostos ou de aquisições foram vistos como eram. A carta foi finalmente aprovada em 1913 (o significativo número maçónico 13-1913 foi também o ano do imposto progressivo sobre o rendimento e da promulgação da Lei da Reserva Federal). O Senador Robert F.

Wagner, de Nova Iorque, outro Senador da Standard Oil (havia bastantes), forçou a aprovação da carta pelo Congresso. A carta foi então assinada por John D. Rockefeller, John D. Rockefeller, Jr., Henry Pratt Judson, presidente da Universidade de Chicago, fundada por Rockefeller, Simon Flexner, diretor do Instituto Rockefeller, Starr Jameson, descrito no *Who's Who* como "conselheiro pessoal de John D. Rockefeller nas suas benevolências", e Charles W. Eliot, presidente da Universidade de Harvard.

O monopólio petrolífero dos Rockefeller tem agora 125 anos e, em 1911, o Supremo Tribunal, perante a indignação da opinião pública, decidiu que tinha de ser desmembrado. As empresas resultantes não constituíram qualquer problema para os interesses dos Rockefeller. A família manteve uma participação de dois por cento em cada uma das "novas" empresas, enquanto as fundações Rockefeller ficaram com uma participação de três por cento em cada empresa.

Isto deu-lhes uma participação de cinco por cento no capital de cada empresa; uma participação de um por cento numa sociedade é normalmente suficiente para manter o controlo operacional.

O envolvimento dos Rockefellers na promoção da Revolução Comunista mundial também se deveu aos seus interesses comerciais. Nunca houve qualquer compromisso com a ideologia marxista; como qualquer outra coisa, ela estava lá para ser usada. Na viragem do século, a Standard Oil estava a competir ferozmente com a Royal Dutch Shell pelo controlo do lucrativo mercado europeu. Testemunhos no Congresso revelaram que Rockefeller tinha enviado grandes somas a Lenine e Trotsky para instigar a Revolução Comunista de 1905. O seu banqueiro, Jacob Schiff, tinha anteriormente financiado os japoneses na sua guerra contra a Rússia e tinha enviado um emissário pessoal, George Kennan, à Rússia para passar cerca de vinte anos a promover a atividade revolucionária contra o Czar. Quando a revolução de 1905 falhou, Lenine foi colocado "em depósito" na Suíça até 1917. Trotsky foi levado para os Estados Unidos, onde viveu sem pagar renda na propriedade da Standard Oil em Bayonne, Nova Jersey, o seu campo de tanques. Quando o Czar abdicou, Trotsky foi colocado num navio com trezentos revolucionários comunistas do Lower East Side de Nova Iorque. Rockefeller obteve de Woodrow Wilson um passaporte especial para Trotsky e enviou Lincoln Steffens com ele para se certificar de que regressava em segurança à Rússia. Para as despesas de viagem, Rockefeller colocou no bolso de Trotsky uma bolsa com 10.000 dólares.

Em 13 de abril de 1917, quando o navio parou em Halifax, os agentes dos serviços secretos canadianos prenderam imediatamente Trotsky e enterraram-no na Nova Escócia. O caso tornou-se uma *causa célèbre* internacional, uma vez que os principais responsáveis governamentais de várias nações exigiram freneticamente a libertação de Trotsky. Os serviços secretos tinham sido informados de que Trotsky estava a caminho de tirar a Rússia da guerra, libertando mais exércitos alemães para atacar as tropas canadianas na Frente Ocidental. O primeiro-ministro Lloyd George enviou apressadamente um telegrama de Londres aos serviços secretos canadianos para libertarem Trotsky imediatamente - que o ignoraram. Trotsky foi finalmente libertado pela intervenção de um dos mais fiéis fantoches de Rockefeller, o ministro canadiano Mackenzie King, que há muito era um "especialista em trabalho" para os Rockefellers. King obteve pessoalmente a libertação de Trotsky e enviou-o para o seu caminho como emissário dos Rockefellers, encarregado de vencer a Revolução Bolchevique. Assim, o Dr. Armand Hammer, que proclama em voz alta a sua influência na Rússia como amigo de Lenine, tem uma reivindicação insignificante comparada com o papel dos Rockefellers no apoio ao comunismo mundial. Embora o comunismo, tal como outros ismos, tenha tido origem na associação de Marx com a Casa de Rothschild, ele obteve o apoio reverente de John D. Rockefeller porque este via o comunismo como aquilo que ele é, o derradeiro monopólio, não só controlando o governo, o sistema monetário e toda a propriedade, mas também um monopólio que, tal como as corporações que emula, se auto-perpetua e é eterno. Era a progressão lógica do seu monopólio da Standard Oil.

Um passo importante no caminho para o monopólio mundial foi a corporação de maior alcance inventada pelos Rothschilds. Este foi o cartel internacional de drogas e produtos químicos, I. G. Farben. Chamado de "um estado dentro de um estado", foi criado em 1925 como Interessen Gemeinschaft Farbeindustrie Aktien gesellschaft, geralmente conhecido como I. G. Farben, que significa simplesmente "O Cartel". A sua origem remonta a 1904, quando as seis maiores empresas químicas da Alemanha iniciaram negociações para formar o derradeiro cartel, fundindo a Badische Anilin, a Bayer, a Agfa, a Hoechst, a Weiler-ter-Meer e a Greisheim-Electron. O espírito orientador, bem como o financiamento, veio dos Rothschilds, que foram representados pelo seu banqueiro alemão, Max Warburg, da M. M. Warburg Company, de Hamburgo. Mais tarde, este dirigiu os serviços secretos alemães durante a Primeira Guerra Mundial e foi conselheiro financeiro pessoal do Kaiser. Quando o Kaiser foi derrubado, depois de perder a guerra, Max Warburg não foi exilado com ele para a Holanda; em vez disso, tornou-se o conselheiro financeiro do novo governo. Os monarcas podem ir e vir, mas o verdadeiro poder continua a pertencer aos banqueiros. Enquanto representava a Alemanha na Conferência de Paz de Paris, Max Warburg passou horas agradáveis a reatar os laços familiares com o seu irmão, Paul Warburg, que, depois de redigir a Lei da Reserva Federal na Ilha de Jekyl, tinha dirigido o sistema bancário dos EUA durante a guerra. Estava em Paris como conselheiro financeiro de Woodrow Wilson.

I. G. Farben atingiu em breve um património líquido de seis mil milhões de marcos, controlando cerca de quinhentas empresas. O seu primeiro presidente foi o professor Carl Bosch. Durante o período da República de Weimar, os funcionários da I. G. Farben, vendo a caligrafia na parede, iniciaram uma estreita associação com Adolf Hitler, fornecendo os fundos e a influência política de que tanto necessitavam. O sucesso do cartel da I. G. Farben despertou o interesse de outros industriais. Henry Ford ficou favoravelmente impressionado e criou uma sucursal alemã da Ford Motor Company. Quarenta por cento das acções foram compradas pela I. G. Farben. A I. G. Farben criou então uma filial americana, denominada American I. G., em cooperação com a Standard Oil de Nova Jersey. Os seus diretores incluíam Walter Teagle, presidente da Standard Oil, Paul Warburg da Kuhn, Loeb Company e Edsel Ford, em representação dos interesses da Ford. John Foster Dulles, da firma de advogados Sullivan and Cromwell, tornou-se o advogado da I. G., viajando frequentemente entre Nova Iorque e Berlim para tratar de assuntos relacionados com o cartel. O seu sócio, Arthur Dean, é agora diretor da Fundação Teagle, no valor de 40 milhões de dólares, que foi criada antes da morte de Teagle. Tal como outras fortunas, tinha-se tornado parte da rede. Tal como John Foster Dulles, Arthur Dean foi diretor da American Banknote durante muitos anos; esta é a empresa que fornece o papel para as nossas notas de dólar. Dean também tem sido um negociador ativo nos bastidores do governo, servindo como negociador de armas em conferências sobre desarmamento. Dean foi também diretor da American Ag&Chem Company de Rockefeller. Foi diretor da American Solvay, da American Metal e de outras empresas. Como advogado da rica família Hochschild, proprietária da Climax Molybdenum e da American Metal, Dean tornou-se diretor da sua fundação familiar, a Hochschild Foundation. Dean é diretor emérito do Council on Foreign Relations, da Asia Foundation, da International House, da Carnegie Foundation e do Sloan Kettering Cancer Center.

Em 1930, a Standard Oil anunciou que tinha comprado o monopólio do álcool na Alemanha, um negócio que tinha sido organizado pela I. G. Farben. Após a subida de Hitler ao poder, John D. Rockefeller atribuiu o seu assessor de imprensa pessoal, Ivy Lee, a Hitler para servir como conselheiro a tempo inteiro sobre o rearmamento da Alemanha, um passo necessário para o início da Segunda Guerra Mundial A Standard Oil construiu então grandes refinarias na Alemanha para os nazis e continuou a fornecer-lhes petróleo durante a Segunda Guerra Mundial. Na década de 1930, a Standard Oil recebia da Alemanha grandes carregamentos de instrumentos musicais e navios construídos em estaleiros alemães.

A temida Gestapo, a força policial nazi, foi na realidade construída a partir da rede mundial de informações que a I. G. Farben mantinha desde o seu início. Herman Schmitz, que sucedeu a Carl Bosch como diretor da I. G., foi conselheiro pessoal do chanceler Breuning; quando Hitler assumiu o poder, Schmitz tornou-se o seu conselheiro secreto de maior confiança. A associação era tão bem escondida que a imprensa tinha ordens para nunca os fotografar juntos. Schmitz foi nomeado membro honorário do Reichstag, enquanto o seu assistente, Carl Krauch, se tornou o principal conselheiro de Goering na execução do Plano Quadrienal dos nazis. Um sócio da empresa, Richard Krebs, testemunhou mais tarde perante o Comité de Actividades Anti-Americanas da Câmara dos Representantes: "A I. G. Farbinindustrie, sei por experiência própria, já estava, em 1934, completamente nas mãos da Gestapo." Isto foi um erro; a I. G. Farben tinha-se simplesmente aliado à Gestapo.

Em 1924, a Krupp Industries encontrava-se em sérias dificuldades financeiras; a empresa foi salva por um empréstimo em dinheiro de 10 milhões de dólares da Hallgarten & Company e da Goldman Sachs, duas das empresas mais conhecidas de Wall Street. O planeado rearmamento da Alemanha só pôde avançar depois de Dillon Read ter lançado 100 milhões de dólares de obrigações alemãs em Wall Street para esse fim. Não foi surpreendente que, no final da Segunda Guerra Mundial, o General William Draper tenha sido nomeado Czar Económico da Alemanha, sendo nomeado chefe da Divisão Económica do Governo Militar Aliado. Era sócio da Dillon Read.

Em 1939, Frank Howard, um vice-presidente da Standard Oil, visitou a Alemanha. Mais tarde, testemunhou: "Fizemos o nosso melhor para elaborar planos completos para um modus vivendi que funcionaria durante todo o período da guerra, quer entrássemos ou não." Nesta altura, a American I. G. tinha no seu conselho de administração Charles Mitchell, presidente do National City Bank, o banco Rockefeller, Carl Bosch, Paul Warburg, Herman Schmitz e o sobrinho de Schmitz, Max Ilgner.

Embora o seu nome seja pouco conhecido, Frank Howard foi durante muitos anos uma figura chave nas operações da Standard Oil como diretor da sua investigação e dos seus acordos internacionais. Foi também presidente do comité de investigação do Instituto Sloan Kettering durante a década de 1930; o seu nomeado no Sloan Kettering, Dusty Rhoads, dirigiu a experimentação no desenvolvimento da quimioterapia. Durante a Segunda Guerra Mundial, Rhoads dirigiu o Serviço de Guerra Química em Washington, no Quartel-General do Exército dos EUA. Foi Frank Howard que, em 1939, persuadiu Alfred Sloan e Charles Kettering, da General Motors, a doarem as suas fortunas ao Cancer Center, que passou a ter os seus nomes. Membro da abastada família Atherton, Frank Howard (1890-1964) tinha casado pela segunda vez, sendo a sua segunda mulher um importante membro da aristocracia britânica, a Duquesa de Leeds. O primeiro duque de Leeds foi titulado em 1694, Sir Thomas Osborne, que foi um dos principais conspiradores no derrube do rei Jaime II e na tomada do trono de Inglaterra por Guilherme III em 1688. Osborne tinha feito a paz com a Holanda durante o reinado do rei Carlos II e promoveu sozinho o casamento de Maria, filha do duque de York, com Guilherme de Orange em 1677. O Dictionary of National Biography refere que Osborne "durante cinco anos geriu a Câmara dos Comuns através da corrupção e enriqueceu". Foi destituído pelo rei Carlos II por negociações traiçoeiras com o rei Luís XIV e encarcerado na Torre de Londres de 1678 a 1684. Após a sua libertação, voltou a participar ativamente na conspiração para a investidura de Guilherme de Orange como rei de Inglaterra e assegurou-lhe a província crucial de York. Guilherme criou-o então Duque de Leeds. A colocação de Guilherme no trono de Inglaterra permitiu que os conspiradores implementassem o passo crucial dos seus planos, criando o Banco de Inglaterra em 1694. Esta medida permitiu aos banqueiros de Amesterdão controlar a riqueza do Império Britânico. A biografia de Osborne refere também que, mais tarde, foi acusado de intrigas jacobinas e foi acusado de ter recebido um grande suborno para obter a carta de concessão da Companhia das Índias Orientais em 1695, mas "o processo não foi concluído". Foi ainda referido que ele "deixou uma grande fortuna".

O 11º Duque de Leeds foi Ministro em Washington de 1931 a 1935, Ministro na Santa Sé de 1936 a 1947, ou seja, durante toda a Segunda Guerra Mundial. Um ramo da família casou com a família Delano, tornando-se familiares de Franklin Delano Roosevelt. Um primo, o Visconde de Chandos, foi um proeminente funcionário britânico, servindo no Gabinete de Guerra de Churchill de 1942 a 1945, tornando-se mais tarde diretor da firma Rothschild, Alliance Assurance, e da Imperial Chemical Industries.

Frank Howard foi o principal responsável pela manutenção das relações entre a Standard Oil e a I. G. Farben. Liderou o desenvolvimento da borracha sintética, que foi crucial para a Alemanha na Segunda Guerra Mundial; mais tarde escreveu um livro, "Buna Rubber". Foi também consultor da empresa farmacêutica Rohm and Haas, representando a ligação dos Rockefeller com essa empresa. Nos seus últimos anos, residiu em Paris, mas continuou a manter o seu escritório no 30 Rockefeller Center, em Nova Iorque.

Walter Teagle, o presidente da Standard Oil, possuía 500.000 acções da American I. G., acções essas que mais tarde se tornaram a base da Fundação Teagle. Herman Metz, que também era diretor da American I. G., era presidente da H. A. Metz Company, Nova Iorque, uma empresa farmacêutica totalmente detida pela I. G. Farben da Alemanha. Francis Garvan, que tinha servido como Custodiante de Propriedade Estrangeira durante a Primeira Guerra Mundial, conhecia muitos segredos das operações da I. G. Farben. Foi processado em 1929 para o obrigar a manter-se em silêncio. A ação foi intentada pelo Departamento de Justiça através do Procurador-Geral Merton Lewis, o antigo advogado da Bosch Company. John Krim, antigo conselheiro da Embaixada Alemã nos Estados Unidos, testemunhou que o Senador John King tinha estado na folha de pagamentos da Hamburg American Line durante três anos, com um salário de quinze mil dólares por ano; nomeou Otto Kahn como tesoureiro do seu fundo eleitoral. Homer Cummings, que tinha sido Procurador-Geral durante seis anos, tornou-se então advogado da General Aniline and Film com um salário de 100.000 dólares por ano. Durante a Segunda Guerra Mundial, a GAF era supostamente propriedade de uma empresa suíça; foi alvo de suspeitas consideráveis como uma empresa "inimiga" e acabou por ser adquirida pelo governo dos Estados Unidos. John Foster Dulles foi diretor da GAF de 1927 a 1934; foi também diretor da International Nickel, que fazia parte da rede de empresas I. G. Farben. Dulles estava relacionado com a família Rockefeller através da ligação Avery. Foi advogado da organização de uma nova empresa de investimentos, criada por Avery Rockefeller, em 1936, denominada Schroder-Rockefeller Company. Esta empresa combinava as operações do Banco Schroder, o banco pessoal de Hitler e os interesses de Rockefeller. O Barão Kurt van Schroder era um dos mais próximos confidentes de Hitler e um dos principais oficiais das SS. Era o diretor da Keppler Associates, que canalizava dinheiro para as SS para as principais empresas alemãs. Keppler foi o responsável pelas gorduras industriais durante o Plano Quadrienal de Goering, lançado em 1936.

A American I. G. mudou o seu nome para General Aniline and Film durante a Segunda Guerra Mundial, mas continuava a ser detida a 100% pela I. G. Chemie da Suíça, uma filial da I. G. Farben da Alemanha. Era dirigida por Gadow, cunhado de Herman Schmitz. Os acordos internacionais da I. G. Farben afectavam diretamente o esforço de guerra dos Estados Unidos, porque estabeleciam limites aos fornecimentos americanos de magnésio, borracha sintética e material médico crucial. O diretor da divisão de corantes da I. G. Farben, o Barão George von Schnitzler, era parente da poderosa família von Rath, da J. H. Stein Bankhaus, que detinha a conta de Hitler, e da família von Mallinckrodt, fundadora da empresa farmacêutica nos Estados Unidos. Tal como outros funcionários da I. G. Farben, tornou-se um apoiante entusiástico do regime de Hitler. A I. G. Farben deu quatro milhões e meio de marcos do Reich ao Partido Nazi em 1933; em 1945, a I. G. tinha dado ao Partido 40 milhões de marcos do Reich, uma soma que igualava todas as contribuições da I. G. para todos os outros beneficiários durante esse período. Um estudioso da era nazi, Anthony Sutton, concentrou-se fortemente nos apoiantes alemães de Hitler, ignorando o papel crucial desempenhado pelo Banco de Inglaterra e pelo seu governador, Sir Montague Norman, no financiamento do regime nazi. A posição de Sutton sobre este problema pode ter sido influenciada pelo facto de ser britânico. Tendo em conta as declarações de Adolf Hitler sobre a influência judaica na Alemanha, seria difícil explicar o papel da I. G. Farben na era nazi. O estudo definitivo de Peter Hayes sobre a I. G. Farben mostra que, em 1933, esta tinha dez judeus nos seus conselhos de administração. Já salientámos anteriormente que a I. G. Farben, desde o seu início, era uma empresa Rothschild, formulada pela Casa de Rothschild e implementada através dos seus agentes, Max Warburg na Alemanha e Standard Oil nos Estados Unidos.

O Príncipe Bernhard dos Países Baixos juntou-se às SS no início da década de 1930. Em seguida, passou a fazer parte da direção de uma subsidiária da I.G., a Farben Bilder, de onde retirou o nome do seu grupo super-secreto de decisão política do pós-guerra, os Bilderbergers. Os executivos da Farben desempenharam um papel importante na organização do Círculo de Amigos de Heinrich Himmler, embora inicialmente fosse conhecido como Círculo de Amigos de Keppler, sendo Keppler o presidente de uma subsidiária da I. G. O seu sobrinho, Fritz J. Kranefuss, era o assistente pessoal de Heinrich Himmler. Dos quarenta membros do Círculo de Amigos, que fornecia amplos fundos a Himmler, oito eram executivos da I. G. Farben ou das suas subsidiárias.

Apesar da incrível devastação da maioria das cidades alemãs devido aos bombardeamentos aéreos da Segunda Guerra Mundial, o edifício da I. G. Farben em Frankfurt, um dos maiores edifícios da cidade, sobreviveu milagrosamente intacto. Uma grande mansão dos Rockefeller em Frankfurt também não foi afetada pela guerra, apesar dos bombardeamentos de saturação. Frankfurt era o local de nascimento da família Rothschild. Não foi por acaso que o governo alemão do pós-guerra, o Governo Militar Aliado, instalou os seus escritórios no magnífico edifício da I. G. Farben. G. Farben. Este governo era chefiado pelo General Lucius Clay, que mais tarde se tornou sócio dos banqueiros Lehman Brothers em Nova Iorque. A Divisão Política era dirigida por Robert Murphy, que viria a presidir aos Julgamentos de Nuremberga, onde conseguiu encobrir a implicação de funcionários da I. G. Farben e do Barão Kurt von Schroder. Schroder foi mantido durante um curto período de tempo num campo de detenção e depois libertado para regressar ao seu negócio bancário. A Divisão Económica era dirigida por Lewis Douglas, filho do fundador do Memorial Cancer Center de Nova Iorque, presidente da Mutual Life e diretor da General Motors. Douglas estava destinado a tornar-se Alto Comissário dos Estados Unidos para a Alemanha, mas aceitou afastar-se em favor do seu cunhado, John J. McCloy. Por uma circunstância interessante, Douglas, McCloy e o Chanceler Konrad Adenauer da Alemanha tinham todos casado com irmãs, filhas de John Zinsser, sócio da J. P. Morgan Company.

Como cartel mais importante do mundo, a I. G. Farben e as empresas farmacêuticas que controlava nos Estados Unidos através dos interesses dos Rockefeller foram responsáveis por muitos desenvolvimentos inexplicáveis na produção e distribuição de medicamentos. De 1908 a 1936, a I. G. retardou a descoberta da sulfanilamida, que se tornaria uma arma potente no arsenal médico. Em 1920, a I. G. assinou acordos de trabalho com as importantes empresas farmacêuticas da Suíça, Sandoz e Ciba-Geigy. Em 1926, a I. G. fundiu-se com a Dynamit-Nobel, a filial alemã da empresa de dinamite, enquanto uma empresa inglesa assumiu a divisão inglesa. Os funcionários da I. G. começaram então a negociar com os funcionários da Standard Oil sobre o possível fabrico de carvão sintético, que representaria uma séria ameaça ao monopólio da Standard Oil. Chegou-se a um compromisso com a criação da American I. G., na qual ambas as empresas desempenhariam um papel ativo e partilhariam os lucros.

O livro de Charles Higham, "Trading with the Enemy", oferece uma ampla documentação das actividades dos Rockefeller durante a Segunda Guerra Mundial. Enquanto os bombardeiros de Hitler lançavam toneladas de explosivos sobre Londres, estavam a pagar royalties por cada galão de gasolina que queimavam à Standard Oil, ao abrigo de acordos de patentes existentes. Depois da Segunda Guerra Mundial, quando a Rainha Isabel visitou os Estados Unidos, só ficou alojada numa casa privada durante a sua visita, a propriedade de William Farish, da Standard Oil, no Kentucky. Nelson Rockefeller mudou-se para Washington após o nosso envolvimento na Segunda Guerra Mundial, onde Roosevelt o nomeou Coordenador dos Assuntos Interamericanos. Aparentemente, a sua principal tarefa era coordenar o reabastecimento dos navios alemães na América do Sul a partir dos tanques da Standard Oil. Também utilizou este gabinete para obter importantes concessões na América do Sul para a sua empresa privada, a International Basic Exonomy Corporation, incluindo uma posição no mercado do café colombiano. Subiu logo o preço, o que lhe permitiu comprar sete biliões de dólares em bens imobiliários na América do Sul e deu origem ao estereótipo do "imperialismo ianque". O ataque ao automóvel do vice-presidente Nixon, quando este visitou a América do Sul, foi explicado pelos funcionários americanos como resultado direto das depredações dos Rockefeller, que provocaram uma agitação generalizada contra os americanos na América Latina.

Após a Segunda Guerra Mundial, vinte e quatro executivos alemães foram processados pelos vencedores, todos eles ligados à I. G. Farben, incluindo onze oficiais da I. G. Oito foram absolvidos, incluindo Max Ilgner, sobrinho de Harman Schmitz. Schmitz recebeu a pena mais severa, oito anos. Ilgner apanhou de facto três anos, mas o tempo foi creditado contra o tempo que passou na prisão à espera do julgamento, e foi imediatamente libertado. O juiz foi C. G. Shake e o advogado de acusação foi Al Minskoff.

A sobrevivência da I. G. Farben foi objeto de uma manchete do Wall Street Journal de 3 de maio de 1988: "A ALEMANHA BATE O MUNDO EM VENDAS DE PRODUTOS QUÍMICOS". O repórter Thomas F. O'Boyle listou as cinco maiores empresas químicas do mundo em 1987 como 1. BASF $25,8 biliões de dólares 2. Bayer $23,6 biliões de dólares. 3. Hoechst 23,5 mil milhões de dólares. 4. ICI 20 mil milhões de dólares. 5. DuPont 17 mil milhões de dólares só em vendas de produtos químicos.

As três primeiras empresas são as que resultaram do "desmantelamento" da I. G. Farben, entre 1945 e 1952, pelo Governo Militar Aliado, num processo suspeitamente semelhante ao "desmantelamento" do império da Standard Oil por ordem judicial em 1911. O total das vendas, em dólares, das três empresas derivadas da I. G. Farben, cerca de 72 mil milhões de dólares, é muito inferior ao dos seus rivais mais próximos, a ICI e a DuPont, que, em conjunto, representavam cerca de metade das vendas em dólares do império Farben em 1987. A Hoechst comprou a Celanese corp. em 1987 por 2,72 mil milhões de dólares.

O'Boyle observa que "os Três Grandes (os derivados da Farben) continuam a comportar-se como um cartel. Cada uma domina áreas específicas; a concorrência direta é limitada. Os críticos suspeitam de conluio. No mínimo, há um aconchego que não existe na indústria química dos EUA".

Depois da guerra, foi dito aos americanos que tinham de apoiar um plano "altruísta" para reconstruir a Europa devastada, que se chamaria Plano Marshall, em homenagem ao Chefe de Gabinete George Marshall, que tinha sido rotulado no Senado pelo Senador Joseph McCarthy como "uma mentira viva". O Plano Marshall provou ser apenas mais um Plano Rockefeller para saquear o contribuinte americano. Em 13 de dezembro de 1948, o coronel Robert McCormick, editor do *Chicago Tribune*, denunciou pessoalmente a pilhagem do Plano Marshall pela Esso em um editorial assinado. O Plano Marshall tinha sido aprovado às pressas no Congresso por um grupo poderoso e expressivo, encabeçado por Winthrop Aldrich, presidente do Chase Manhattan Bank e cunhado de Nelson Rockefeller, habilmente apoiado por Nelson Rockefeller e William Clayton, diretor da Anderson, Clayton Company. O Plano Marshall provou ser apenas uma de uma série de lucrativas vigarices do pós-guerra, que incluíam o Acordo de Bretton Woods, a Ajuda e Reabilitação das Nações Unidas e outros.

Após a Segunda Guerra Mundial, os Rockefellers utilizaram os seus lucros de guerra para comprar uma grande parte da Union Minière du Haut Katanga, um filão de cobre africano propriedade de interesses belgas, incluindo a Société Générale, um banco controlado pelos jesuítas. Pouco depois do seu investimento, os Rockefeller lançaram uma tentativa ousada de assumir o controlo total das minas através do patrocínio de uma revolução local, usando como agente a operação de Grangesberg. Esta empresa tinha sido originalmente desenvolvida por Sir Ernest Cassel, conselheiro financeiro do Rei Eduardo VII - a filha de Cassel casou mais tarde com Lord Mountbatten, um membro da família real britânica, que também estava relacionado com os Rothschild. A Grangesberg era agora dirigida por Bo Hammarskjold, cujo irmão, Dag Hammarskjold, era então Secretário-Geral das Nações Unidas - Bo Hammarskjold foi vítima da revolução Rockefeller quando o seu avião foi abatido durante as hostilidades no Congo. Desde então, têm circulado várias histórias sobre quem o matou e porque é que ele foi morto. A intervenção dos Rockefeller no Congo foi levada a cabo pelos seus competentes tenentes, Dean Rusk e George Ball, do Departamento de Estado, e por Fowler Hamilton.

Nos Estados Unidos, os interesses dos Rockefeller continuam a desempenhar o principal papel político. O tesoureiro do velho John D. Rockefeller na Standard Oil, Charles Pratt, legou a sua mansão de Nova Iorque ao Council on Foreign Relations como sede mundial. O seu neto, George Pratt Shultz, é atualmente Secretário de Estado. Os Rockefellers também desempenharam um papel crucial através do seu financiamento do grupo comunista trotskista nos Estados Unidos, a Liga para a Democracia Industrial, cujos diretores incluem "anti-comunistas" convictos como Jeane Kirkpatrick e Sidney Hook. Os Rockefellers também estiveram activos na frente da "direita" através do seu patrocínio da John Birch Society. Para permitir que Robert Welch, um maçon de 32º grau, dedicasse todo o seu tempo à John Birch Society, Nelson Rockefeller comprou-lhe a empresa da família, a Welch Candy Company, por um preço considerável. Welch escolheu os principais dirigentes da John Birch Society entre os seus conhecidos do Council On Foreign Relations. Durante anos, os patriotas americanos ficaram perplexos com a constante incapacidade da John Birch Society de avançar com qualquer dos seus bem anunciados objectivos "anticomunistas". O facto de a sociedade ter sido criada a mando dos apoiantes da revolução comunista mundial pode ter desempenhado algum papel nesta evolução. Outros patriotas perguntaram-se porque é que a maior parte dos escritores conservadores americanos, incluindo o presente escritor, foram constantemente colocados numa lista negra pela John Birch Society durante cerca de trinta anos. Apesar de milhares de pedidos de potenciais compradores de livros, a John Birch Society recusou-se a rever ou listar qualquer um dos meus livros. Após várias décadas de futilidade, a Sociedade estava totalmente desacreditada pelo seu próprio historial. Num esforço desesperado para restaurar a sua imagem, William Buckley, o propagandista da CIA, lançou um ataque "feroz" contra a Sociedade John Birch nas páginas da sua revista, a *National Review*. Esta campanha publicitária gratuita também pouco fez para reanimar a moribunda organização.

A influência do monopólio Rockefeller teve o seu efeito nalgumas das maiores e mais ricas igrejas de Nova Iorque. A Trinity Church em Wall Street, cujos recursos financeiros tinham sido dirigidos por ninguém menos que J. P. Morgan, possui cerca de quarenta propriedades comerciais em Manhattan e tem uma carteira de acções de 50 milhões de dólares, que, devido a investimentos informados, rende na realidade 25 milhões de dólares por ano! Apenas 2,6 milhões de dólares deste rendimento são afectados a obras de caridade. O reitor, que recebe um salário de 100.000 dólares por ano, vive no elegante Upper East Side. O mausoléu de Trinity vende os seus espaços a preços que começam nos 1250 dólares e chegam aos 20 000 dólares. St. Bartholomews, na Quinta Avenida, tem um orçamento anual de 3,2 milhões de dólares, dos quais apenas 100.000 são gastos em caridade. O seu reitor reside num apartamento de treze quartos em Park Avenue.

Na medicina, a influência Rockefeller continua enraizada no seu Monopólio Médico. Já mencionámos o seu controlo da indústria do cancro através do Sloan Kettering Cancer Center. Fizemos uma lista dos diretores das principais empresas farmacêuticas, cada uma com o seu diretor proveniente do Chase Manhattan Bank, da Standard Oil Company ou de outras empresas Rockefeller. O American College of Surgeons mantém um controlo monopolista dos hospitais através do poderoso Hospital Survey Committee, cujos membros Winthrop Aldrich e David McAlpine Pyle representam o controlo Rockefeller.

Uma fraternidade médica conhecida como o "clube dos ricos", a Academia de Medicina de Nova Iorque, recebeu subsídios para um novo edifício da Fundação Rockefeller e da Fundação Carnegie, o seu grupo subsidiário. Este "capital de arranque" foi então utilizado para financiar uma campanha pública que permitiu obter fundos para a construção de um novo edifício. Para diretor das novas instalações, os Rockefeller escolheram o Dr. Lindsly Williams, genro do sócio-gerente da Kidder, Peabody, uma empresa fortemente ligada aos interesses de J. P. Morgan (a J. P. Morgan Company tinha sido originalmente chamada Peabody Company). Williams era casado com Grace Kidder Ford. Embora o Dr. Williams fosse amplamente conhecido como um médico incompetente, as suas ligações familiares eram impecáveis. Tornou-se um fator na campanha eleitoral de Franklin D. Roosevelt ao certificar publicamente que Roosevelt, um aleijado numa cadeira de rodas que sofria de uma série de doenças opressivas, estava física e mentalmente apto para ser Presidente dos Estados Unidos. A opinião do Dr. Williams, publicada num artigo na revista *Collier's Magazine"*, de grande circulação, dissipou as dúvidas do público sobre o estado de Roosevelt. Como resultado, Williams foi convidado a ocupar um cargo recém-criado no gabinete de Roosevelt, o de Secretário da Saúde. No entanto, passaram-se mais trinta anos até que a Saúde se tornasse um cargo de gabinete, devido à política de Oscar Ewing.

Os Rockefeller tinham alargado muito os seus interesses comerciais nos empobrecidos estados do Sul, criando a Comissão Sanitária Rockefeller. Esta era dirigida pelo Dr. Wickliffe Rose, um antigo braço direito dos Rockefeller, cujo nome aparece na carta original da Fundação Rockefeller. Apesar dos seus objectivos filantrópicos, a

Comissão Sanitária Rockefeller exigia contribuições financeiras de cada um dos onze estados do Sul em que operava, o que resultou na criação de Departamentos de Saúde Estaduais nesses estados e abriu novas e importantes esferas de influência para o seu Drug Trust. No Tennessee, o representante da Rockefeller era o Dr. Olin West, que se mudou para Chicago para se tornar o poder nos bastidores da Associação Médica Americana durante quarenta anos, como secretário e diretor-geral.

O Rockefeller Institute for Medical Research finalmente abandonou a parte "Medical Research" do seu título; o seu presidente, Dr. Detlev Bronk, residiu numa mansão de 600.000 dólares fornecida por esta operação de caridade. O Conselho de Educação Geral de Rockefeller gastou mais de 100 milhões de dólares para obter o controlo das escolas médicas do país e transformar os nossos médicos em médicos da escola alopática, dedicados à cirurgia e ao uso intensivo de medicamentos. O Conselho, que se desenvolveu a partir da Fundação Peabody original, também gastou cerca de 66 milhões de dólares na educação dos negros.

Uma das consequências mais abrangentes da filosofia política do Conselho Geral de Educação foi conseguida com um subsídio de apenas seis milhões de dólares à Universidade de Columbia, em 1917, para criar a Lincoln School "progressista". Desta escola descende a rede nacional de educadores e cientistas sociais progressistas, cuja influência perniciosa é muito semelhante aos objectivos do Partido Comunista, outro beneficiário favorito dos milhões de Rockefeller. Desde o seu início, a Lincoln School foi descrita francamente como uma escola revolucionária para as escolas primárias e secundárias de todos os Estados Unidos. De imediato, descartou todas as teorias de educação que se baseavam em disciplinas formais e bem estabelecidas, ou seja, o tipo de educação McGuffey Reader que funcionava através do ensino de disciplinas como o latim e a álgebra, ensinando assim as crianças a pensar logicamente sobre os problemas. O biógrafo de Rockefeller, Jules Abel, elogia a Lincoln School como "um farol na educação progressiva".

As bolsas financeiras do Instituto Rockefeller produziram muitos trabalhadores proeminentes nos nossos programas atómicos, como J. Robert Oppenheimer, que mais tarde foi afastado dos laboratórios governamentais por ser suspeito de ser um agente soviético. Embora a maior parte dos seus amigos e associados fossem agentes soviéticos conhecidos, chamou-se a isto "culpa por associação". A Fundação Rockefeller criou uma série de grupos derivados, que agora atormentam a nação com uma série de males, sendo um deles o Conselho de Investigação em Ciências Sociais, que gerou sozinho a "indústria da pobreza" a nível nacional, um negócio que gasta cerca de 130 mil milhões de dólares por ano de fundos dos contribuintes, enquanto gera cerca de 6 mil milhões de dólares de receitas para os seus praticantes. O dinheiro, que daria para alimentar e alojar todos os "pobres" da nação, é dissipado através de uma vasta rede administrativa que atribui concessões generosas a uma série de "consultores" parasitas.

Apesar de anos de investigação, o presente autor apenas conseguiu arranhar a superfície das influências Rockefeller aqui enumeradas. Por exemplo, a enorme empresa farmacêutica Burroughs Wellcome é totalmente detida pelo "caridoso" Wellcome Trust. Este fundo é dirigido por Lord Oliver Franks, um membro-chave da Ligação de Londres que mantém os Estados Unidos como uma colónia britânica. Franks foi embaixador nos Estados Unidos de 1948 a 1952. É agora diretor da Fundação Rockefeller, como seu principal representante em Inglaterra. É também diretor do Schroder Bank, que geria a conta bancária pessoal de Hitler, diretor do Rhodes Trust, responsável pela aprovação das bolsas de estudo Rhodes, professor convidado da Universidade de Chicago e presidente do Lloyd's Bank, um dos Big Five de Inglaterra.

Outros produtos da Fundação Rockefeller incluem o influente thinktank de Washington, a Brookings Institution, o National Bureau of Economic Research, cujas conclusões desempenham um papel fundamental na manipulação do mercado de acções; a Public Administration Clearing House, que doutrina os funcionários municipais do país; o Council of State Governments, que controla as legislaturas estaduais do país; e o Institute of Pacific Relations, a mais notória frente comunista dos Estados Unidos. Os Rockefellers apareceram como diretores deste grupo, canalizando dinheiro para ele através do seu conselheiro financeiro, Lewis Lichtenstein Strauss, da Kuhn, Loeb Company.

Os Rockefellers mantiveram o seu controlo no Chase Manhattan Bank, detendo cinco por cento das acções. Considera-se geralmente que um por cento dá o controlo efetivo de um banco. Através deste único ativo, controlam 42,5 mil milhões de dólares em activos. O Chase Manhattan está estreitamente ligado às quatro grandes companhias de seguros, das quais três, a Metropolitan, a Equitable e a New York Life, tinham 113 mil milhões de dólares em activos em 1969.

Com o advento da Administração Reagan, em 1980, os interesses dos Rockefeller procuraram obscurecer o seu apoio de longa data ao comunismo mundial, trazendo para Washington uma administração vocalmente "anti-comunista". Reagan não tardou a receber os primeiros-ministros soviéticos com tanto entusiasmo como o seu antecessor Jimmy Carter. A campanha de Reagan foi gerida por dois funcionários da Bechtel Corporation, o seu presidente, George Pratt Schultz, um herdeiro da Standard Oil, e o seu conselheiro, Casper Weinberger. Shultz foi nomeado Secretário de Estado e Weinberger, Secretário da Defesa. A Bechtel tinha sido financiada pela Schroder-Rockefeller Company, a aliança de 1936 entre o Banco Schroder e os herdeiros Rockefeller.

A influência dos Rockefeller também permanece preeminente no campo monetário. Desde novembro de 1910, quando o Senador Nelson Aldrich presidiu à conferência secreta em Jekyl Island que nos deu o Federal Reserve Act, os Rockefellers mantiveram-nos dentro da esfera da London Connection. Durante a Administração Carter, David Rockefeller enviou generosamente o seu assistente pessoal, Paul Volcker, para Washington para dirigir o Conselho da Reserva Federal. Reagan acabou por o substituir em 1987 por Alan Greenspan, um sócio da J. P. Morgan Company. A sua influência no nosso sistema bancário manteve-se constante através de muitos golpes financeiros da sua parte, sendo um dos mais lucrativos a confiscação do ouro privado dos cidadãos americanos pelo édito de Roosevelt. Os nossos cidadãos tiveram de entregar o seu ouro ao sistema privado da Reserva Federal. A Constituição permite a confiscação para efeitos de domínio eminente, mas proíbe a confiscação para ganho privado. Os novos proprietários do ouro revalorizaram-no de 20 dólares por onça para 35 dólares, o que lhes deu um enorme lucro.

Ao analisar a influência omnipresente dos Rockefellers e dos seus controladores estrangeiros, os Rothschilds, em todos os aspectos da vida americana, o cidadão deve perguntar-se: "O que pode ser feito?" O direito só pode prevalecer quando o cidadão procura ativamente a justiça.

A justiça só pode prevalecer quando cada cidadão se apercebe de que é seu dever, dado por Deus, fazer justiça. A história documentou todos os crimes dos usurpadores da nossa Constituição. Aprendemos a dolorosa lição de que os monopolistas Rockefeller exercem o seu poder maléfico quase exclusivamente através de agentes federais e estaduais. Neste momento, o ex-congressista Ron Paul está a concorrer à Presidência dos Estados Unidos com uma campanha eminentemente sensata e prática - abolir o Sistema da Reserva Federal - abolir o FBI - abolir o Serviço de Receitas Internas - e abolir a CIA. Há anos que se sabe que 90% do Federal Bureau of Investigation, ostensivamente criado para "combater o crime", tem servido para perseguir e isolar dissidentes políticos (incluindo o presente escritor, durante um período de cerca de trinta e três anos).

Os sindicalistas criminosos estão agora a saquear a nação americana de um trilião de dólares por ano, dos quais cerca de um terço, mais de trezentos mil milhões de dólares por ano, representa as depredações lucrativas do Drug Trust e das suas subsidiárias médicas. Antes de se poder fazer um esforço sustentado para combater estas depredações, os americanos têm de fazer todos os esforços para recuperar a sua saúde. Como Ezra Pound exigiu numa das suas famosas emissões de rádio, "Saúde, raios!" A América tornou-se a maior e mais produtiva nação do mundo porque tinha os cidadãos mais saudáveis do mundo.

Quando o Sindicato Rockefeller começou a tomar conta da nossa profissão médica em 1910, os nossos cidadãos entraram num declínio acentuado. Hoje em dia, sofremos de uma série de doenças debilitantes, tanto mentais como físicas, quase todas elas podem ser atribuídas diretamente às operações do monopólio químico e farmacêutico, e que representam a maior ameaça à nossa existência contínua como nação. Unam-se agora para restaurar a nossa saúde nacional - o resultado será a restauração do nosso orgulho nacional, a retomada do nosso papel como inventores e produtores do mundo moderno, e o guardião das esperanças e sonhos de liberdade e liberdade do mundo.

OUTROS TÍTULOS

www.ingramcontent.com/pod-product-compliance
Lightning Source LLC
Chambersburg PA
CBHW070805270326
41927CB00010B/2304